栄養科学シリーズ
NEXT
Nutrition, Exercise, Rest

栄養生化学
人体の構造と機能

加藤秀夫・中坊幸弘・宮本賢一／編

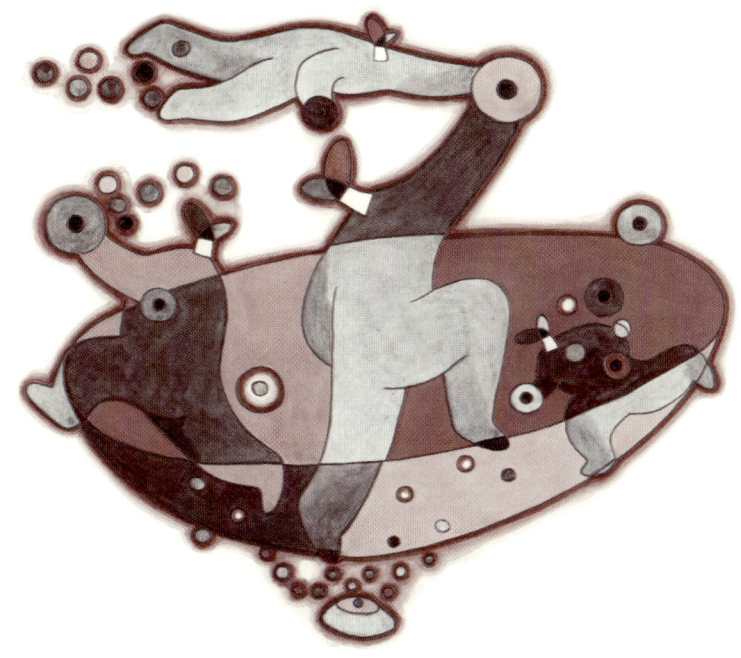

講談社サイエンティフィク

シリーズ総編集

中坊　幸弘* 　京都府立大学　名誉教授
山本　　茂　 　十文字学園女子大学大学院人間生活学研究科　教授

シリーズ編集委員

海老原　　清　 愛媛大学　名誉教授
加藤　秀夫* 　東北女子大学家政学部　教授
河田　光博　　佛教大学保健医療技術学部　教授
木戸　康博　　甲南女子大学医療栄養学部医療栄養学科　教授
小松　龍史　　同志社女子大学生活科学部　教授
武田　英二　　専門学校健祥会学園　校長
辻　　英明　　岡山県立大学　名誉教授

執筆者一覧

安房田司郎　　高知学園大学健康科学部管理栄養学科　教授(2.1)
出口佳奈絵　　東北女子大学家政学部健康栄養学科　講師(3.4)
石見　百江　　長崎県立大学シーボルト校看護栄養学部栄養健康学科　講師(3.5B)
鍛島　尚美　　広島修道大学健康科学部健康栄養学科　准教授(3.4)
木戸　慎介　　近畿大学農学部食品栄養学科　准教授(3.5H)
樹山　敦子　　京都女子大学家政学部食物栄養学科　講師(3.5A)
国信　清香　　元安田女子大学家政学部管理栄養学科　助手(6.5)
桑波田雅士　　京都府立大学大学院生命環境科学研究科　教授(3.3)
酒井　　徹　　徳島大学大学院医歯薬学研究部　教授(3.7)
佐藤　健司　　京都大学大学院生農学研究科　教授(3.6)
佐藤隆一郎　　東京大学大学院農学生命科学研究科　教授(3.2)
瀬川　博子　　徳島大学大学院医歯薬学研究部　教授(3.5D, E)
竹谷　　豊　　徳島大学大学院医歯薬学研究部　教授(6.4)
辰巳佐和子　　滋賀県立大学人間文化学部生活栄養学科　教授(3.5F, G)
中島　　滋　　文教大学健康栄養学部管理栄養学科　教授(6.2)
中村　亜紀　　東北女子大学家政学部健康栄養学科　非常勤講師(3.1)
中村　博範　　川崎医療福祉大学医療技術学部臨床栄養学科　准教授(2.3, 2.4)
橋田　誠一　　愛媛大学大学院医学系研究科分子・機能領域糖尿病内科学講座　客員教授(5, 6.1)
樋口　行人　　九州共立大学スポーツ学部スポーツ学科　教授(2.7)
前田　朝美　　東北女子大学家政学部健康栄養学科　准教授(6.3)
正木　恭介　　宮城学院女子大学生活科学部食品栄養学科　教授(6.6)
宮本　賢一* 　龍谷大学農学部食品栄養学科　教授(1, 2.5, 2.6, 3.5C)
山本登志子　　岡山県立大学保健福祉学部栄養学科　教授(2.2, 4)

(五十音順，＊印は編者，かっこ内は担当章・節・項)

まえがき

　栄養学は「もの」から「ひと(人)」へ，つまり「食物栄養学」から「人間栄養学」へとシフトしてきました．「人間栄養学」の理解を深めるには

1) 人が生きていくためには，からだの中では，きわめて精密で複雑な化学変化が働いていること
2) 摂取した栄養素の代謝は神経やホルモンよって調節され，からだ全体として調和が保たれていること
3) からだの働きと体内に取り入れた栄養素との相互作用を学び，さらに応用していく栄養の生化学

を理解することが重要です．つまり，栄養の生化学を理解するには，

1) 分子や細胞レベルでの代謝の流れを知る
2) 個体レベルでの栄養代謝を知る
3) 生活習慣病予防のための栄養素を知る

ことが必要です．

　本書は序論的な1章と5つの主要な章に分けられています．2章は生体を構成する栄養成分の種類とその働き，3章は摂取した栄養素と生体成分の代謝とその調節について，4章はエネルギー代謝の概念について，5章は生体を構成する臓器・器官などの機能と生化学的調節，6章は5章までの栄養生化学の知識が臨床分野にどのように反映されているかを解説したものです．さらに，日本栄養改善学会が提案した「管理栄養士養成課程におけるモデルコアカリキュラム」を取り入れた内容としました．

　本書は「栄養生化学」を学ぶ学生の理解を助けるために各章に「まとめ」をつけました．「まとめ」は単なる箇条書きでなく，重要な事柄を明記し，「まとめ」を読むと本文の理解が得られるように工夫しています．

　執筆者一同は管理栄養士・栄養士などコメディカル・スタッフの教育養成課程における基礎専門科目のテキストとして活用されることを期待しています．

　　2012年3月

編者　加藤　秀夫
　　　中坊　幸弘
　　　宮本　賢一

栄養科学シリーズ NEXT
続巻の刊行にあたって

　「栄養科学シリーズNEXT」全20巻の刊行後，栄養士法が改正されて，2002年から栄養士・管理栄養士養成の新カリキュラムが実施されることになりました．このたび，新カリキュラムに対応して「栄養科学シリーズNEXT」の当初の編集方針はそのままに，新しい科目の教科書をシリーズに加えるとともに既存科目の内容の見直しを行いました．

　本シリーズの刊行にあたっては，"栄養 Nutrition・運動 Exercise・休養 Rest"を柱に，新しい視点で学問の進歩を十分取り入れ，時代のニーズと栄養学の本質を礎として，次のような編集方針としました．

- 各巻ごとの内容は，シリーズ全体を通してバランスの取れたテキストとなるように配慮する
- 記述は単なる事実の羅列にとどまることなく，ストーリー性を持たせ，学問分野の流れを重視して理解しやすくする
- レベルは落とすことなく，できるだけ平易にわかりやすく記述する
- 図表はできるだけオリジナルなものを活用し，視覚からの内容把握を重視する
- 管理栄養士国家試験出題基準（ガイドライン）にも考慮した内容とする

　今回の栄養士法改正に伴う栄養士・管理栄養士養成新カリキュラムでは，学生たちに受け身の学習ではなく，自発的に学ぶことを求めています．そのため，演習や実習の時間数も増えており，それぞれの分野に学ぶべき目標も設定されています．そして何よりも，他の専門職の人々と協同して人々の健康を支援する食生活・栄養の専門家養成を目指しています．

　新カリキュラムに対応した今回の教科書は，臨地実習や演習も含む新カリキュラムの教育目標を達成するための内容を盛り込み，他の専門家と協同して事に当たるという点も配慮した内容としました．

　本書で学ばれた学生たちが，新しい時代の栄養士・管理栄養士として活躍されることを願っています．

シリーズ総編集　　中坊　幸弘
　　　　　　　　　山本　　茂

栄養生化学 人体の構造と機能 ──── 目次

1. 栄養学と生化学 1

2. 生体構成成分としての栄養素の化学的性質 3
 2.1 糖質 3
  A. 単糖 3
  B. 少糖 5
  C. 多糖 5
 2.2 脂質 8
  A. 脂質の基礎 8
  B. 脂質の分類 8
  C. 脂肪酸 9
  D. 中性脂肪 11
  E. リン脂質 11
  F. 糖脂質 12
  G. イコサノイド（エイコサノイド） 12
  H. ステロイド 14
 2.3 アミノ酸 15
  A. アミノ酸の構造 15
  B. アミノ酸の性質 16
  C. アミノ酸の分類 17
 2.4 タンパク質 19
  A. タンパク質の機能 19
  B. タンパク質の分類 20
  C. タンパク質の構造 20
 2.5 核酸 22
 2.6 ミネラル 24
 2.7 電解質と水 28
  A. 生体構成成分としての水 28
  B. 生体での水の機能 28

	C.	水の出納，欠乏と過剰	29
	D.	生体での電解質の組成	30
	E.	浸透圧の調節	30
	F.	酸塩基平衡の調節	31

3. 栄養素の代謝とその調節 … 33

	3.1	糖質の代謝	33
	A.	解糖系，クエン酸回路，電子伝達系	34
	B.	さまざまな代謝経路	38
	C.	各臓器での糖質代謝	42
	3.2	脂質の代謝	44
	A.	脂肪酸の合成，伸長	44
	B.	不飽和脂肪酸の合成	45
	C.	β酸化	46
	D.	ケトン体の合成・分解経路	47
	E.	トリアシルグリセロールの合成経路	48
	F.	トリアシルグリセロールの輸送	49
	G.	トリアシルグリセロールの分解	50
	H.	複合脂質の合成	51
	I.	コレステロールの合成	51
	J.	コレステロールの輸送	52
	K.	細胞内コレステロール量の調節	53
	L.	胆汁酸の腸肝循環	54
	3.3	アミノ酸の代謝	55
	A.	アミノ酸(可欠)の合成経路	55
	B.	アミノ酸の分解経路	57
	C.	アミノ酸の利用	60
	3.4	タンパク質と核酸の代謝	65
	A.	タンパク質の合成と分解	65
	B.	ヌクレオチドの合成，分解，再利用の経路	73
	3.5	物質代謝の調節	77
	A.	糖質，脂質，アミノ酸代謝の相互関連	77
	B.	エネルギーの需要・供給に基づく調節機構	81
	C.	物質代謝の調節：酵素の多彩な働き	85
	D.	カルシウム，鉄の代謝とその調節	88
	E.	ホルモンによる代謝調節	92

		F.	ビタミンの種類とその働き：脂溶性ビタミン	101
		G.	ビタミンの種類とその働き：水溶性ビタミン	107
		H.	遺伝情報の伝達と発現	112
	3.6		薬物とアルコールの代謝	115
		A.	薬物・生体異物の代謝	115
		B.	アルコール(エタノール)の代謝	117
	3.7		免疫機能	119
		A.	免疫とは？	119
		B.	病原体は皮膚から直接体の中に侵入することはできない	119
		C.	連鎖反応で細菌を破壊する補体	120
		D.	病原体を食べる貪食細胞	120
		E.	異物の侵入に迅速に対応できる最前線のリンパ集団	121
		F.	獲得免疫を司るT細胞とB細胞	121
		G.	アレルギーとは	124
		H.	栄養と免疫機能	126

4. 生体のエネルギー …………………………… 129

	4.1	エネルギーの変化	129
	4.2	高エネルギー化合物	130
	4.3	ATPの産生	132
		A. 基質レベルのリン酸化	132
		B. 酸化的リン酸化	133
	4.4	酸化還元反応にかかわる酸化還元酵素	133

5. 生体成分の生化学 …………………………… 135

	5.1	体液，血液，尿	135
		A. 体液とその組成	135
		B. 血液の成分	136
		C. 血液の働き	136
		D. 血球の生成と働き	137
		E. 尿の生成	139
	5.2	栄養代謝にかかわる器官と臓器	141
		A. 消化器系臓器	141
		B. 泌尿器系(腎臓)	144

6. 臨床の生化学 147
6.1 生化学検査と栄養評価 147
- A. 生化学検査 148
- B. 栄養評価 152
6.2 肥満の生化学 153
- A. 肥満の定義 153
- B. 体脂肪の合成 154
- C. 食欲の調節 154
- D. 満腹中枢の刺激による肥満の防止および解消 155
6.3 高血圧の生化学 156
- A. 高血圧の概要 156
- B. 高血圧症の成因 158
- C. 血圧の変動パターン 160
- D. 低血圧 161
6.4 動脈硬化症の生化学 161
- A. アテローム型動脈硬化の病態 161
- B. 高LDLコレステロール血症と動脈硬化 162
- C. 高トリグリセリド血症と動脈硬化 162
- D. 酸化ストレス，ホモシステイン代謝と動脈硬化 164
- E. アテローム型動脈硬化以外の動脈硬化 165
6.5 痛風の生化学 165
- A. プリンヌクレオチド代謝について 165
- B. プリン代謝異常の1つである痛風 165
- C. 尿酸代謝 167
- D. アルコール摂取による尿酸産生 168
- E. メタボリックシンドロームと高尿酸血症 168
- F. 発症に関与する因子 170
- G. 食事療養のポイント 170
6.6 糖尿病の生化学 171
- A. 糖尿病の分類 172
- B. 糖尿病の診断基準とヘモグロビンA1c 173
- C. 糖尿病における代謝変化 173

参考書 176
索　引 177

1. 栄養学と生化学

ヒトは外界から取り入れる物質に依存して生命活動を営んでいる．外界から取り入れる物質を栄養素といい，これは生命を維持し，生命活動のために必須とされる．栄養学は，基本となる栄養素の理解，さらには生体における栄養素の利用を含め，生体側の状態や体内環境を理解するのに必須の学問である．ヒトの健康を考えるうえでは，外界から取り入れる栄養素の処理がどのように生体で行われているかを理解することが重要である．栄養素は体内で消化吸収され，細胞内での分解，変換，合成などの代謝を経て生命の基本である細胞機能維持がなされる．これらには，細胞内での高度に張り巡らされた化学反応系が関与している．生物はこのような化学反応により，栄養素を生存のためのエネルギーへ変換し，その生体構成成分を合成することによって，生命を維持している．私たちは，

① どのような栄養素を摂取するのか？
② どのような仕組みが必要なのか？
③ 物質代謝とエネルギー代謝はどのような関係にあるのか？
④ ヒトが置かれた環境により栄養代謝の流れはどのように変化するのか？

など，体内で刻々と変化する物質代謝の流れを理解する必要がある．また，近年，「栄養素と遺伝子発現」という分野の研究が発展している．これは，個人の遺伝的な背景の違いが，栄養代謝に深く関与していることが明らかにされてきたからである．このように，栄養学の理解には，生化学や遺伝学の知識を抜きにしては語ることができない．

一方，生化学は，生命現象を化学的な側面から研究する学問である．とくに，細胞や生物体内の各種分子を研究し，これらの学問は生命科学での基本言語となっている．栄養学の分野において，生化学では，化学の知識をもとに栄養に関する化学物質を構造の変化からとらえる．つまり栄養素の代謝を1つの物質代謝ととらえ，代謝にかかわる酵素の働きを中心に理解する．また，生化学では酵素の働きを説明するために，遺伝子発現に関する理解も，重要な位置を占め，分

生体構成成分：有機化合物として生体高分子であるタンパク質，糖質，脂質，核酸，無機化合物としてミネラル，総重量の85％を水が占める．生元素としては炭素（C），水素（H），窒素（N），酸素（O），リン（P），硫黄（S），カルシウム（Ca）などである．

子生物学的な研究領域が多数含まれている．事実，生体内の栄養代謝にはほとんどの反応に酵素が関係している．栄養素代謝を理解するためには，その反応に関与する酵素の役割を，タンパク質の性質という側面からも理解しなければならない．酵素の反応を理解するには，その酵素がどのような機序で誘導されるのか，など，分子レベルでの理解が重要になるからである．酵素の誘導を理解するには，遺伝子発現調節の基本的な理解が必要となる．よって，生化学の領域では，「セントラルドグマ」としての遺伝子発現機構の理解が含まれる．遺伝子発現機構の主体である DNA，RNA，リボゾーム，タンパク質を理解することは，生命の本質を理解することになる．このような生化学研究の凄まじい発展は，バイオインフォマティクスと呼ばれる遺伝子発現などを解析する技術を登場させた．これらは，体内での働きを栄養学的に理解するうえで非常に強力なツールとなった．このように，生化学分野の広がりにより，新たな栄養素の発見・栄養素の働きの解明に役立ち，また個々の栄養素に対する理解を飛躍的に進歩させた．

　栄養生化学は，生化学の研究成果を，栄養学的に展開したものである．物質代謝に関する生化学知識は，栄養学の近代的な概念を理解するうえで最も多くの情報を提供してくれた．健康とは，体内の生化学反応の調和がとれている状態である．健康維持には，多種類の栄養代謝の統合的な流れが維持されていることが重要となる．栄養生化学では，栄養学で取り扱う対象の多くに，生化学的な知識を加えて，これら栄養素のもつ生体調節機能を，生化学のもつ共通言語で理解することになる．生化学の知識が発展したことで，医学の分野，とくに病気の理解が進んだ．一方で，病気の研究から，まったく未知の生化学反応が登場する場合も出てきた．医学と栄養学は生化学という共通言語のもとに，両者の関係がますます緊密に理解されるようになった．とくに，病気の理解には，遺伝子，タンパク質分子，化学反応，代謝の流れ，などの異常がどのような段階で生じ，また，その治療にはどのような対処法が可能か，遺伝子や生化学の反応レベルで理解する必要がある．病気を予防する場合には，栄養学的な対策が重要であり，その場合，栄養生化学的な知識が重要となる．このように，栄養学および生化学を融合した栄養生化学は，糖尿病，肥満，動脈硬化，がん，などの病気を理解するうえで欠かせない学問となっている．

　これらをふまえ，本書では，栄養素に関する化学である栄養生化学として，五大栄養素であるタンパク質，脂質，炭水化物，ビタミン，ミネラルの分類の視点で，エネルギーを含め，おもにタンパク質(アミノ酸)，脂質，炭水化物(糖質)を中心に，核酸やミネラル，ビタミン，アルコールなどの化学的性質とその代謝，調節機構を扱い，それらの異常がどのように臨床へつながるかを学ぶ．

2. 生体構成成分としての栄養素の化学的性質

2.1 糖質

　糖質と食物繊維をあわせて炭水化物という．糖質は，エネルギー源として重要であるだけでなく，生体構成成分でもある．主として，炭素(C)，水素(H)，酸素(O)の三元素からなり $C_m(H_2O)_n$ で表され，単糖，少糖，多糖に分類される．単糖は糖質の基本単位で，炭素の数に応じて，三炭糖(トリオース)，四炭糖(テトロース)，五炭糖(ペントース)，六炭糖(ヘキソース)などに分けられる．おもに代謝にかかわるグルコース(ブドウ糖)，フルクトース(果糖)，ガラクトースは六炭糖であり，核酸は五炭糖である．

　複数の単糖が結合したものが，少糖や多糖である．少糖のスクロース(ショ糖)は砂糖に，ラクトース(乳糖)は乳類に多く含まれる．また，代表的な多糖として，米飯やパンなどに含まれるデンプンや，野菜などの植物性食品に多く含まれるセルロースがある．

A. 単糖

　最小炭素数の三炭糖には，アルデヒド基(-CHO)をもつグリセルアルデヒドとケトン基(>C=O)をもつジヒドロキシアセトンがある．アルデヒド基をもつものをアルドース，ケトン基をもつものをケトースと呼ぶ(図2.1)．アルデヒド基やケトン基をあわせてカルボニル基という．

　四炭糖以上の単糖では，カルボニル基から最も遠い不斉炭素の立体的な配置がD-グリセルアルデヒドと同じ場合をD型，その鏡像異性体をL型という．グルコースやフルクトースは，C5位のヒドロキシ基(-OH)が右側の場合はD型である(図2.1)．また，グルコースのC2，3，4位も不斉炭素で，そこに結合するヒドロキシ基の位置が異なれば異性体であり，C2位のヒドロキシ基の位置が逆になれば

不斉炭素：4つの異なる基と共有結合した炭素原子のこと．

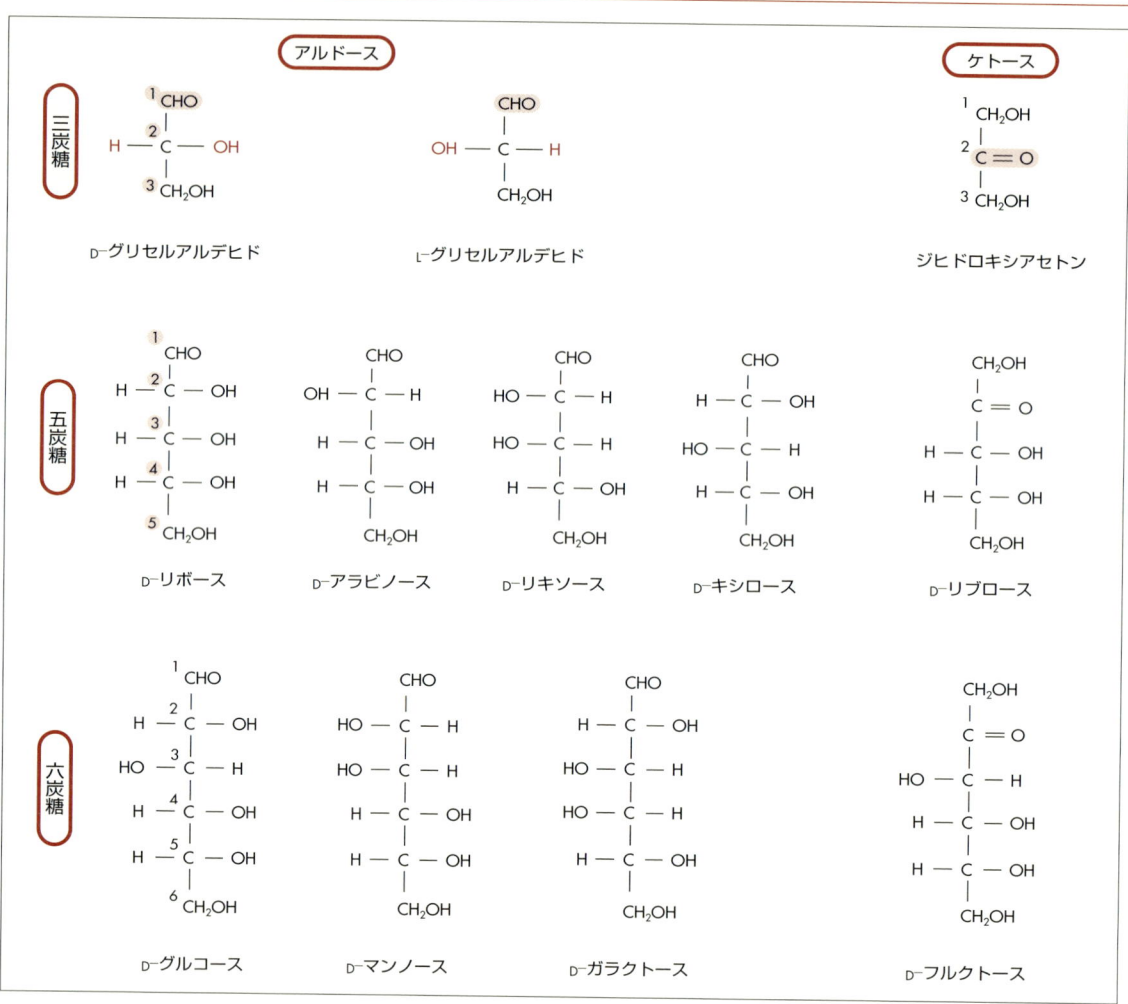

図 2.1 単糖の種類と構造式

図 2.2 環状構造とアノマー

マンノース，C4 位のそれが逆になればガラクトースである．天然に存在する単糖の大半は D 型であるが，フコースやラムノースは L 型である．

単糖分子は直鎖状であるが，水溶液中では分子内に存在するカルボニル基とヒドロキシ基とが反応して，環を形成する．この反応により五炭糖や六炭糖は環状構造をとり，アルドースでは C1 位のヒドロキシ基，ケトースでは C2 位のヒド

ロキシ基が上下どちらにあるかによってα型とβ型の違いができる．この異性体をアノマーという（図2.2）．

B. 少糖

2〜10個程度の単糖がグリコシド結合により縮合したものを少糖（オリゴ糖）と呼び，2個のものを二糖という（図2.3）．マルトース（麦芽糖）は，2分子のグルコースがα1→4グリコシド結合したものである（α1→4とは，α型単糖のC1位ともう1つの単糖のC4位が結合したこと表す）．イソマルトースは，2分子のグルコースがα1→6グリコシド結合したものである．これらは，デンプンやグリコーゲンの分解の過程で生成する．セロビオースは，2分子のグルコースがβ1→4グリコシド結合したもので，セルロースの分解産物であるが，ヒトの消化酵素であるマルターゼでは分解できない．

ラクトースは，ガラクトースのC1位のヒドロキシ基とグルコースC4位のヒドロキシ基がβ1→4グリコシド結合したものである（図2.3）．スクロースはグルコースのC1位とフルクトースC2位のヒドロキシ基どうしがα1→2グリコシド結合したものである．

C. 多糖

多糖は，単糖がグリコシド結合により10個以上結合したもので，1種類の単糖からなるホモ多糖と2種以上の単糖から構成されるヘテロ多糖に分類される．

> 結合：2個あるいはそれ以上の分子どうしの反応で，両方の分子内の官能基間でH_2OやNH_3などの脱離で新しい共有結合を形成すること．

図2.3　二糖の種類と構造式

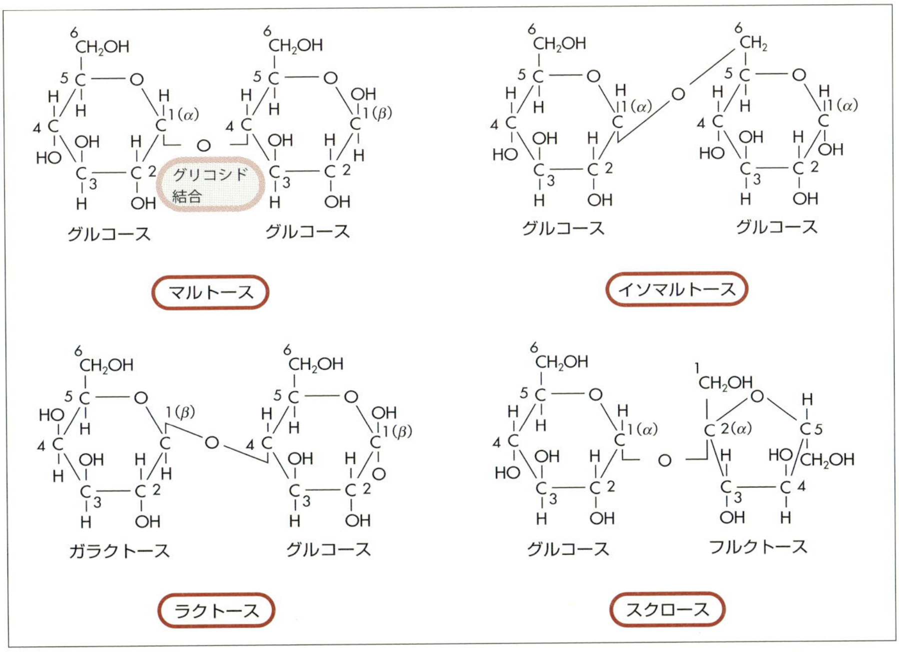

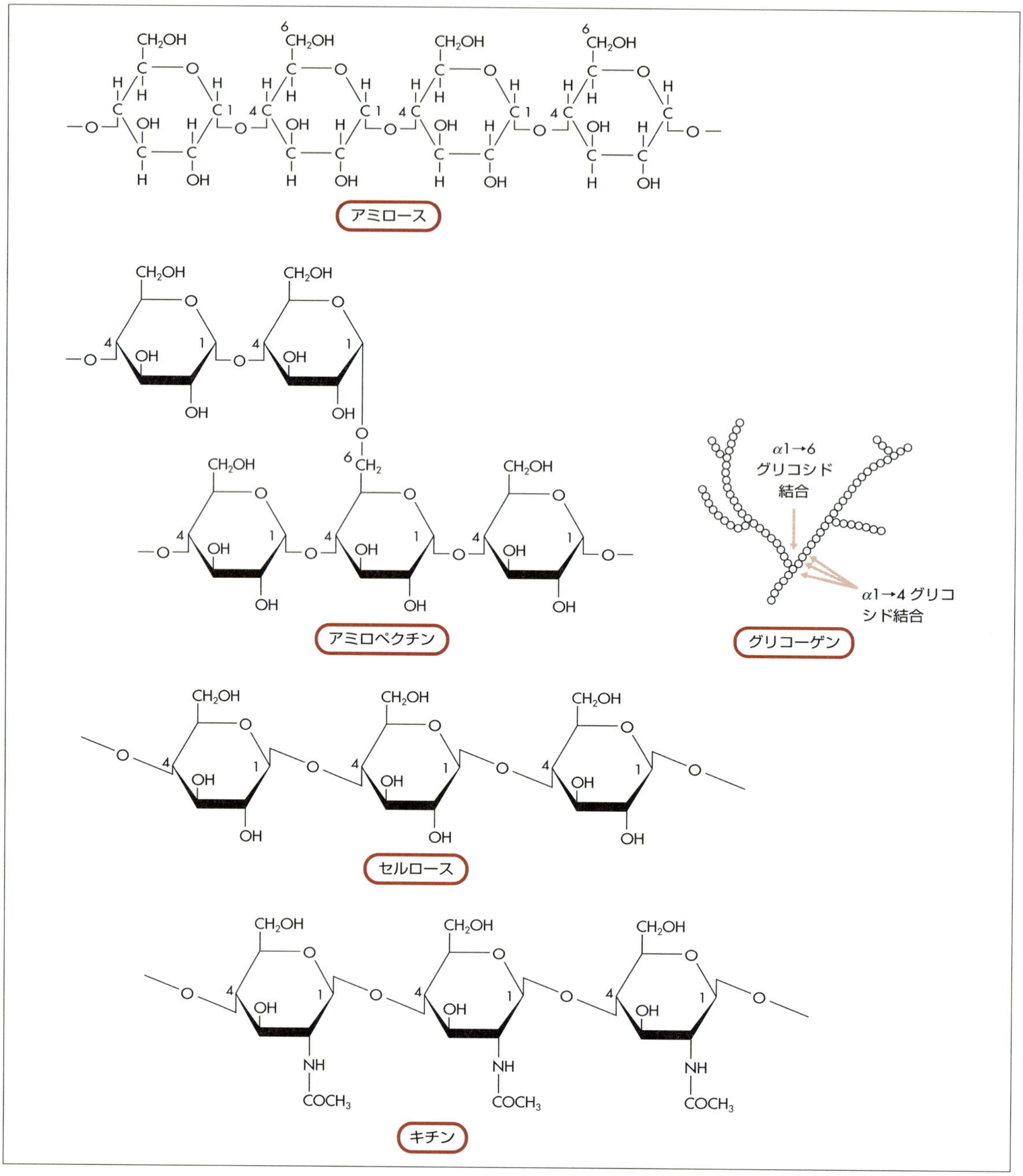

図 2.4 ホモ多糖の種類と構造式

　ホモ多糖にはデンプン，グリコーゲン，セルロース，キチン，ペクチンなどがある．デンプンは植物の貯蔵多糖で，アミロースとアミロペクチンからなる（図 2.4）．アミロースはグルコースが $\alpha1\rightarrow4$ グリコシド結合で直鎖状につながったもので，アミロペクチンは 10〜20 残基ごとに $\alpha1\rightarrow6$ グリコシド結合の枝分かれ構造をもつ．

図 2.5 グリコサミノグリカン

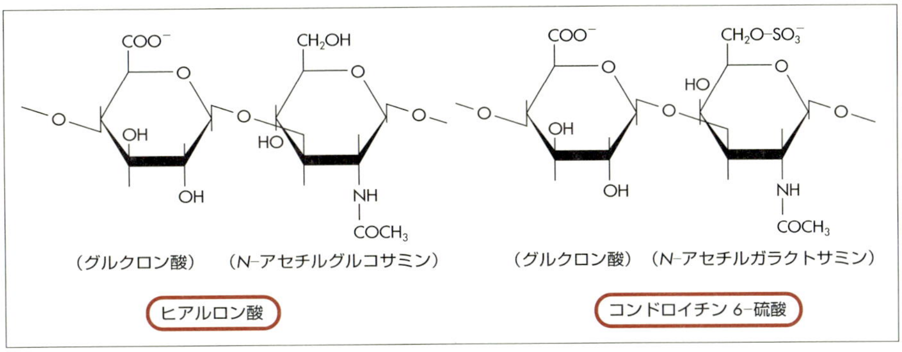

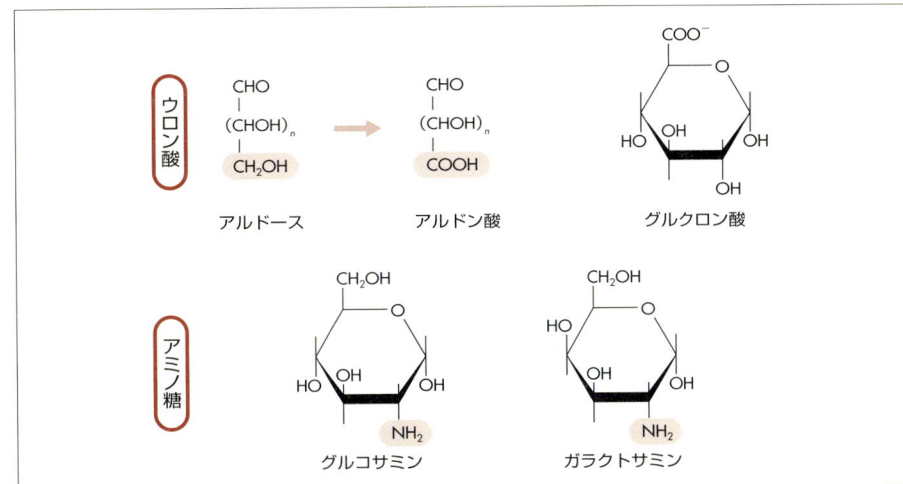

図 2.6 ウロン酸とアミノ糖

　ヘテロ多糖にはコンニャクマンナンやグリコサミノグリカン（ムコ多糖）といった種類がある．グリコサミノグリカンにはヒアルロン酸やコンドロイチン硫酸などの種類があり，これらはウロン酸であるグルクロン酸とアミノ糖である N-アセチルグルコサミンや N-アセチルガラクトサミンからなる二糖の繰り返し構造をもち，水溶液は粘性と弾力性が高い（図 2.5）．

a. ウロン酸

　ウロン酸は単糖の酸化により生じる誘導体の 1 つで，主鎖の末端のヒドロキシメチル基（-CH_2OH）がカルボキシル基（-COOH）に変わったものをいう．アルドース由来のウロン酸をアルドン酸という．グルコースが酸化されるとグルクロン酸というウロン酸となる（図 2.5）．

b. アミノ糖

　単糖のヒドロキシ基がアミノ基（-NH_2）に置換された化合物をアミノ糖という．グルコースおよびガラクトースのアミノ糖を，それぞれグルコサミン，ガラクトサミンという（図 2.6）．

　これらのアミノ基が体内でアセチル化（CH_3CO-を結合させる）された N-アセチ

ルグルコサミンと N-アセチルガラクトサミンが，ヒアルロン酸やコンドロイチン 6-硫酸の構成成分である(図 2.5).

2.2 脂質

A. 脂質の基礎

脂質には，中性脂肪，油，ろうとそれらの関連物質が含まれ，これらは水には難溶であるが，エーテル，クロロホルム，ベンゼンなどの有機溶媒に可溶である．脂質の構造上の特徴は，分子内にエステル結合やアミド結合の形で脂肪酸をもっていることである．生体内での役割は，
①効率のよいエネルギー源となる
②生体膜の主要な構成成分である
③生理活性物質として機能する
ことなどである．

生体内で最も多い脂質は，エネルギー貯蔵物質としての中性脂肪である．また，リン脂質やコレステロールなどの脂質は，生体膜の主要成分となっている．ステロイド，イコサノイド，脂溶性ビタミンなどは，生体機能を調節する生理活性脂質である．

エステル：カルボン酸とアルコールから水分子が脱離して生成する化合物(RCOOR')-C(=O)C-をエステル結合という．

アミド：カルボン酸の誘導体(RCONH$_2$)

B. 脂質の分類

脂質は，その構造に基づき単純脂質，複合脂質，誘導脂質に大別される．さらに，複合脂質はリン脂質と糖脂質に分類される(表 2.1).

a. 単純脂質

脂肪酸とアルコールのエステルを単純脂質といい，中性脂肪(アシルグリセロール)，コレステロールエステル，ろうが含まれる．中性脂肪は，グリセロールに脂肪酸がエステル結合した脂質で，結合する脂肪酸の数が 1 つのものをモノアシルグリセロール，2 つのものをジアシルグリセロール，3 つのものをトリシルグリセロールという．動物や植物ではトリアシルグリセロールが量的に最も多い脂質として貯蔵されている．エステル化の反応とトリアシルグリセロールの構造を図 2.7 に示す．

アルコール：炭化水素の H が OH 基で置換された R-OH のこと．

単純脂質	中性脂肪(アシルグリセロール)，コレステロールエステル，ろうなど	
複合脂質	リン脂質	グリセロリン脂質，スフィンゴリン脂質
	糖脂質	グリセロ糖脂質，スフィンゴ糖脂質
誘導脂質	脂肪酸，イコサノイド，ステロイドなど	

表 2.1 脂質の分類

図 2.7　トリアシルグリセロール
R_1, R_2, R_3：側鎖

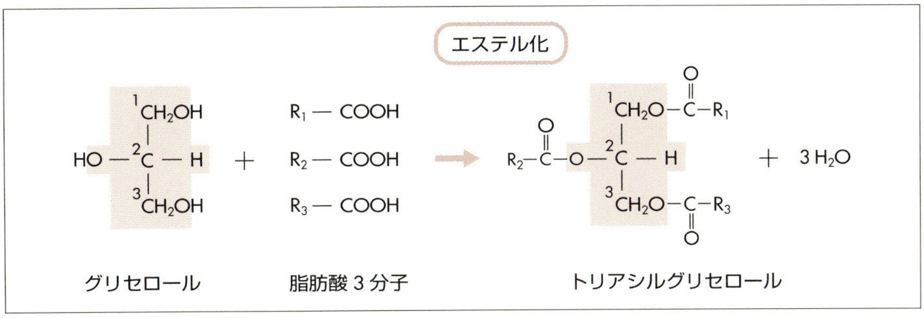

エステル化
グリセロール　＋　脂肪酸 3 分子　→　トリアシルグリセロール　＋　$3H_2O$

b. 複合脂質

脂肪酸やアルコールのほかに，リン酸，糖質，タンパク質などを含むものを複合脂質といい，リン脂質，糖脂質がある．

c. 誘導脂質

単純脂質や複合脂質の加水分解物で水に不溶のものを誘導脂質といい，脂肪酸，イコサノイド（エイコサノイド），ステロイドが含まれる．

C. 脂肪酸

脂肪酸は，末端にメチル基とカルボキシル基，中にメチレン基からなる長い炭化水素（CH）鎖をもつカルボン酸である．炭素の番号は，カルボキシル基の炭素（1位炭素，C1位）から数えて示す．天然の脂肪酸は通常，炭素数は偶数であり，炭素数が 6 以下を短鎖脂肪酸，8～12 を中鎖脂肪酸，14 以上を長鎖脂肪酸と分類する．

また，分子内に二重結合をもたない飽和脂肪酸と，二重結合をもつ不飽和脂肪酸が存在する（図 2.8）．飽和脂肪酸は，生体内で合成することができ，パルミチン酸（炭素数 16）やステアリン酸（炭素数 18）などがある．不飽和脂肪酸は，二重結合を 1 つもつ一価不飽和脂肪酸と 2 つ以上もつ多価不飽和脂肪酸に分けられる．生体内では，飽和脂肪酸から一価不飽和脂肪酸を合成することはできる．すなわち，パルミチン酸からパルミトレイン酸（炭素数 16），ステアリン酸からオレイン酸（炭素数 18）が合成される．しかしながら，オレイン酸から多価不飽和脂肪酸であるリノール酸や α-リノレン酸を合成することはできない．

多価不飽和脂肪酸のメチル基から数えて，はじめの二重結合の位置が 3 番目のものを n−3（ω3）系，6 番目のものを n−6（ω6）系という（図 2.9）．

n−3 系の脂肪酸は，α-リノレン酸，イコサペンタエン酸（IPA，あるいはエイコサペンタエン酸（EPA）ともいう），ドコサヘキサエン酸（DHA）であり，α-リノレン酸はシソ油やごま油などに多く，イコサペンタエン酸やドコサヘキサエン酸は魚油に多く含まれる．

n−6 系の脂肪酸はリノール酸，γ-リノレン酸，アラキドン酸であり，γ-リノ

2.2 脂質

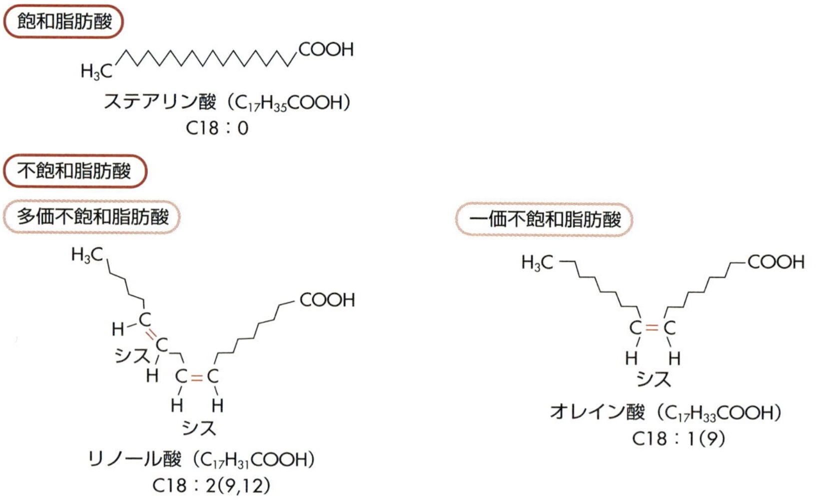

図2.8 飽和脂肪酸と不飽和脂肪酸

慣用名		分子式	炭素数C：二重結合数（位置）
飽和脂肪酸			
	カプロン酸	$C_5H_{11}COOH$	C6：0
	カプリル酸	$C_7H_{15}COOH$	C8：0
	カプリン酸	$C_9H_{19}COOH$	C10：0
	ラウリン酸	$C_{11}H_{23}COOH$	C12：0
	ミリスチン酸	$C_{13}H_{27}COOH$	C14：0
	パルミチン酸	$C_{15}H_{31}COOH$	C16：0
	ステアリン酸	$C_{17}H_{35}COOH$	C18：0
	アラキジン酸	$C_{19}H_{39}COOH$	C20：0
	ベヘン酸	$C_{21}H_{43}COOH$	C22：0
	リグノセリン酸	$C_{23}H_{47}COOH$	C24：0
不飽和脂肪酸			
一価	パルミトレイン酸	$C_{15}H_{29}COOH$	C16：1（9）
	オレイン酸	$C_{17}H_{33}COOH$	C18：1（9）
多価	リノール酸	$C_{17}H_{31}COOH$	C18：2（9, 12）
	α-リノレン酸	$C_{17}H_{29}COOH$	C18：3（9, 12, 15）
	γ-リノレン酸	$C_{17}H_{29}COOH$	C18：3（6, 9, 12）
	アラキドン酸	$C_{19}H_{31}COOH$	C20：4（5, 8, 11, 14）
	イコサペンタエン酸	$C_{19}H_{29}COOH$	C20：5（5, 8, 11, 14, 17）
	ドコサヘキサエン酸	$C_{21}H_{31}COOH$	C22：6（4, 7, 10, 13, 16, 19）

飽和脂肪酸
ステアリン酸（$C_{17}H_{35}COOH$）
C18：0

不飽和脂肪酸

多価不飽和脂肪酸
リノール酸（$C_{17}H_{31}COOH$）
C18：2（9, 12）

一価不飽和脂肪酸
オレイン酸（$C_{17}H_{33}COOH$）
C18：1（9）

レン酸はコーン油や大豆油などに多く含まれる．このうち，多価不飽和脂肪酸であるα-リノレン酸や二価不飽和脂肪酸であるリノール酸は生体内では合成することができず，食事から摂取しなければならない必須脂肪酸である．生体内において，α-リノレン酸からはイコサペンタエン酸やドコサヘキサエン酸を，リノール酸からγ-リノレン酸やアラキドン酸を合成することができる．しかしながら，この2系列に属する脂肪酸は，お互いの系列で変換することはできない．

図 2.9 n−3 系と n−6 系の脂肪酸

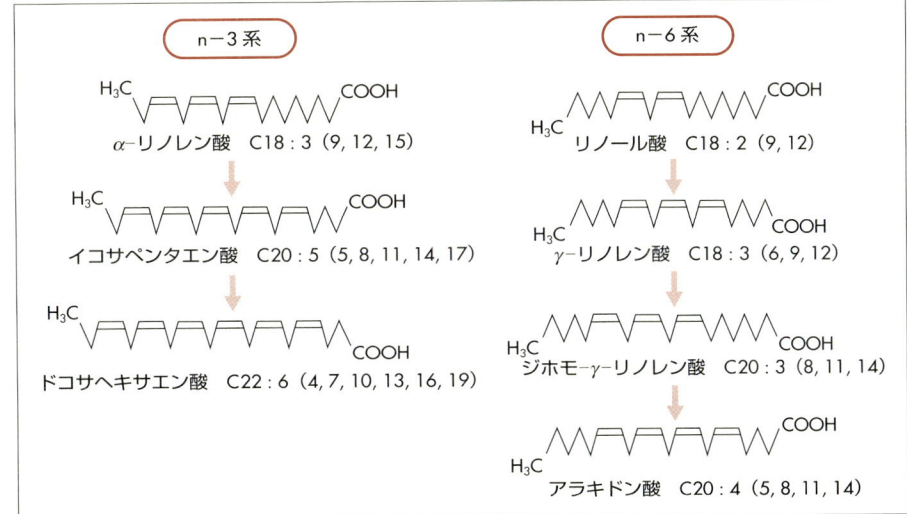

D. 中性脂肪

中性脂肪（アシルグリセロール）は，三価アルコールのグリセロールに脂肪酸がエステル結合したものである．生体内で，おもなエネルギー貯蔵物質として，脂肪細胞に蓄えられている中性脂肪は，1 分子のグリセロールに 3 分子の脂肪酸が結合したトリアシルグリセロールである（図 2.7）．それ以外にも，グリセロールに 1 個あるいは 2 個の脂肪酸が結合したモノアシルグリセロールやジアシルグリセロールも存在する．

食事によって取り入れたトリアシルグリセロールは，一度，膵リパーゼによって脂肪酸と 2-モノアシルグリセロールに分解されて，小腸上皮細胞に吸収される．このようにして吸収された脂肪酸と 2-モノアシルグリセロールは，細胞内で再びトリアシルグリセロールに合成される（p.48 図 3.11 参照）．再合成されたトリアシルグリセロールはコレステロールとエステル化し，輸送タンパク質と結合したリポタンパク質となって血液中を循環し，筋肉，脂肪組織，肝臓へ運搬される．

E. リン脂質

リン脂質には，グリセロリン脂質とスフィンゴリン脂質があり，生体膜の主要成分となっている．

a. グリセロリン脂質

グリセロリン脂質のアルコール部はグリセロールで，グリセロールの 1 位と 2 位に脂肪酸，3 位にリン酸をもつホスファチジン酸を基本骨格としている（図 2.10）．ホスファチジン酸の誘導体のうち，リン酸にコリンがついたものをホスファチジルコリン（レシチン）といい，細胞膜に存在する生体内で最も多いグリセ

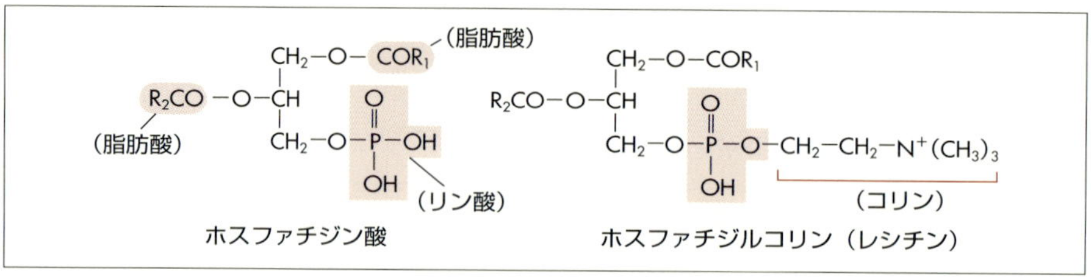

図 2.10 グリセロリン脂質

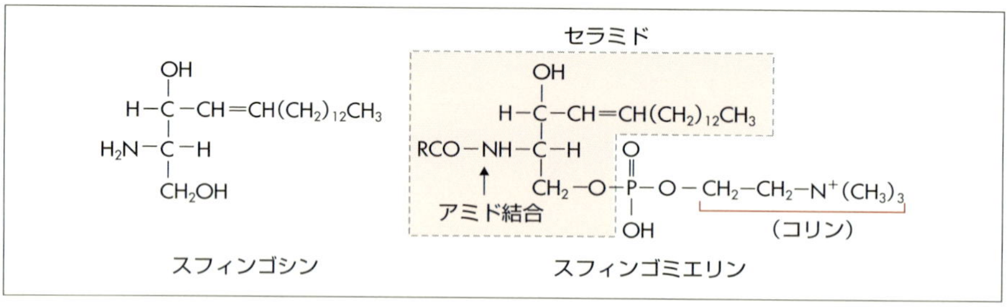

図 2.11 スフィンゴリン脂質

ロリン脂質である．また，卵黄や大豆にも多く含まれる．

同様に，ホスファチジン酸誘導体のうち，3 位のリン酸にセリンが結合したものをホスファチジルセリン，エタノールアミンが結合したものをホスファチジルエタノールアミン，ミオイノシトールが結合したものをホスファチジルイノシトールという．ホスファチジルセリンは，動物細胞の細胞膜の内側に存在し，血液凝固反応の補助因子として働き，ホスファチジルイノシトールは細胞膜に存在し，細胞内情報伝達物質として重要な働きをもつ．

b．スフィンゴリン脂質

スフィンゴリン脂質のアルコール部はスフィンゴシンである．スフィンゴシンに脂肪酸がアミド結合したものをセラミドといい，これがスフィンゴリン脂質の基本骨格となる(図 2.11)．代表的なスフィンゴリン脂質であるスフィンゴミエリンは，セラミドにリン酸とコリンが結合したものである．生体内では脳神経組織に多く存在し，神経線維軸索を包むミエリン鞘の主要成分である．

F. 糖脂質

糖脂質には，グリセロ糖脂質とスフィンゴ糖脂質があるが，動物組織においては，スフィンゴ糖脂質が多く見られ，神経組織と細胞膜に重要である．スフィンゴ糖脂質は，セラミドに糖が結合したものであるが，とくに六炭糖 1 つが結合したものをセレブロシドと呼ぶ．そのうち，六炭糖がガラクトースのものをガラクトセレブロシド，グルコースのものをグルコセレブロシドという(図 2.12)．

G. イコサノイド(エイコサノイド)

炭素数 20 個の脂肪酸から由来する不飽和脂肪酸のイコサペンタエン酸，ジホ

図 2.12 スフィンゴ糖脂質

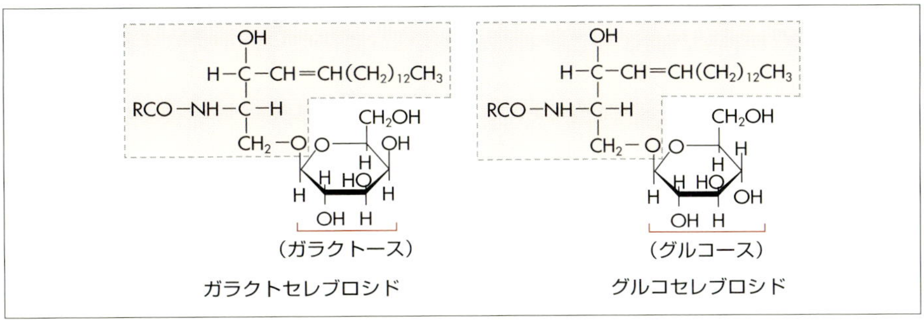

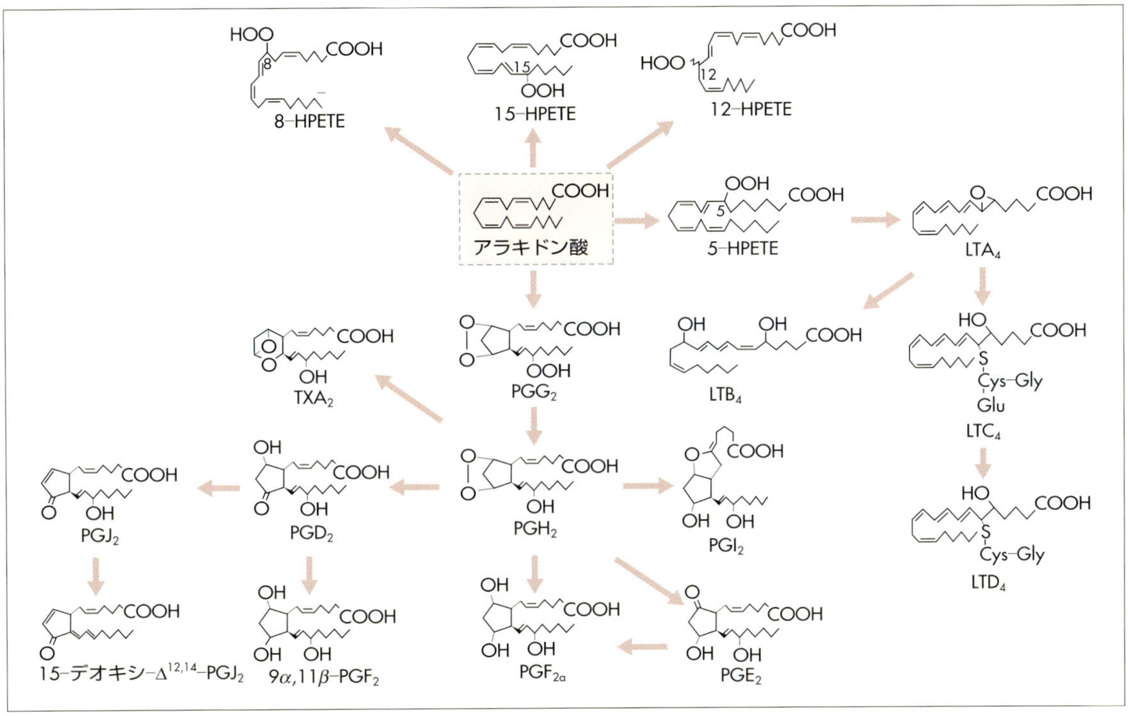

図 2.13 アラキドン酸代謝とイコサノイド
HPETE：ヒドロヘルオキシイコサテトラエン酸

　モ-γ-リノレン酸，アラキドン酸から生成される生理活性物質を総称してイコサノイド（エイコサノイド）という．代表的なものには，プロスタグランジン(PG)，トロンボキサン(TX)，ロイコトリエン(LT)がある．

　主要なイコサノイドの生合成経路として，リン脂質膜より切り出されるアラキドン酸の代謝にはじまる一連の物質を図 2.13 に示す．たとえば，PGE_2 は炎症や発熱，TXA_2 は血液凝固，LTB_4 は白血球遊走，LTC_4 や LTD_4 は平滑筋収縮と喘息に関与することが知られている．アラキドン酸から PG や TX を生成する経路を触媒する酵素の阻害薬は非ステロイド性抗炎症薬(NSAIDs)と呼ばれ，広く臨床応用されている．

2.2 脂質

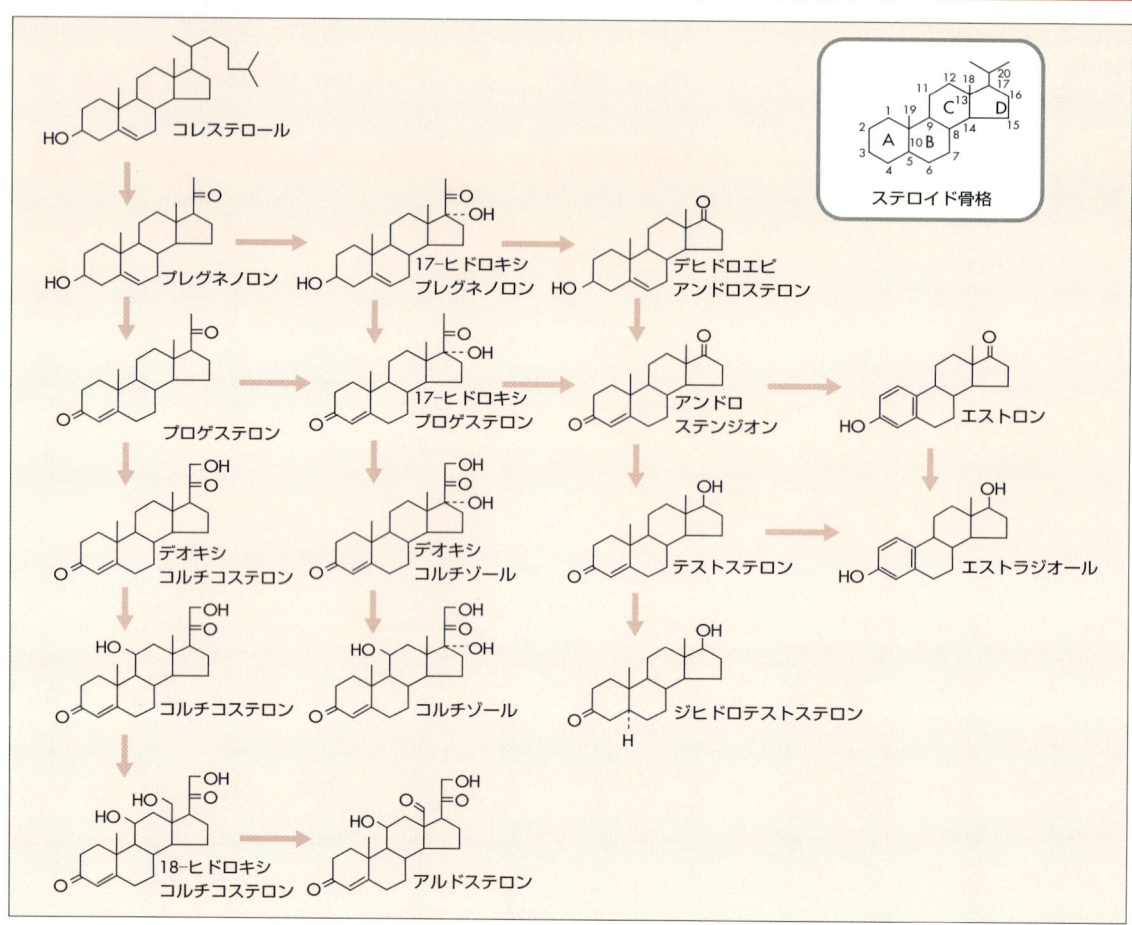

図 2.14 コレステロール代謝とステロイドホルモン

H. ステロイド

　1つの五員環と3つの六員環をもつステロイド骨格を基本構造とする一連の化合物をステロイドといい，動物組織に最も多く存在するステロールはコレステロール（炭素数27）である．コレステロールは，細胞膜や血清リポタンパク質の主要構成成分であり，血清中ではヒドロキシ基に脂肪酸が結合したコレステロールエステルとして存在する．生体内においては，コレステロールより種々のステロイドホルモンやビタミン D_3，胆汁酸が生成される．

　ステロイドホルモンは血流を介して標的器官に到達し，特異的な細胞質受容体を介して，核内の遺伝子発現を制御する．図2.14に，コレステロール代謝より産生される一連のステロイドホルモンを示す．主として副腎皮質で産生されるグルココルチコイド（糖質コルチコイド）には，コルチゾール，コルチコステロン，コルチゾンなどがあり，糖代謝やアミノ酸代謝の調節に働くほか，抗炎症作用をも

血清と血漿：血液の液体部分を血漿というが，血液（全血）を放置して，凝固したフィブリンを含む血餅を除いた上清を血清といい，血液に抗凝固剤を入れ，血球成分のみを沈殿させ除いたフィブリンを含む上清が血漿にあたる．

ち，その化学合成物質は広く臨床応用されている．ミネラルコルチコイド（鉱質コルチコイド）もおもに副腎皮質で産生されるステロイドであり，その代表のアルドステロンは，腎臓の尿細管におけるナトリウムイオン（Na^+）再吸収とカリウムイオン（K^+）排泄を促進させる．生殖器で多く産生される性ホルモンのうち，テストステロンやジヒドロテストステロンは，思春期における男性の二次性徴の発達，精子形成，筋肉の発達などに働くほか，ヒトの脳の雄性化にも重要である．エストロゲンは女性の二次性徴の発達に役割をもち，プロゲステロンは妊娠の維持や排卵抑制に重要である．

2.3 アミノ酸

アミノ酸は，体内では遊離型のアミノ酸で存在する．食物タンパク質の消化によって供給されたアミノ酸は，体タンパク質の分解によって生じたアミノ酸とともに，おもにタンパク質の合成に利用される．タンパク質の材料となるアミノ酸は 20 種類である（図 2.18 参照）．

アミノ酸は，タンパク質の材料となる以外に，ホルモン，神経伝達物質，核酸などの原料としても必要である．また，過剰となったアミノ酸は分解されてエネルギーとなる．そのほか，必要に応じて糖新生（3.1.B 参照）におけるグルコースの原料としても利用される．

A. アミノ酸の構造

アミノ酸は，分子中にアミノ基（$-NH_2$）とカルボキシル基（$-COOH$）をもつ化合物である（図 2.15）．タンパク質を構成するアミノ酸は，プロリンを除き，カルボキシル基に隣接する α 位の炭素原子（α 炭素）にアミノ基が結合した構造となっている．このような構造をもつアミノ酸を α-アミノ酸という．R は側鎖を表し，アミノ酸の特徴を付与する部分である．

図 2.15　アミノ酸の一般構造式と立体異性体

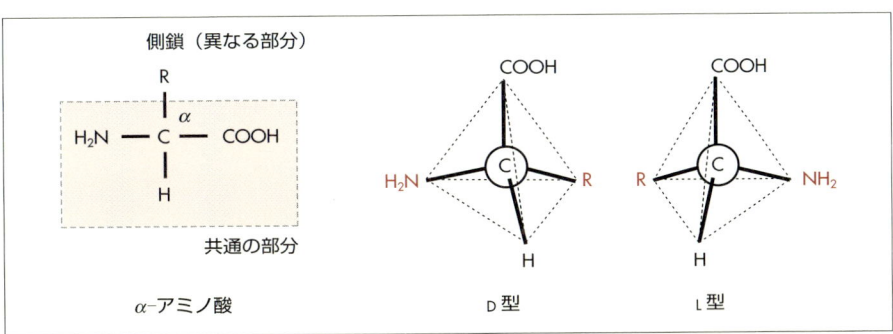

α炭素には，カルボキシル基，アミノ基，水素原子，側鎖の4つが結合しているため，α-アミノ酸には，α炭素を不斉炭素としてL型とD型の立体異性体が存在する．ただし，天然のタンパク質はほとんどがL型のα-アミノ酸によって構成されている．なお，グリシンは側鎖が水素原子のため立体異性体がない．

B. アミノ酸の性質

a. 水溶液中での状態

アミノ酸のカルボキシル基とアミノ基は水溶液中でイオン化する（図2.16）．

生理的な中性の水溶液中では，アミノ酸は両性イオンとして存在し，分子中のカルボキシル基は水素イオンが遊離して負に荷電し，一方，アミノ基は水素イオンを受け取って正に荷電している．

また，アミノ酸は両性電解質としての性質をもち，酸性下ではH^+を受取り，遊離したカルボキシル基が水素イオンを受け取る．塩基性下ではアミノ基の水素イオンが遊離する．この場合，アミノ酸の荷電状態も変化し，酸性下では正に荷電し，塩基性下では負に荷電した状態となる．

> 両性電解質：分子内に酸性基（-COOH）と塩基性基（-NH$_2$）をもつもの．

b. アミノ酸どうしの結合

アミノ酸のカルボキシル基と他のアミノ酸のアミノ基は，水1分子の脱水によって結合する（図2.17）．このアミノ酸どうしの結合のことをペプチド結合という．アミノ酸がペプチド結合で直鎖状に連なったものをペプチドといい，そのペプチドを構成するアミノ酸のことをアミノ酸残基という．タンパク質は，100

> 脱水：有機化合物の分子内や分子間で水素原子とヒドロキシル基とが水として脱離すること．

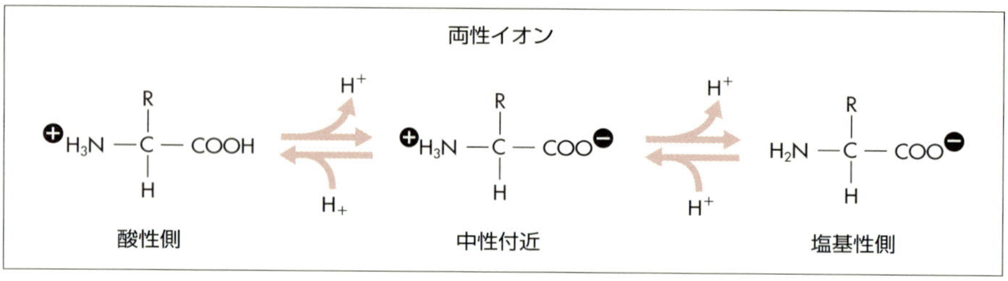

図2.16 アミノ酸の水溶液中での状態

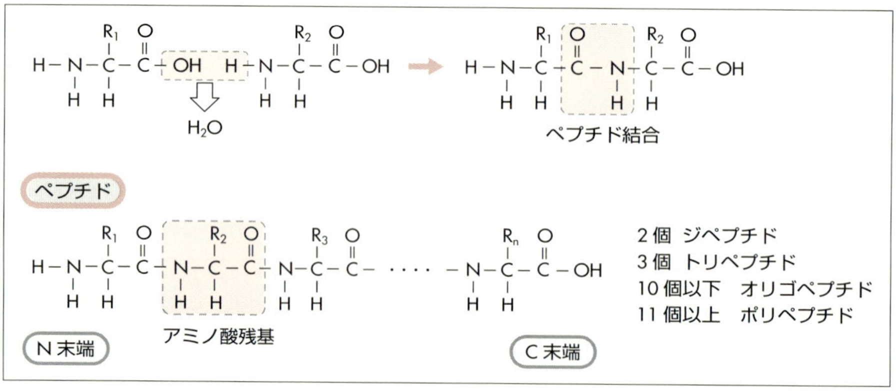

図2.17 ペプチド結合

2個　ジペプチド
3個　トリペプチド
10個以下　オリゴペプチド
11個以上　ポリペプチド

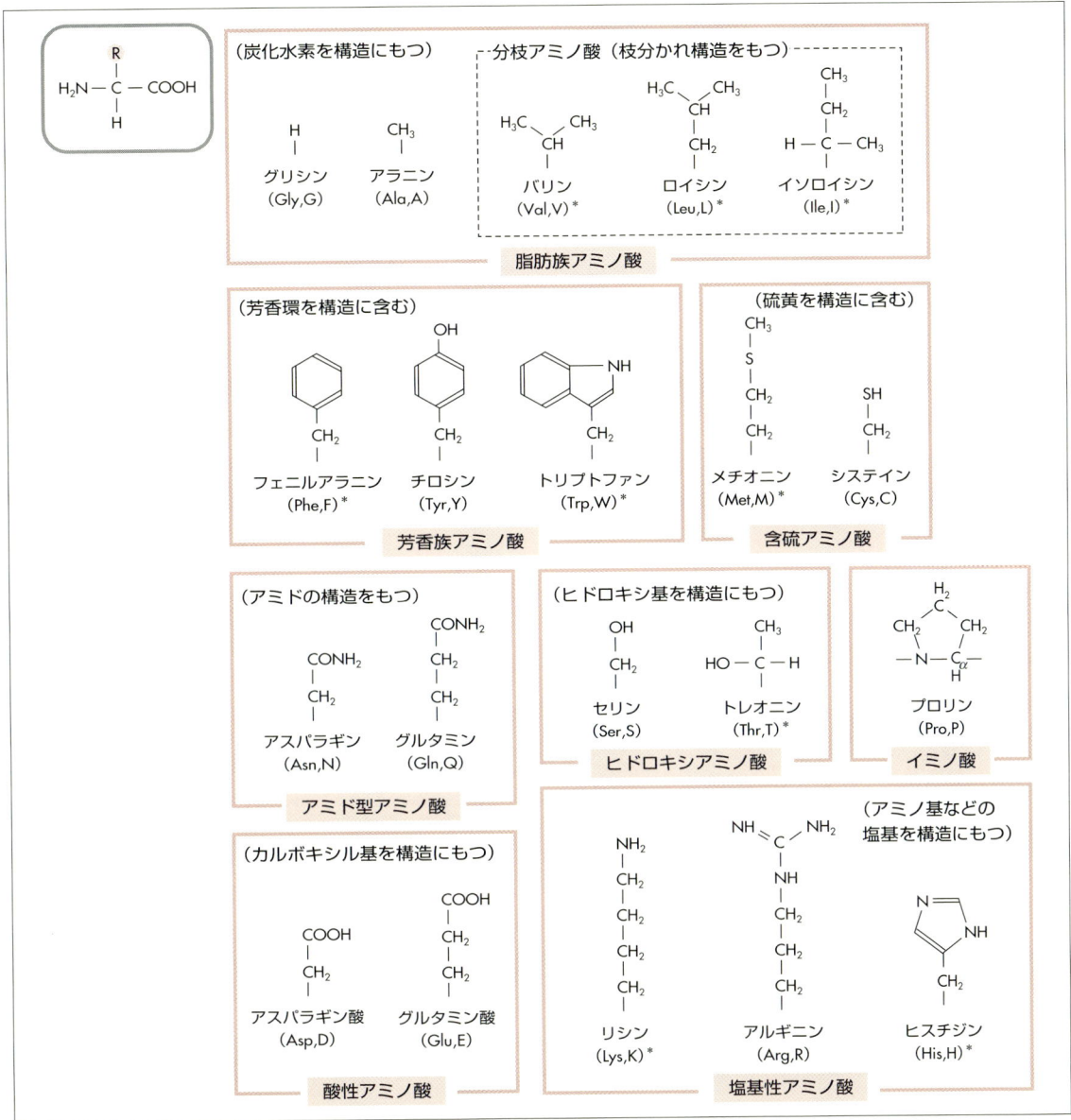

図 2.18 アミノ酸の側鎖の構造と分類
＊ 不可欠アミノ酸（必須アミノ酸）

個以上のアミノ酸がペプチド結合したポリペプチドである．

C. アミノ酸の分類

a. 側鎖の構造による分類

タンパク質を構成するアミノ酸は，側鎖の構造によって図 2.18 のように分類される．

b. 側鎖の性質による分類

α炭素に結合するカルボキシル基とアミノ基はペプチド結合に使われる．そのため，側鎖の性質がタンパク質の構造やその機能の発現において重要となる．アミノ酸は側鎖の性質によって，次の4つに分類される．

(1) **非極性の中性アミノ酸**　側鎖がおもに炭素と水素によって構成され，分子内に電気的な偏りがないもの(Val, Leu, Ile, Ala, Gly, Phe, Trp, Met, Pro)．

(2) **極性をもつ中性アミノ酸**　側鎖に酸素や窒素を含み，分子内に電気的な偏りがあるもの(Ser, Thr, Tyr, Asn, Gln, Cys)．

(3) **負の電荷をもつ酸性アミノ酸**　側鎖に酸であるカルボキシル基をもち，水溶液中で負の電荷をもつもの(Asp, Glu)．

(4) **正の電荷をもつ塩基性アミノ酸**　側鎖に塩基であるアミノ基やイミダゾール基をもち，水溶液中で正の電荷をもつもの(Arg, Lys, His)．

側鎖が非極性のものは，極性をもつ水となじみにくいため疎水性アミノ酸に分類される．一方，極性や電荷をもつものは水となじみやすいため親水性アミノ酸に分類される．

> 極性：化学結合で電子分布がどちらかの原子に偏っていること．

c. 栄養学的な分類

アミノ酸には，体内で合成できないもの，あるいは必要な量を十分に合成できないものがある．これらのアミノ酸は不可欠アミノ酸(必須アミノ酸)と呼ばれ，食事から必ず摂取する必要がある．一方，生体内で他のアミノ酸やアミノ基と糖質の代謝物から必要な量を合成できるものは可欠アミノ酸(非必須アミノ酸)と呼ばれる．

ヒトにおける不可欠アミノ酸は，トリプトファン，リシン，メチオニン，フェニルアラニン，トレオニン，バリン，ロイシン，イソロイシン，ヒスチジンの9種類である．

d. アミノ酸の代謝による分類

アミノ酸からアミノ基を除いた部分を炭素骨格という．アミノ酸の炭素骨格部分がピルビン酸やクエン酸回路の中間体となるものは糖新生によってグルコースとなるので糖原性アミノ酸に分類される．

一方，前述の糖新生では利用されず，炭素骨格部分がアセトアセチルCoAまたはアセチルCoAのいずれかになるものは，飢餓状態でケトン体になりうるのでケト原性アミノ酸に分類される．リシンとロイシン以外のアミノ酸は，糖新生に利用でき飢餓状態において血糖を維持するために利用される．なお，イソロイシン，フェニルアラニン，チロシン，トリプトファンは，糖新生に利用可能な中間体とアセチルCoAの両方を生じるため，糖原性アミノ酸でもあり，ケト原性アミノ酸でもある(図2.19)．

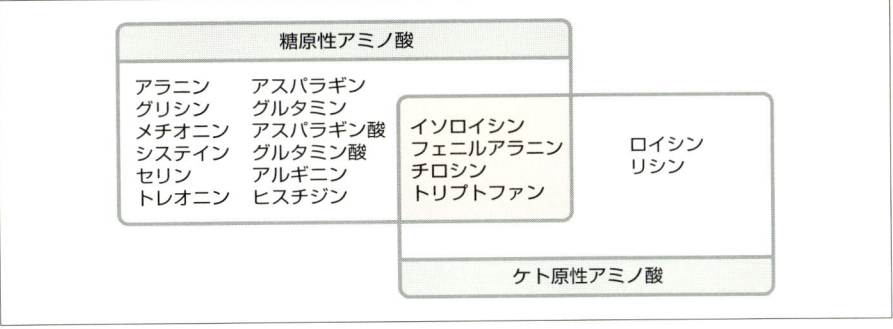

図 2.19 糖原性アミノ酸とケト原性アミノ酸

2.4 タンパク質

A. タンパク質の機能

生体の構成成分の約 20％をタンパク質が占めている．タンパク質は，構成するアミノ酸の数や種類，配列の違いによってさまざまなものがあり，それぞれ固有の立体構造を形成して，特定の機能を発揮している．生命現象は，タンパク質の多彩な機能によって支えられている（表 2.2）．

表 2.2 タンパク質の種類と役割

タンパク質の種類	役割	例
構造タンパク質	骨や皮膚など構成成分	コラーゲンはタンパク質の 25～30％を占め，骨，軟骨，腱，皮膚，血管壁を構成し，また，細胞外マトリックスの主成分となっている．ケラチンは，毛髪，爪，表皮の主成分である．エラスチンは，大動脈の壁や靱帯に多く，弾性がある
酵素タンパク質	生体内反応の触媒反応	酵素はおよそ分子量 1 万から数百万までの大きなタンパク質分子で，熱に弱いが，生体内のほとんどすべての化学反応を触媒する
輸送タンパク質	生体内の物質輸送	ヘモグロビンは赤血球中に存在し，酸素を運搬する．アルブミンは遊離脂肪酸，ビリルビンを輸送し，リポタンパク質はコレステロールや中性脂肪を輸送する．トランスフェリンは鉄を輸送する
収縮タンパク質	筋肉の収縮	アクチンとミオシンは筋肉の代表的なタンパク質であり，2 つの相互作用によって筋肉が収縮する．アクチンは細胞骨格の形成にもかかわっている
防御タンパク質	生体防御（免疫・血液凝固）	免疫グロブリンは，抗体として細菌やウイルスなどに特異的に結合して感染を防御する．インターフェロンは，ウイルス増殖抑制やがん細胞の増殖抑制にかかわる．フィブリンは繊維状タンパク質で血液凝固にかかわる
調節タンパク質	代謝調節	成長ホルモン，インスリンなどの代謝調節にかかわるホルモンや酵素活性を調節するカルシウム結合タンパク質のカルモジュリン，細胞間のコミュニケーションにかかわる細胞増殖因子，信号を受け取る受容体タンパク質などがある

B. タンパク質の分類

a. 構成成分による分類

タンパク質には，アミノ酸のみで構成される単純タンパク質とアミノ酸以外の成分を含む複合タンパク質がある．単純タンパク質は，血清中のアルブミンやグロブリン，硬タンパク質のコラーゲンやケラチン，筋肉を構成するミオシンなどである．複合タンパク質は，糖質を含む粘液のムチン(糖タンパク質)，鉄を貯蔵するフェリチン(金属タンパク質)，DNAと結合するヒストン(核タンパク質)，赤色の色素であるヘムをもつヘモグロビンなどで，血漿中で脂質(中性脂肪，コレステロールなど)の運搬に関与するリポタンパク質も複合タンパク質に含まれる．なお，リポタンパク質には，キロミクロン(カイロミクロンともいう)，超低密度リポタンパク質(VLDL)，低密度リポタンパク質(LDL)，高密度リポタンパク質(HDL)などがある．

b. 形状による分類

タンパク質は，その形状から球状タンパク質と繊維状タンパク質に分類される．球状タンパク質は，長いペプチド鎖が折りたたまれたもので，酵素をはじめとした機能性を有するタンパク質に多く，一般に水に溶けやすい．繊維状タンパク質は，ペプチド鎖が同じ方向に並んで繊維状となったもので，代表的なものはコラーゲンとケラチンである．

C. タンパク質の構造

タンパク質は，固有の立体構造を形成することで，はじめてその機能を発揮することができる．タンパク質の構造は4つの段階に分けて考えられる．

a. 一次構造：ポリペプチド鎖

タンパク質を構成するアミノ酸配列のことを一次構造という．アミノ酸配列は遺伝子の遺伝情報によって決定され，それぞれのタンパク質に特定のアミノ酸配列がある．

b. 二次構造：部分的に規則的な構造

ペプチド結合のC=OおよびN-Hには極性が存在する．そのため，ポリペプチド鎖は，C=Oの酸素原子($\delta -$)とN-Hの水素原子($\delta +$)のあいだで規則的な水素結合を形成する．分子内の水素結合によって，右巻きのらせん構造をとったものをαヘリックスという．また，ポリペプチド鎖が並び波状の構造をとったものをβシートという(図2.20)．

c. 三次構造：側鎖間の相互作用による立体構造

二次構造をとったポリペプチド鎖は，アミノ酸の側鎖の相互作用によってさらに折りたたまれ，より複雑な立体構造となる．疎水性アミノ酸の側鎖は，水となじみにくいため，水を避けてタンパク質の内部に入り込み，疎水性の側鎖間で疎

図2.20 水素結合による規則的な構造
αヘリックスは，3.6アミノ酸残基で1回転し，4残基離れたアミノ酸とのあいだで水素結合を形成する．

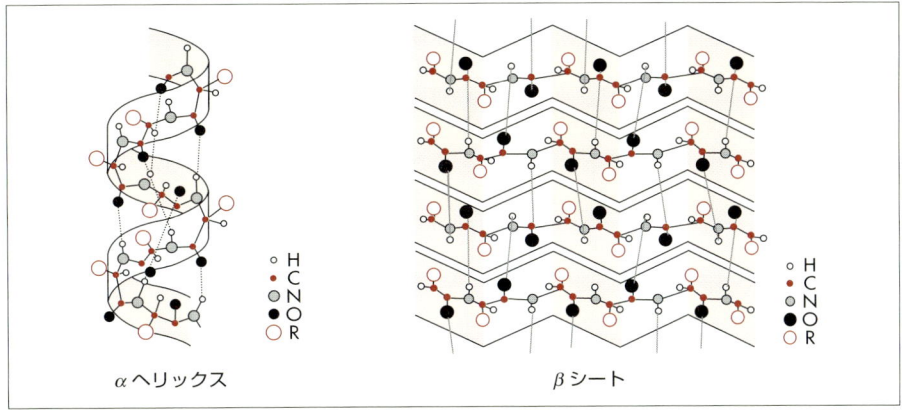

図2.21 側鎖間の相互作用

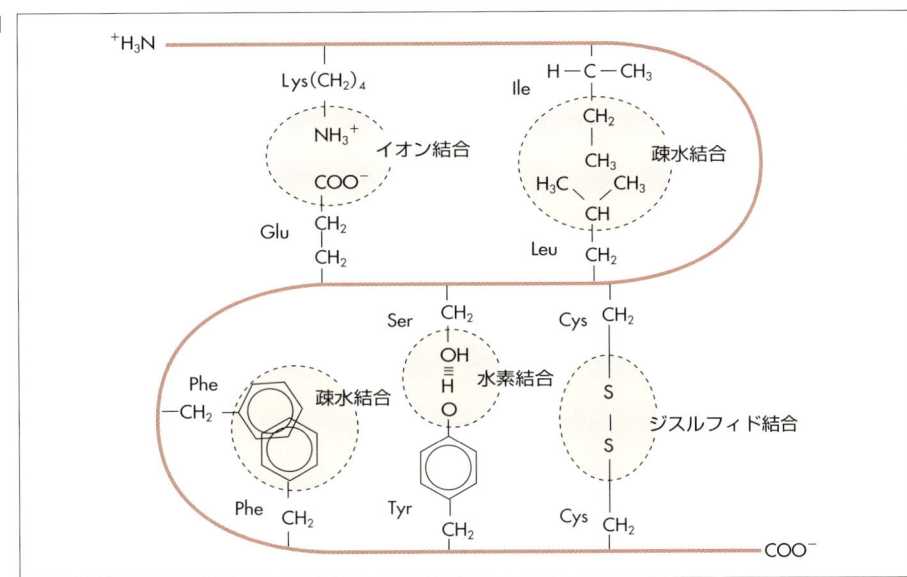

水結合を形成する．一方，親水性アミノ酸の側鎖は，タンパク質の表面に並びやすく，側鎖に正の電荷をもつものは，負の電荷をもつものと引き合ってイオン結合を形成する．また，側鎖に極性があるものは，極性のある別の側鎖と静電引力によって水素結合を形成する．さらに，システイン残基(SH基)は，離れた別のシステイン残基と酸化によってジスルフィド結合(S-S結合)を形成する．このS-S結合は共有結合であるため非常に安定な結合である(図2.21)．

d. 四次構造：複数のポリペプチド鎖の会合

三次構造までは，1本のポリペプチド鎖における構造であるが，四次構造は，複数のポリペプチド鎖が水素結合，疎水結合，イオン結合などの非共有結合によって会合してできる構造である．四次構造を構成する1つ1つのポリペプチド鎖をサブユニットといい，その数によって二量体，三量体，四量体という．ヘモグ

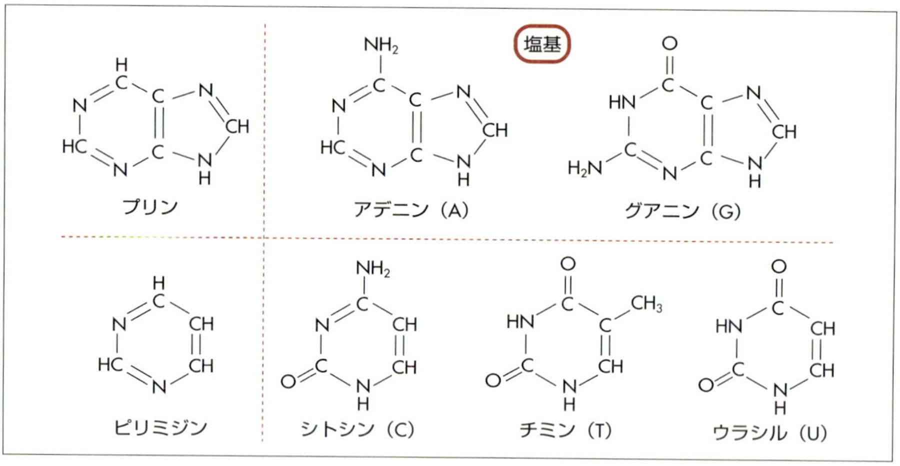

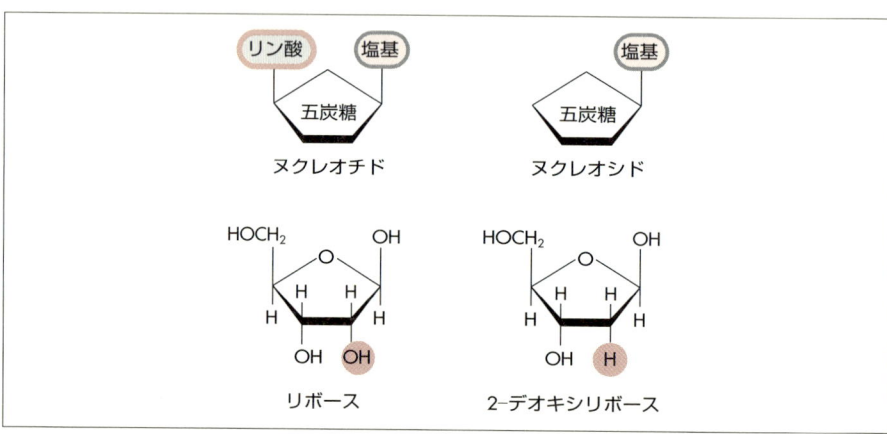

図 2.22 プリンとピリミジンと塩基

図 2.23 核酸の基本構造

ロビンは，4 つのサブユニットが会合した代表的な四量体である．

2.5 核酸

　核酸は，塩基，五炭糖，リン酸からなる化合物である．塩基は，窒素を含む芳香環化合物で，プリンとピリミジンに大別される(図2.22)．五炭糖は，リボースと 2-デオキシリボースの 2 種類がある．単糖に塩基がついた化合物をヌクレオシドと総称する．ヌクレオシドの糖のヒドロキシ基にリン酸がついた化合物をヌクレオチドといい，ヌクレオチドがリン酸結合で多数つながったものを核酸という(図2.23)．核酸は DNA と RNA に大別される．五炭糖が 2-デオキシリボース(DNA)であるかリボース(RNA)であるかによる違いである(図2.23)．また，ヌクレオシドは核酸の前駆体として使われるのみならず，エネルギー代謝，タンパク質合成，酵素活性の調節，シグナル伝達などの，多様な役割を有している．

リン酸：五酸化リン(P_2O_5)の水和生成物の総称．通常オルトリン酸(H_3PO_4)であり，生体では有機化合物のリン酸カルシウム $Ca_{10}(PO_4)_6(OH)_2$(ヒドロキシアパタイト)などとして存在する．このほかに無機化合物として無機リン酸(Pi)，無機ピロリン酸(PPi，二リン酸：$H_4P_2O_7$)が含まれる．本書では名称に無機をつけない形で表現している．

図 2.24 核酸からの尿酸生成
Pi：リン酸

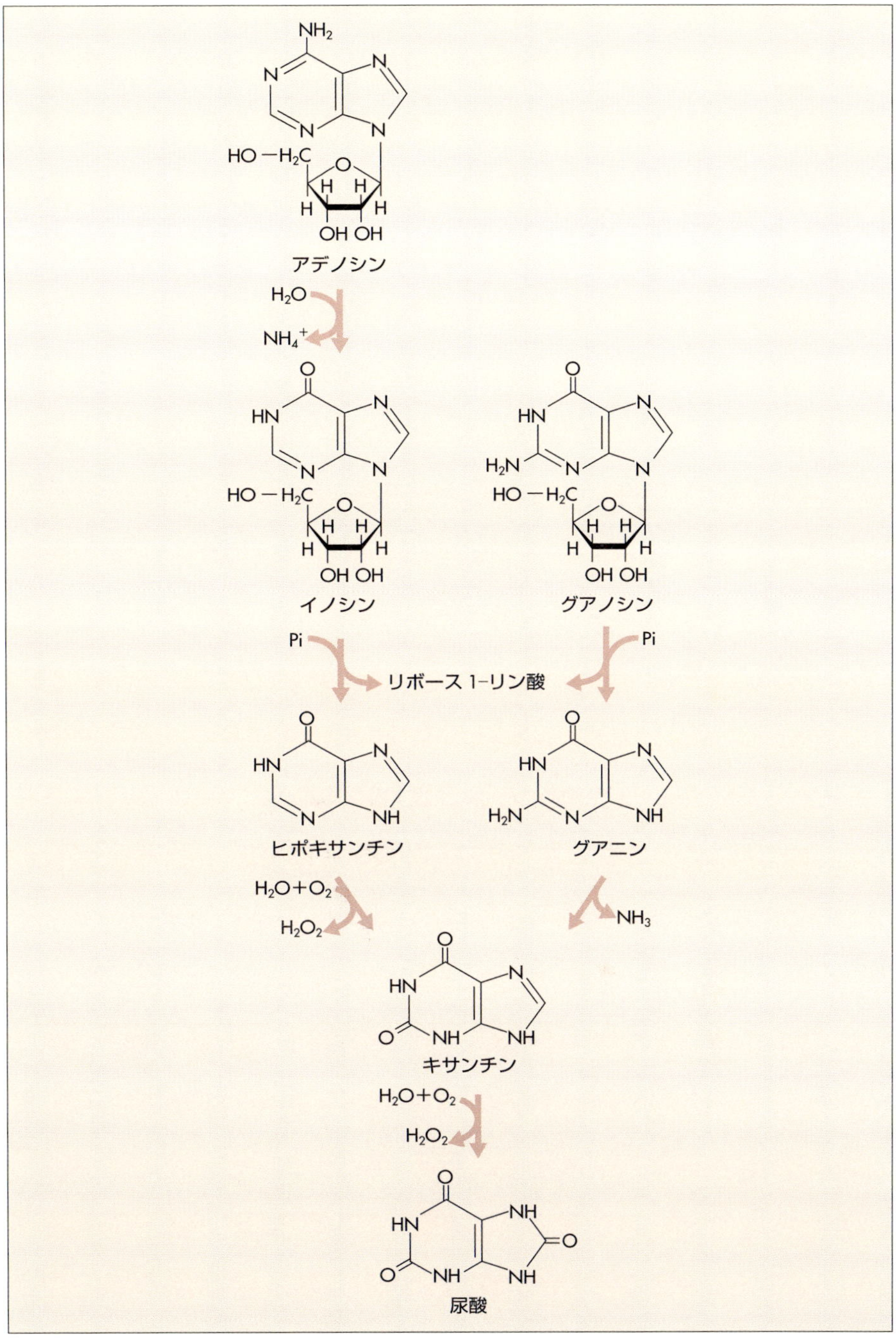

 DNA は主として細胞核に存在し，タンパク質合成に関する情報保持，細胞分裂によって新しく生まれる娘細胞への情報伝達にかかわっている．タンパク質が 20 種類ものアミノ酸からつくられるのと対照的に，DNA はたった 4 種類の塩基からつくられる．二重らせんの 2 本の DNA 鎖は，特異的な塩基であるプリン-

2.5 核酸

ピリミジン間の水素結合で安定化されている．塩基は，アデニン，グアニン，シトシン，チミン，の4種類から構成されている(図2.22)．遺伝暗号はDNAを鋳型として読み取られたmRNAの塩基配列として定義されており，特定の3つの塩基配列が1つのアミノ酸に対応する．RNAは細胞核と細胞質に存在し，あるタンパク質に必要な部分の情報のみをDNAからコピーしたものである．

プリンとピリミジンは，体内で合成されるので，栄養的には必須でない．したがって，摂取した核酸は，腸管内でモノヌクレオチドに分解されてそのまま吸収されるか，あるいはさらにプリン，ピリミジン塩基に変換される．またヌクレオシドは，それぞれの遊離塩基へと分解される．遊離塩基の大半は排泄されるが，再合成され核酸合成の素材を提供する．一方，リボース部分は糖の代謝経路に入り利用される．プリンヌクレオチドは，まず，リボース部分が切り離されて遊離塩基とされたあと，すべてキサンチンに変えられる．キサンチンはさらにキサンチンオキシダーゼによって，尿酸に変えられる(図2.24)．尿酸は還元作用をもつ物質で，水に難溶である．ヒトの尿酸排泄は腎臓に由来する．

2.6 ミネラル

ミネラル(無機質)は，生体を構成する酸素(O)，炭素(C)，水素(H)，窒素(N)を除くすべての元素で，生体を構成する成分である．これら4元素は，生体の全質量の約96%を占めるが，残りの4%がミネラルである．このようなミネラルには，カルシウム，リン，カリウム，硫黄，ナトリウム，塩素，マグネシウム，鉄，亜鉛，銅，ヨウ素，セレン，マンガン，モリブデン，クロム，コバルトなどが含まれる．ミネラルの中ではカルシウムは最も多く，これにリン，カリウム，硫黄，ナトリウム，塩素，マグネシウムを加えるとミネラル全体の約99%を占め，主要(多量)ミネラルと呼ばれる．微量ミネラルとして，鉄，亜鉛，銅，ヨウ素，セレン，マンガン，モリブデン，クロム，コバルトなどがある．しかし，すべてのミネラルについて，その必要量や生理機能は，いまだ十分に解明されていない(表2.3)．

健康を維持していくうえでは，ミネラルを摂取しなければならないが，その必要量は，ナトリウムやカルシウムのように1日あたりグラム単位のレベルから，微量元素のようにマイクログラムのレベルまで，さまざまである．

a. カルシウム

カルシウムは体内に最も大量に存在するミネラルで，すべての生命現象に関与している．全カルシウムの1%が体液や軟組織で機能している．体内に保持されているカルシウム量の99%がおもにヒドロキシアパタイト $Ca_{10}(PO_4)_6(OH)_2$ と

表 2.3　機能に基づくミネラルの分類

機能	ミネラル
構造的機能	カルシウム，マグネシウム，リン
膜機能に関与	ナトリウム，カリウム
酵素の補欠分子族としての機能	コバルト，銅，鉄，モリブデン，セレン，亜鉛
ホルモン作用または調節機能	カルシウム，クロム，ヨウ素，マグネシウム，マンガン，ナトリウム，カリウム
必須であることは既知であるが，機能は不明	ケイ素，バナジウム，ニッケル，スズ
体内で効果を示すが，必須か否かは不明	フッ素，リチウム
食品に存在すると考えられ，過剰で毒性を示すことが知られている	アルミニウム，ヒ素，ホウ素，臭素，カドミウム，セシウム，鉛，水銀，ストロンチウムなど

補欠分子族：共有結合あるいは非共有結合で酵素タンパク質の構造の中に安定に組み込まれている．金属は最も一般的な補欠分子族で金属酵素と呼ばれる．

して骨格に存在している．このことは，骨が，カルシウム摂取不足時に利用される巨大なカルシウムの貯蔵庫であることを意味している．カルシウム貯蔵庫が他の栄養素の場合と異なるのは，それが単なる蓄えではなく，同時に支持組織としての骨の機能を合わせもっていることである．

一方，細胞内液のカルシウム濃度は 100 nmol/L であり，細胞外液の濃度の約 1/10,000 である．化学的，電気的，あるいは機械的刺激が細胞表面の受容体に加わると，細胞内液のカルシウム濃度は，細胞外液の流入，小胞体または筋小胞体中に貯蔵されているカルシウムの放出によって上昇する．この細胞内液カルシウム濃度の上昇は，通常，各種キナーゼ（リン酸化酵素）を活性化することによって，タンパク質をリン酸化する．このことが細胞内での特異的反応開始の引き金となる．このように，カルシウムはさまざまな生理的反応，すなわち，筋収縮，ホルモン分泌，神経伝達物質の放出，視覚，グリコーゲン代謝，細胞の分化・増殖，運動などを活性化するセカンドメッセンジャーとして働いている．

このような働きとは別に，カルシウムは多くの酵素を活性化したり，安定化したりする．いくつかのタンパク質分解酵素（プロテアーゼ）のカルパインなどがその例である．血液および細胞外液のカルシウム濃度は，精緻な調節機構によって一定に維持されている．血漿カルシウムの約 1/2 は，機能的に作用することのできる遊離イオン化カルシウムとして存在しており，残りの大部分は血漿タンパク質と結合している．細胞外液のカルシウムは，おもに骨格と細胞内カルシウムの補給源として役立っているが，それ自体の重要な機能として，血液凝固や細胞間の接着への関与がある．カルシウム摂取量が少ないと，さまざまな身体的な異常が生じる．カルシウムの機能的な貯蔵（骨格）が，正常な血中カルシウムレベルを維持するために減少すると，骨量の低い状態が継続し，骨粗鬆症が引き起こされる．低カルシウム食摂取は，低いカルシウム吸収率と，体内カルシウム不可避損失と合わさって，骨カルシウムの欠乏を導く．世界の多くの地域では，乳製品が単位重量あたりの含量の高いカルシウム補給源となっている．

血漿タンパク質：おもにアルブミン，グロブリン，フィブリノーゲン

2.6　ミネラル

b. マグネシウム

マグネシウムは生体内で2番目に多く存在する陽イオンであり，骨格(50〜60%)と軟組織(40〜50%)に一様に分布している．骨格では，マグネシウムの約1/3が骨表面に存在する．生体におけるマグネシウム貯蔵庫は交換可能であるため，必要に応じ，血清または軟組織のマグネシウムレベルの維持に使われる．生体マグネシウムは細胞機能と関係しており，細胞外に存在するマグネシウムは全マグネシウム量のたった1%にすぎない．細胞内では，マグネシウムは細胞構成成分のすべての部位に存在する．細胞内マグネシウムは，おもに陰イオンと結合して存在し，80〜90%がアデノシン三リン酸(ATP)と結合している．このために，細胞内の全マグネシウム含量は，代謝が活発な細胞で多くなる(たとえば，赤血球のマグネシウム含量は，肝細胞の1/4である)．

マグネシウムイオン(Mg^{2+})は細胞内マグネシウムのわずか1〜5%(0.3〜0.6 mmol)であるが，代謝調節において重要な役割を果たしていると考えられる．Mg^{2+}の化学的特徴は，陰イオンと結合するために適している．陰イオンと結合することにより，錯体の安定化(たとえば酵素の中において)，あるいは電荷を中和する(たとえば基質として使われる場合)．さらに，マグネシウムは他の生物学的機能にとっても重要である．第一に，遊離した細胞内Mg^{2+}は，Mg-ATPに依存する酵素のアロステリックな調整をしている可能性がある(たとえば，高Mg^{2+}レベルは，アデニル酸シクラーゼ活性を低下させる信号を出す)．マグネシウムはまた，いくつかの酵素(たとえば，DNAポリメラーゼI，RNAポリメラーゼなど)の金属補因子であると考えられる．マグネシウム欠乏ではこの拮抗作用が取り除かれるため，細胞内カルシウム濃度が高まると考えられている．マグネシウムを豊富に含む食品は，緑葉野菜類，未精製穀物，種実類である．

錯体：中心となる原子に，各種原子や原子団が結合した分子や多原子イオン．中心の原子は金属元素であることが多い．

c. リン

リンは，生体の基本的構成成分であり，成人の体内では85%が骨，14%が軟組織，そして細胞外液，細胞内構成成分，細胞膜などに1%存在する．広い役割を担っているため，地球上の生命はそれなしには存在できない．すべての細胞を取り巻いて細胞質から細胞内小器官を区分している膜は，主としてリン脂質の2層膜である．細胞の遺伝物質であるDNA，RNAはいずれも，その分子の中軸に沿ったデオキシリボースおよびリボースと連結したリン酸グループを含んでいる．

リン酸は細胞内構造の構成成分であり，また，細胞内の代謝反応で機能する．大部分の細胞活動の最終的エネルギー源であるグルコースは，解糖系(p.34参照)に入る前に細胞内でリン酸化を受けなければならない．好気的および嫌気的解糖によって産生されたエネルギーは，ATPに高エネルギーリン酸結合として蓄えられる．筋肉細胞においては，クレアチンリン酸としていくらかのエネルギーが蓄えられる．また，細胞内情報を伝達するcAMP(サイクリックアデノシン一リン酸)お

よび活性化されたホスホリラーゼはいずれも ATP 由来のリンを必要とする．このように，リンは酵素などのタンパク質修飾にも利用され，細胞内の物質代謝に重要な役割を演じている．

リンは動植物のすべての組織に含まれているため，健常人では，リン不足はめったに見られない．米国においては，カルシウムのサプリメントが利用されていない場合には，リン摂取量はカルシウム摂取量より常に高値である．カルシウム摂取量とリン摂取量のアンバランスあるいは高リン摂取に対する生理的反応が骨格や腎臓の健康に好ましくない影響を与える可能性が指摘されている．

d. 鉄

鉄は生命にとって必須の因子であり，酸素の運搬，酸化的リン酸化，核酸合成などさまざまな生命活動にかかわる．つまり，電子の運搬反応，遺伝子発現制御，酸素の結合および運搬，および細胞増殖や分化に必要な元素である．鉄含有非酵素タンパク質（ヘモグロビン，ミオグロビン），鉄−硫黄含有酵素，ヘム含有酵素，これらには属さない鉄含有酵素の 4 つの鉄含有タンパク質群が哺乳動物でこれらの反応に携わっている．

一方で，鉄は生体に必須であるが，細胞に毒性をおよぼすこともある．鉄の過剰はフェントン反応による活性酸素の生成を介して肝臓，心臓，膵臓などの臓器障害を引き起こし，発がんとのかかわりも示唆されている．このため，生体内の鉄は厳密にコントロールされなければならない．

全身の鉄欠乏，貧血，低酸素症などにより鉄需要が増すと，それに対応して鉄の吸収効率は上昇する．ヒトは過剰な鉄を排出する効果的なメカニズムをもたないので，鉄の需給バランスは，全身の鉄需要に合うように小腸における鉄吸収を調整することによってのみ維持される．鉄欠乏性貧血は，体内でヘモグロビンの合成に不可欠な鉄が欠乏し，ヘモグロビンの合成が十分に行われないために生じる貧血で，日常最も多く見られる貧血である．成人男性で毎日約 1 mg の鉄が失われる．一方，通常摂取された鉄はその約 10％ が吸収されるので，1 日約 10 mg の鉄を摂取しなければならない．鉄の不足分は生体に蓄えられている貯蔵鉄（通常約 1,000 mg）から供給されるが貯蔵鉄が枯渇すると鉄欠乏性貧血が現れる．

e. ナトリウム／カリウム

生体内のナトリウムは細胞外液と骨に存在している．ナトリウムは細胞外液の浸透圧の保持，酸塩基平衡などに重要な生理学的役割を果たす．ナトリウムは食塩の形で摂取される場合が多い．カリウムは細胞内液の主要な陽イオンである．カリウムはエネルギー代謝と膜における輸送で重要な役割を果たす．カリウムの主要な機能は膜の分極化である．カリウム恒常性の破綻は膜機能の異常であり，神経筋と心筋の伝導系に認められる．

ナトリウムおよびカリウムは，小腸から吸収され，腎臓の再吸収機構を経て，尿中に排泄される．平衡を維持するためには，消費されたナトリウム量は失ったナトリウムの量に等しくなければならない．摂取されたカリウムの90％は，消化管から吸収され，残り10％は糞便に排泄される．観察研究や臨床研究で，食塩摂取と高血圧の関係が明らかにされている．ただし，血圧とナトリウム摂取の関係は，食塩感受性の人しかあてはまらないと想定されている．ほとんどの人は，過剰なナトリウムを適切に排泄するので，多量のナトリウムを摂取しても血圧には著しい影響を与えない．しかし，迅速なナトリウム排泄ができずに血圧が上昇する，食塩感受性の人がいる．

一方，カリウムの不足は，心臓，筋肉，神経の機能異常を引き起こす．カリウムを多く摂取すると，血圧の上昇や動脈硬化症を軽減することが報告されている．これまでの研究で，カリウム摂取は食塩感受性のある人の場合，効果的に血圧を下げる．ナトリウムの摂取量が高い場合には，カリウムの摂取量を高くすることが必要である．食事によるカリウムのおもな源は肉，野菜，および果実である．

2.7 電解質と水

A. 生体構成成分としての水

生体を構成している成分のうち，最も大量に存在するものは水である．成人男性では体重の約60％，成人女性では約55％を水が占め，生体溶媒の役割を果たしている．体内の水分量は加齢とともに減少するが，体脂肪量が増加するにつれても少なくなる．これは脂肪組織の水分含有率が他組織に比べて低いためである．体内に存在している水溶液を総称して体液と呼び，細胞内液と細胞外液に分けられる．体液のおよそ3分の2が細胞内液である．細胞外液には血液（血漿）やリンパ液などの脈管内液と，組織間液（間質液）があり，広い意味では消化液なども細胞外液である．

水分子は水素と酸素とからなり，電気的に水素側は陽性，酸素側は陰性に分極している．この特性により栄養素などの物質を溶解する能力に優れ（図2.25），生体内の溶媒として生化学反応の場をつくり出している．水は一般には栄養素とはいわないが，生体の正常な代謝活動を促進するために摂取すべきものと考えれば栄養素ということもできる．

B. 生体での水の機能

水の機能の第一は，溶媒としての働きである．水溶性成分を溶かして輸送する

図 2.25 食品成分と水の水素結合
… : 水素結合

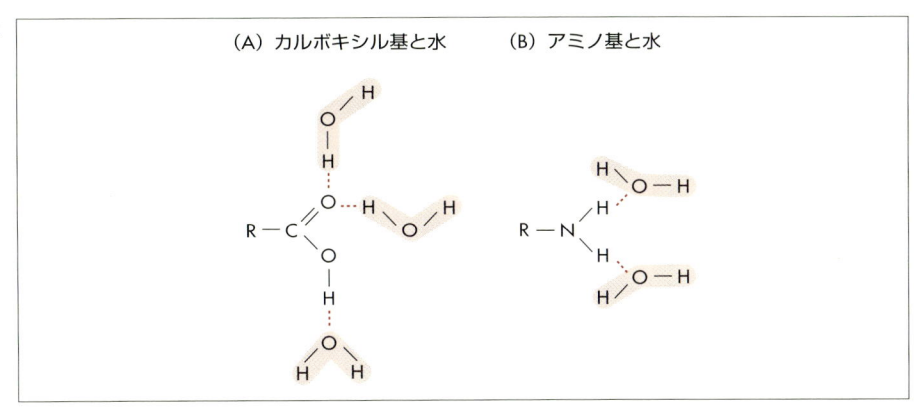

(A) カルボキシル基と水　　(B) アミノ基と水

とともに，前述のように溶かした物質の生化学反応の場となっている．溶媒として浸透圧の調節にも関与している．

また，水は体温の保持調節機能ももっている．水は比熱が大きく温度変化が小さいので，周囲の温度変化に影響されにくく体温保持に好都合である．蒸発熱も大きいので，高温環境下や運動により体温が上昇すると発汗して熱を奪い，体温を調節するのに適している．これは水の蒸発により 1 g あたり 0.58 kcal の熱が放散されるためで，高温環境下では発汗による蒸発が熱放散の唯一の手段である．体水分量の不足は熱放散を阻害することになる．

C. 水の出納，欠乏と過剰

健康なヒトでは体水分量は驚くほど一定に保たれており，1 日単位で見た場合，水分量の変動は小さい．体重の 2 ～ 3%の脱水で口渇感が起きることからわかるように，摂取量と排泄量のバランスがほぼ等しく保たれている．

健康なヒトの 1 日の水分排泄は，尿として 1,500 mL，糞便中に含まれる水分として 100 mL，皮膚や肺から意識しないうちに蒸発している水分（不感蒸泄）が 900 mL で合計 2,500 mL となる（表 2.4）．尿のうち水分を摂取しなくても排泄される尿が 1 日 500 mL 程度ある．これは老廃物など不要な物質の排泄に必要な尿で不可避尿と呼ばれる．残り 1,000 mL 程度の尿は随意尿と呼ばれ，飲料水を多量に摂取すれば増加し，汗を多量にかけば減少するというように体水分量の調節を行っている．1 日の水分摂取は飲料水から 1,200 mL，食物水分から 1,000 mL，代謝水として 300 mL で合計 2,500 mL となる．体内で栄養素が酸化分解される

表 2.4 健康なヒトの 1 日の水分出納

摂取量		排泄量	
飲料水	1,200 mL	尿	1,500 mL
食物水分	1,000 mL	糞便	100 mL
代謝水	300 mL	不感蒸泄	900 mL
合計	2,500 mL	合計	2,500 mL

2.7 電解質と水

表 2.5 脱水状態と症状

脱水状態	症状
体重の 2 〜 3%	口渇感開始
体重の 6% 前後	頭痛, めまい, 食欲不振, 全身脱力感, 激しい口渇感
体重の 10% 以上	高体温, 意識障害, 幻覚症状

ときに生じる水を代謝水と呼ぶ．エネルギー代謝によって絶えず生産されているため，水分出納の面からも重要である．

以上のように排泄に見合っただけの摂取を行い，水分平衡を維持することが重要である．水分の欠乏が重度になると，口渇感以外に頭痛，めまい，食欲不振，全身脱力感が生じ，体重の 10% 以上の脱水では高体温による意識障害から死亡にいたる可能性もでてくる(表 2.5)．過剰な水分摂取によっては水中毒が引き起こされる．生体内で水分が過剰に貯留すると浸透圧の低下が問題となる．

D. 生体での電解質の組成

電解質とは，溶媒に溶かした際に陽イオンと陰イオンとに電離する物質をいう．つまり食塩($NaCl$)のように水に溶けるとナトリウムイオン(Na^+)と塩化物イオン(Cl^-)に分離する物質自体が電解質であるが，電解質代謝を扱う場合，一般にはナトリウムイオンや塩化物イオンのようにイオン化したものも電解質と呼んでいる．体液中にはさまざまな電解質が溶けており，帯電したイオンとして存在している．細胞内液のおもな陽イオンはカリウムイオン(K^+)であり，陰イオンとしては塩化物イオンや炭酸イオンが多く，タンパク質も荷電状態となり存在している．一方，細胞外液のおもな陽イオンはナトリウムイオンであり，陰イオンとしては塩化物イオンや炭酸イオンが含まれる．細胞外液のうち，組織間液はタンパク質を少量しか含まないが，血漿にはそれを上回るタンパク質が存在する．

E. 浸透圧の調節

健康なヒトの体液の浸透圧も体水分量と同じく一定に保たれている．生体膜を通過できない溶質の水溶液が生体膜を挟んで異なる濃度で細胞内外に存在すると，溶媒分子である水が移動して濃度を一定にしようとする．この移動する力を浸透圧と呼ぶ．このように生体細胞での水の移動は細胞内外の浸透圧差による．体液の浸透圧を決定する主要因は電解質であり，ヒトは細胞外液の浸透圧を調節することにより，細胞内液の浸透圧を間接的に調節している(図 2.26)．そのため細胞外液に多く存在するナトリウムイオンが浸透圧調節の重要な鍵を握っている．血漿に含まれる電解質(おもにナトリウムイオン)濃度が低下すると腎臓は低濃度の尿を排泄して電解質の損失を防ぎ，浸透圧を上昇させている．また，電解質濃度が上昇すると口渇感による飲水欲求が起こり，高濃度の尿を排泄して水の損

図 2.26 体液区分と浸透圧調節の概念図

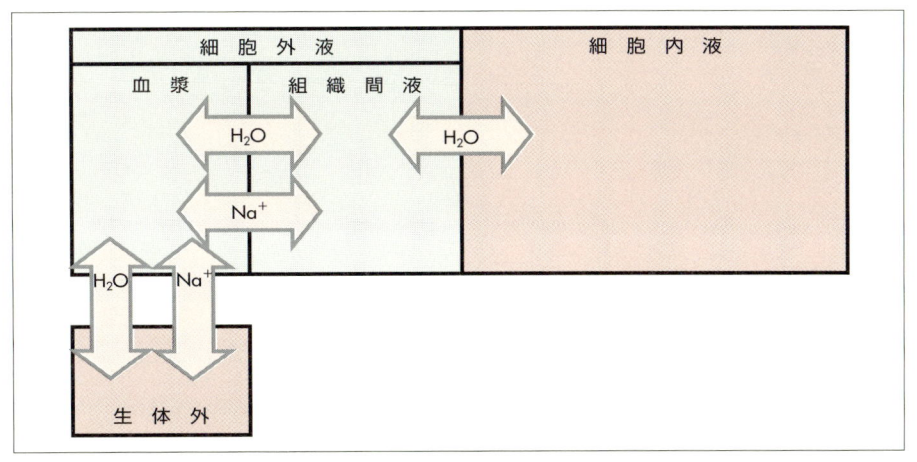

失を防いで浸透圧を低下させている．

　発汗は水分だけでなくナトリウムイオンの損失を伴う．運動など発汗の激しいときには水だけの補給では浸透圧が低下してしまうため，ナトリウムイオンを含んだ水分補給が必要である．

F. 酸塩基平衡の調節

　生体での酵素反応を正常に保つには，体液の pH を一定に保つ必要がある．血漿の pH は通常 7.40 ± 0.05 の範囲に維持されているが，ここでも電解質が重要な役割を果たしている．血漿の水素イオン濃度の変動を緩衝する主要な仕組みは炭酸-炭酸水素塩系であり，以下の平衡が成り立っている．

$$H_2CO_3 \rightleftarrows H^+ + HCO_3^-$$
$$NaHCO_3 \rightleftarrows Na^+ + HCO_3^-$$

炭酸(H_2CO_3)は弱酸であるため電離定数は小さく，塩である炭酸水素ナトリウム($NaHCO_3$)はほぼすべて電離している．この両者の平衡が成り立っている血漿では，酸が増加した場合は水素イオン(H^+)が炭酸水素イオン(HCO_3^-)と反応して炭酸をつくり，塩基が増加した場合は水酸化物イオン(OH^-)が水素イオンと反応して水となり，その分，炭酸の電離が進み結果として水素イオン濃度はほとんど変化しない．

　このようにまず血漿で酸塩基が緩衝され，次いで肺および腎臓で排泄が調節される．体組織で酸が生成されても体液の pH が維持されたまま，最終的に体外へ排泄されることになる．

1) 糖質はエネルギー源として重要であるだけでなく，生体構成成分でもある．
2) 生体内で最も多い脂質は，エネルギー貯蔵物質としての中性脂肪である．
3) 食物タンパク質の消化によって供給されたアミノ酸は，体タンパク質の分解によって生じたアミノ酸とともに，おもにタンパク質の合成に利用される．
4) 核酸は，塩基，五炭糖，リン酸からなる化合物である．
5) ミネラル(無機質)は，生体機能維持に重要な役割を演じている．
6) 水は栄養素には含まれないが，生体の正常な代謝活動を促進するためには摂取しなければならない．

3. 栄養素の代謝とその調節

　栄養とは，あらゆる生物がその生命を保つために適当な物質を外界から取り入れ，それをもとにしてエネルギーを獲得し，身体に必要な物質をつくり，体内で生じた不要な物質を体外に排泄するまでのすべての過程を表す．生命を保つために取り入れられる物質が栄養素である．栄養素からエネルギーや必要な物質をつくりだす，または，不要となった物質を排泄できる形に変化する一連の反応を代謝という．ヒトは食物を食べることで，さまざまな栄養素を獲得している．ヒトが食物から得ている栄養素のうち，糖質，脂質，タンパク質は三大栄養素と呼ばれ，体内でそれぞれ特徴的な働きを担っている．エネルギーの機構については，4 章にまとめた．

3.1 糖質の代謝

　糖質は生体内のあらゆる組織のエネルギーとなり，脂質とともに主要なエネル

図 3.1　糖質代謝の概要
UDP：ウリジン二リン酸

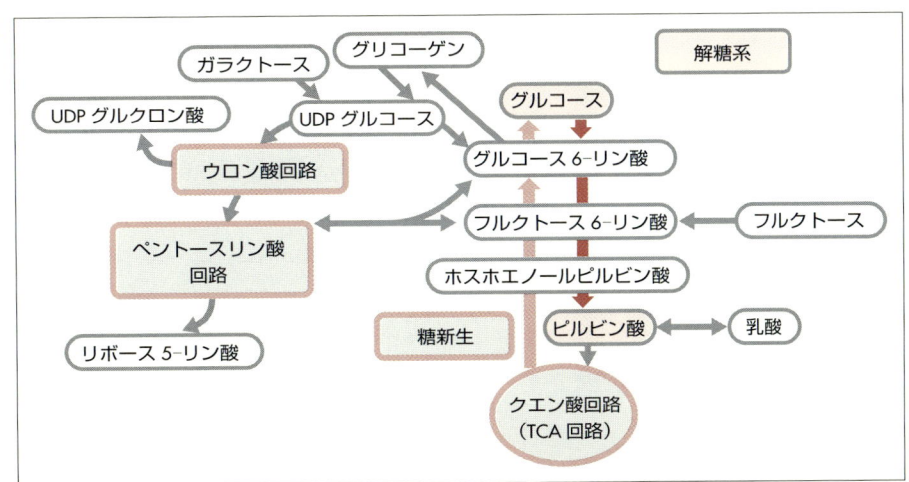

ギー源である．日本人は，糖質から総エネルギー摂取量の60%程度(約300g＝1,200kcal)を確保しており，その摂取量は他の栄養素と比較しても圧倒的に多い．

一方，生体成分に占める糖質の割合はわずか0.5%程度であり，体内に入った糖質は速やかに消費される．生体のあらゆる組織はエネルギー源として糖質を利用し，脳や赤血球，神経組織は糖質からのエネルギー供給に依存している．そのため，血液中のグルコース(血糖)は厳密にコントロールされ，組織にグルコースを供給できる状態が常に維持されている．食事により大量に流入した糖質は全身の組織に取り込まれ，一部は肝臓と筋肉にグリコーゲンとして貯蔵される．食間や睡眠時は蓄えられた肝臓グリコーゲンを分解したり，グルコース以外の物質からグルコースを生成することで(糖新生)，糖質を供給する(図3.1)．

A. 解糖系，クエン酸回路，電子伝達系

a. 糖質からエネルギーを産生する反応：解糖系，クエン酸回路

解糖系とクエン酸回路は，基質に直接高エネルギー結合が導入され，それからATP合成が行われる形式で，基質レベルのリン酸化という．

(1) 解糖系　解糖系は糖質からエネルギーを産生するときの起点となる反応であり，生体内のあらゆる組織で活発に起こっている．

解糖系の反応は，1 mol のグルコースがグルコース 6-リン酸となり，2 mol のグリセルアルデヒド 3-リン酸が生じるまでの第 1 段階で 2 mol の ATP を消費する．2 mol のグリセルアルデヒド 3-リン酸から 2 mol の乳酸またはピルビン酸を生じるまでの第 2 段階で 4 mol の ATP を産生する．よって，解糖系で 1 mol のグルコースを代謝すると正味の ATP 産生量は 2 mol となる(図 3.2)．

解糖系は，急激な筋収縮や低酸素環境下など十分に酸素が供給されない条件やミトコンドリアをもたない赤血球(嫌気的条件)においてもエネルギーの産生が可能であることが最大の特徴であり，その場合の代謝産物は乳酸となる．酸素が十分に供給される条件(好気的条件)ではピルビン酸を生じ，不可逆的にアセチルCoA(アセチル補酵素A)に変換されたあとにクエン酸回路を経由することによって多量のエネルギー産生が可能である．

また，グルコースがリン酸化されたグルコース 6-リン酸は，解糖系以外の糖新生やペントースリン酸回路，グリコーゲン生合成の分岐点ともなる．

(2) クエン酸回路　クエン酸回路(TCA回路)は酸素を消費してエネルギーを産生する回路である．

解糖系により産生された 1 mol のピルビン酸は好気的条件下でミトコンドリアに取り込まれ，ピルビン酸デヒドロゲナーゼ複合体によりアセチル CoA になる．このとき，1 mol のニコチンアミドアデニンジヌクレオチド(NADH)を生じる．そののち，アセチル CoA はクエン酸回路で脱水素酵素(デヒドロゲナーゼ)の触媒によ

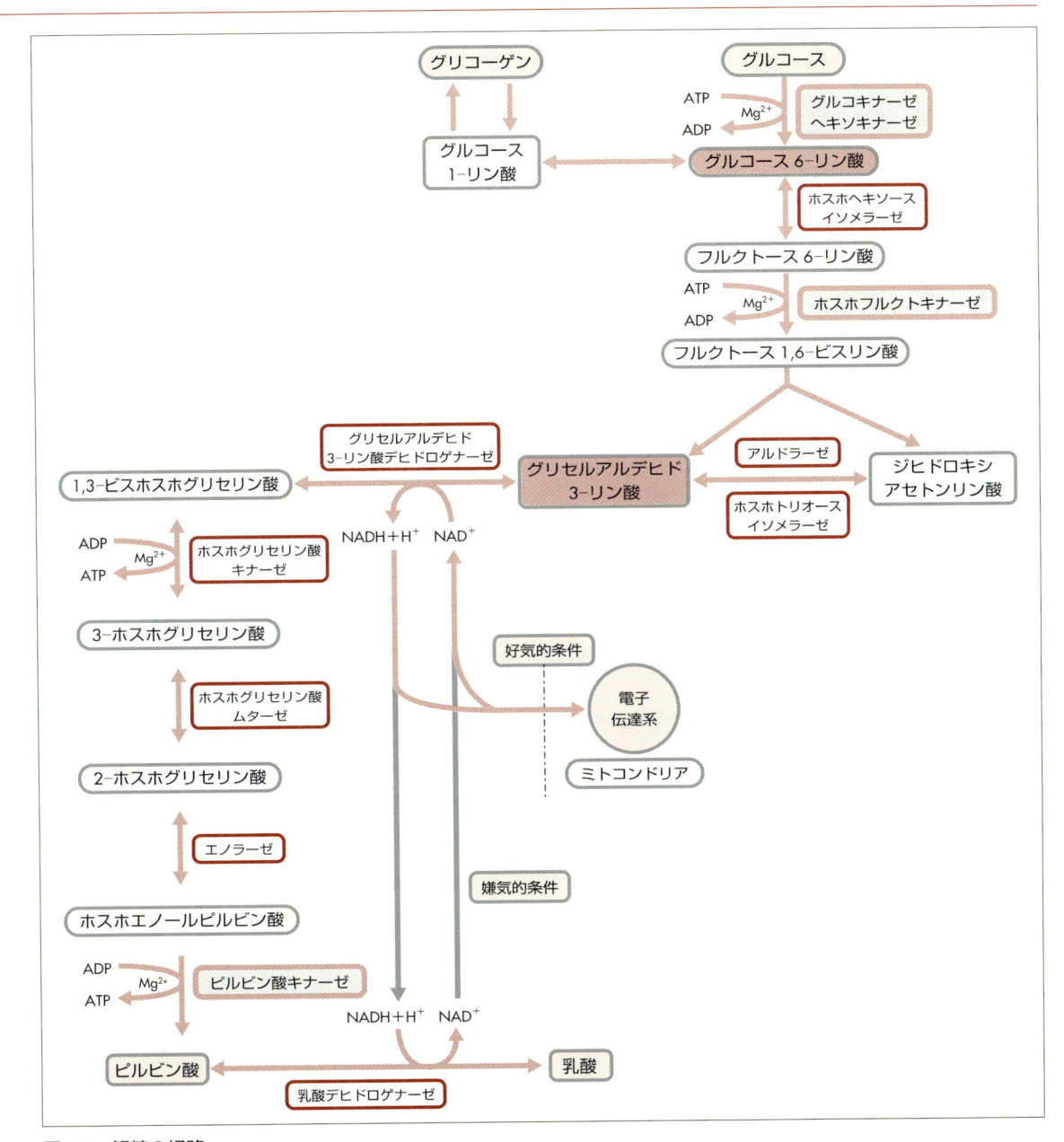

図 3.2　解糖の経路

り酸化され，3 mol の NADH と 1 mol のフラビンアデニンジヌクレオチド（FADH$_2$），1 mol のグアノシン三リン酸（GTP）ができる（図 3.3）．

　アセチル CoA やクエン酸回路の中間体は糖質だけでなく脂質やタンパク質の代謝反応においても産生されるため，クエン酸回路はエネルギー産生時の重要な反応といえる．また，クエン酸回路では糖新生や脂肪酸合成，アミノ酸合成の基質をつくるという役割も担っている．

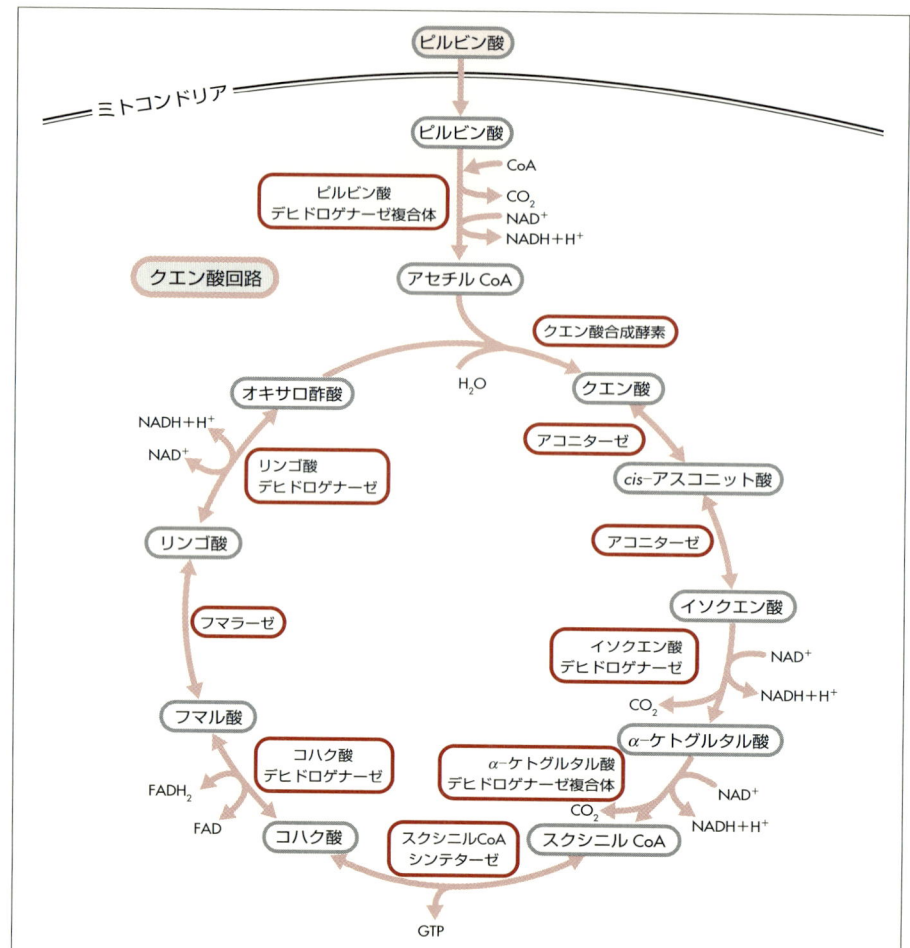

図3.3 クエン酸回路の反応
合成酵素:シンターゼともいう

ビタミン B_1（チアミン），ビタミン B_2（リボフラビン），ナイアシン，パントテン酸のビタミンB群はクエン酸回路を触媒する酵素の補酵素としての役割を果たしており，大量のエネルギー産生が必要となる持久性の運動時などはとくに不足に注意する必要がある．

b. 大量のエネルギー産生機構：電子伝達系

クエン酸回路で生じた NADH や $FADH_2$ は，ミトコンドリア内膜に存在する電子伝達系でユビキノン，フラビンタンパク質，シトクロムによる酸化還元を受けながら，最終的に酸素と反応して大量の水とエネルギーを産生する（酸化的リン酸化）．

1 mol の NADH からは 3 mol の ATP が生じ，1 mol の $FADH_2$ からは 2 mol の ATP が発生する．つまり，電子伝達系はグルコースの代謝経路において高エネルギーを産生する機構である．

表3.1 1 mol のグルコースから産生される ATP 量（肝臓，腎臓，心臓）

反応経路	中間生成物	生成 ATP(mol)
解糖系	− 2 NADH	2 6
ピルビン酸脱水素酵素	2 NADH	6
クエン酸回路	6 NADH 2 FADH$_2$ 2 GTP	18 4 2
合計		38*

＊脳，骨格筋は，NADH の輸送シャトルの違いから 36 mol の ATP しか産生されない．

c. 1 mol のグルコースから産生される ATP の量

1 mol のグルコースは，解糖系で 2 mol のピルビン酸となり，2 mol の ATP が生じる．また，1 mol のピルビン酸がアセチル CoA に変換されるときに 1 mol の NADH を生じるため，2 mol のピルビン酸からは 6 mol の ATP が発生することになる．クエン酸回路では，アセチル CoA 1 mol あたり，3 mol の NADH と 1 mol の FADH$_2$ と 1 mol の GTP が生じる．NADH と FADH$_2$ は電子伝達系で ATP を産生することになるため，クエン酸回路を 1 回転することで 12 mol の ATP が得られる．

一方，解糖系で生じた NADH はそのままではミトコンドリアの電子伝達系まで輸送することはできない．肝臓や腎臓，心臓においてはリンゴ酸シャトルを介してミトコンドリアに運ばれ，1 mol あたり 3 mol の ATP が産生されるが，脳や骨格筋はグリセロリン酸シャトルにより輸送され FADH$_2$ に変換されるため，1 mol あたり 2 mol の ATP しかつくることができない．

そのため，1 mol のグルコースが好気的条件下で二酸化炭素(CO_2)と水に完全に酸化されると，肝臓，腎臓，心臓では 38 mol の ATP，脳や骨格筋では 36 mol の ATP が発生することになる(表3.1)．

d. エネルギー産生量が増えると活性酸素も発生しやすい

ミトコンドリアの電子伝達系では NADH や FADH$_2$ はシトクロムなどによる酸化を受け，水(H_2O)を産生する．

$$O_2 + 4e^- + 4H^+ \rightarrow 2H_2O$$

H_2O を産生するには 4 電子($4e^-$)に O 原子を反応させる必要があるが，ミトコンドリアの正常な反応の中でもごく一部は酸素(O_2)分子のまま反応してしまい，スーパーオキシドアニオン(O_2^-)や過酸化水素(H_2O_2)が発生する．

$$O_2 + e^- \rightarrow O_2^- \cdot$$
$$O_2 + 2e^- + 2H^+ \rightarrow H_2O_2$$

また，電子伝達系の鉄イオンによる触媒作用で過酸化水素が O_2^- と反応すると，非常に反応性が高く毒性の強いヒドロキシルラジカル(OH・)が生じる．

$$O_2^- + H_2O_2 \rightarrow OH^- + OH\cdot + O_2$$

これらの反応の生成物は活性酸素と呼ばれ，細胞などを傷害する．活性酸素のほとんどは電子伝達系が活発なミトコンドリアで発生するが，ミトコンドリアのない赤血球や好中球，マクロファージなどでも発生する．好中球，マクロファージでは体内にウイルスなどの異物が混入すると活性酸素を発生させ，異物から体内の環境を防御する役割を担っている．

活性酸素は細胞に傷害を与えるため，ミトコンドリアなどでは活性酸素を除去するスーパーオキシドジスムターゼ(SOD)やグルタチオンペルオキシダーゼなどの強力な抗酸化酵素が防御している．また，ビタミンEやビタミンCなどの抗酸化物質による活性酸素の除去も重要な防御機構である．

B. さまざまな代謝経路

a. 糖質以外からグルコースを産生する反応：糖新生

(1) 糖新生　　糖新生とは，肝臓および腎臓において，糖原性アミノ酸(ロイシンとリシン以外のアミノ酸)，乳酸，グリセロールなどといった糖でない物質からグルコースを合成することである．これは空腹時や絶食時など，食事や貯蔵グリコーゲンから十分な糖が得られないときに血糖を維持するうえで重要な役割を担っている．また，糖新生は筋肉，赤血球で生じた乳酸や脂肪組織で産生されたグリセロールを血中から回収する働きをもっている．

糖新生の経路は，単純に解糖系やクエン酸回路の逆経路をたどるわけではない．それは，解糖系の経路中にグルコキナーゼ(ヘキソキナーゼ)，ホスホフルクトキナーゼ，ピルビン酸キナーゼが関与する不可逆反応が存在するためである．そのため，ピルビン酸からオキサロ酢酸となる反応に関与するピルビン酸カルボキシラーゼ，オキサロ酢酸からホスホエノールピルビン酸を触媒するホスホエノールピルビン酸カルボキシキナーゼ，フルクトース-1,6-ビスホスファターゼ，グルコース-6-ホスファターゼにより迂回し，グルコースを産生する(図3.4)．これらのグルコース再生系の反応も不可逆的である．

食事などにより血糖値が上昇すると解糖系の酵素であるグルコキナーゼの活性を高め，一方では，糖新生の酵素のグルコース6-ホスファターゼの活性を阻害するなど生体内の環境に適合するために酵素活性が調節される．

(2) 乳酸をエネルギーに再生する経路：コリ回路　　糖新生は，筋肉，赤血球で生じた乳酸や脂肪組織で産生されたグリセロールを血中から取り除く働きをもつ．筋肉や赤血球で生じた乳酸は血中に取り込まれ，肝臓に送られて糖新生によりグルコースになる(図3.5)．これをコリ回路という．乳酸2 molからグルコース1 molを産生するとき，6 molのATPが消費される．

b. 余剰なグルコースは肝臓と筋肉に蓄えられる

食事から糖質が体内に入るとほとんどは各組織で利用されるが，一部はグル

図3.4 糖新生におけるグルコース産生経路

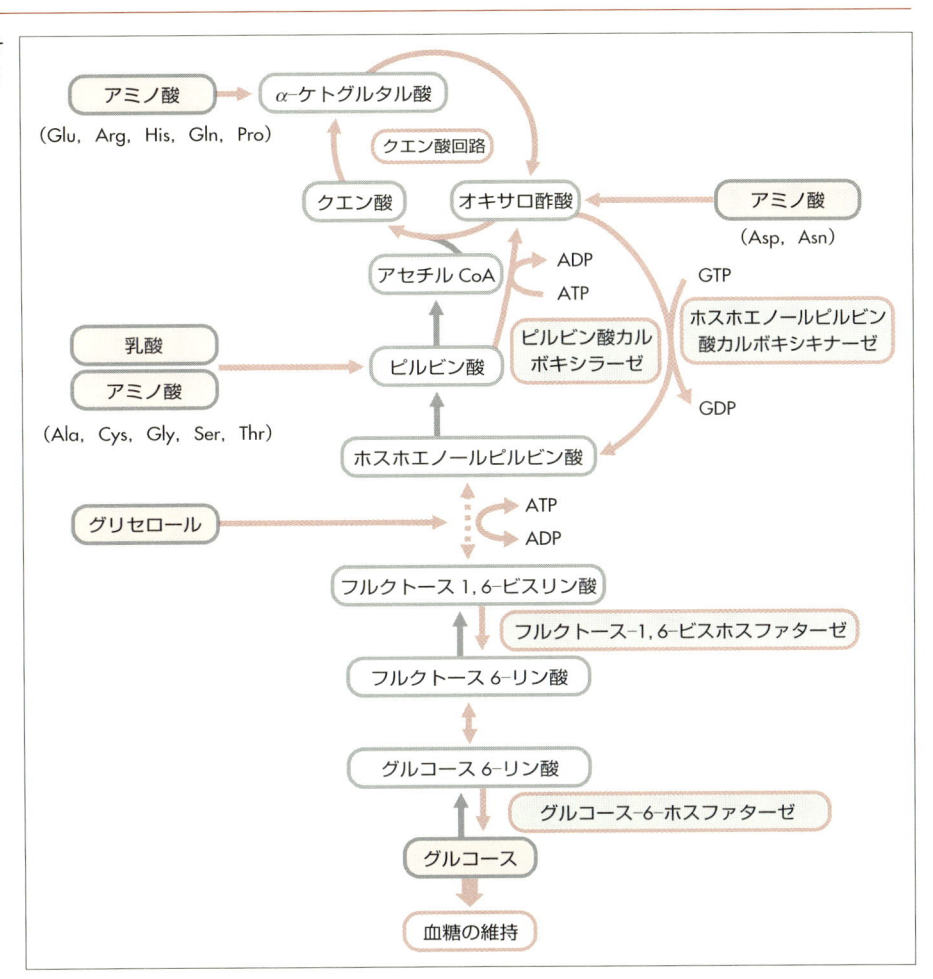

図3.5 筋肉で産生された乳酸は肝臓でグルコースに再合成される

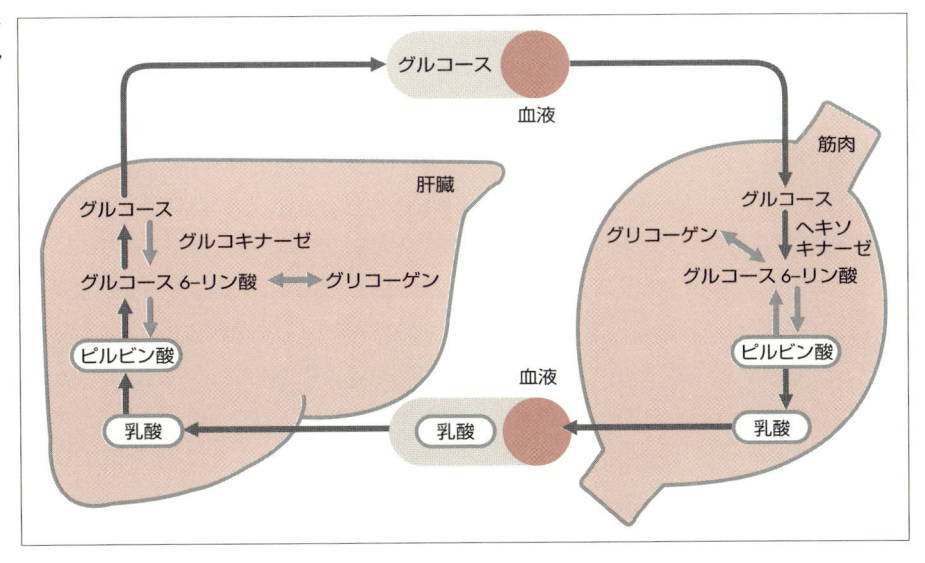

3.1 糖質の代謝

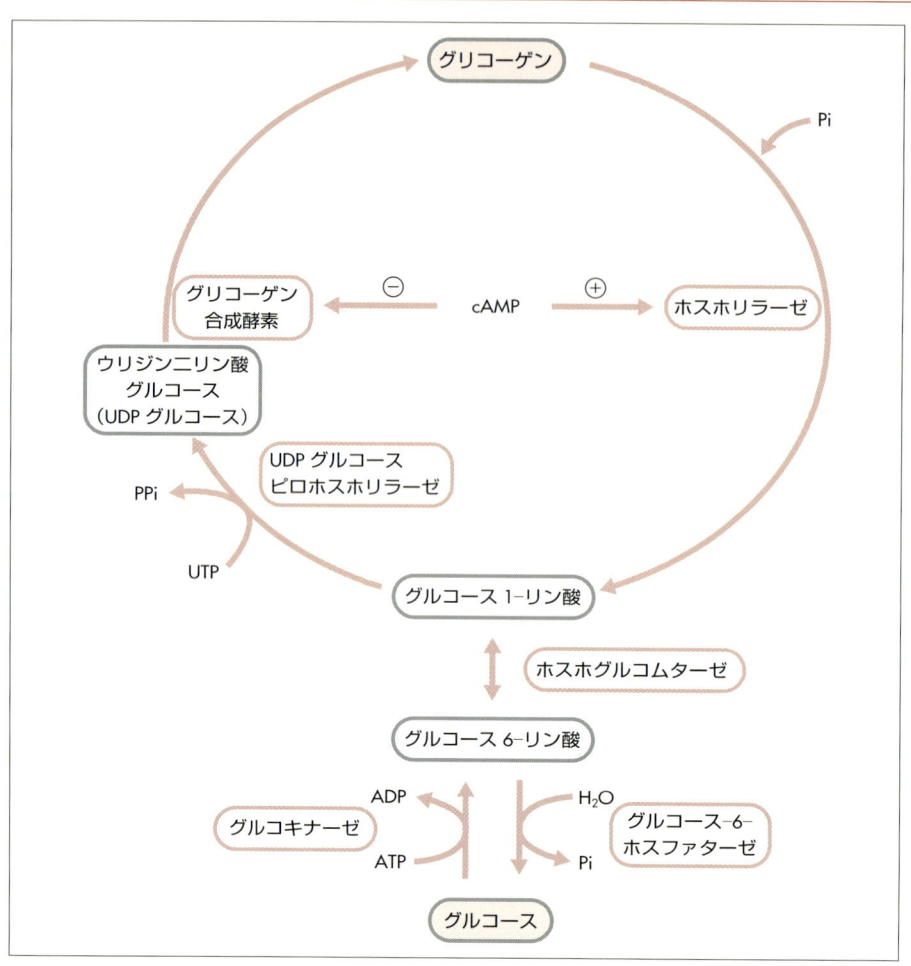

図 3.6　グリコーゲンの生合成
PPi：ピロリン酸

コース重合体であるグリコーゲンとして肝臓や筋肉に蓄えられる．

肝臓のグリコーゲンは，空腹時や絶食時に血糖を維持して組織にエネルギーを供給するために利用される．一方，筋肉のグリコーゲンは直接的には筋収縮のエネルギー源としてのみ利用される．これは筋肉に糖新生系の酵素であるグルコース 6-ホスファターゼがないためである．

このようなグリコーゲンの合成と分解は別の経路の反応により起こる（図 3.6）．

(1) グリコーゲンの合成経路　グルコースは肝臓ではグルコキナーゼ，筋肉ではヘキソキナーゼによりリン酸化され，グルコース 6-リン酸となる．このときに 1 mol の ATP を消費する．さらに，グルコース 1-リン酸に変換されたあと，ウリジン二リン酸グルコース（UDP グルコース）ピロホスホリラーゼという酵素によってウリジン三リン酸（UTP）と反応して，活性ヌクレオチドの UDP グルコースとピロリン酸（PPi）を生じる．グリコーゲン合成酵素は，グリコシド結合を生成し，グリコーゲンを合成する．

3. 栄養素の代謝とその調節

1分子のグルコースをグリコーゲンに合成するには，1分子のATPと1分子のUTPが消費される．これは，嫌気的解糖系で産生される2モルのATPと同量である．

(2) グリコーゲンの分解経路　グリコーゲンはグリコーゲンホスホリラーゼによりグルコース1-リン酸になり，さらにホスホグルコムターゼによりグルコース6-リン酸になる．グルコース-6-ホスファターゼが存在する肝臓中では，グルコース6-リン酸からグルコースが産生され，血糖調節に利用される．一方，筋肉中にはグルコース-6-ホスファターゼが存在しないため，そのまま解糖系に入り乳酸を生成する．この場合，ヘキソキナーゼによるATP消費が不要となるため，解糖系での1 molあたりのATP産生量は3 molとなる．したがって，空腹時の低血糖によって肝臓グリコーゲンが利用され，ATPレベルが低下すると筋肉グリコーゲンが分解される．

c. グルコースから核酸や脂肪酸を産生する反応：ペントースリン酸回路

グルコースを代謝する解糖系以外の経路として，ペントースリン酸回路が存在する．ペントースリン酸回路は，脂肪酸やステロイドを合成するための還元型ニコチンアミドアデニンジヌクレオチドリン酸(NADPH)の生成とヌクレオチドや核酸合成のためのリボース5-リン酸の生成がおもな働きである．

解糖系ではATP産生がおもな機能であるが，ペントースリン酸回路はATPが産生されず，一方で，二酸化炭素が放出される．

脂肪酸やステロイド，核酸の合成にはNADPHによる還元反応が重要であり，肝臓や脂肪組織，副腎皮質，赤血球，授乳期の乳腺などの組織においてこの経路の活性が高い．とくに，赤血球においてNADPHは，H_2O_2による細胞膜の傷害を防御するグルタチオンを還元するのに必要であり，NADPHが供給されないと溶血が起こり赤血球の正常な機能を維持できない．

d. グルコース以外の単糖の代謝経路

(1) フルクトースの代謝　フルクトースは果物やはちみつに多く含まれるが，スクロースの構成成分として摂取することが多い．

フルクトースは門脈から肝臓中に入ると，肝臓のフルクトキナーゼによりフルクトース1-リン酸となる．フルクトース1-リン酸はアルドラーゼBにより，D-グリセルアルデヒドとジヒドロキシアセトンリン酸に分解される．D-グリセルアルデヒドは，グリセルアルデヒド三リン酸にリン酸化されて解糖系に入る．

食事などにより大量にスクロースやフルクトースが体内に入ると，フルクトースが門脈から肝臓に取り込まれたのち，フルクトキナーゼによる作用を受け，グルコースよりも速やかに解糖作用が進む．そのため，脂肪酸合成が亢進し血中の中性脂肪を増やすことになる．

(2) ガラクトースの代謝　ガラクトースは乳汁中のラクトースが腸管内で加水

分解されて生じる．ガラクトースは，肝臓でガラクトキナーゼによりガラクトース 1-リン酸となり，UDP グルコースと反応して UDP ガラクトースとグルコース 1-リン酸を生じる．UDP ガラクトースは，UDP ガラクトース-4-エピメラーゼにより UDP グルコースとなり，グルコースの代謝経路に合流する．

e. 代謝物や毒物の排泄機構：ウロン酸回路

ウロン酸回路はグルコース代謝の 1 つであり，グルコース 6-リン酸やグルコース 1-リン酸から UDP グルコースを生じ，UDP グルコースデヒドロゲナーゼにより UDP グルクロン酸となる．グルコース 6-リン酸から UDP グルコースまでの経路はグリコーゲンの合成経路と同一であり，そののちペントースリン酸回路に入る．

UDP グルクロン酸は代謝物や生体異物を抱合し，尿や胆汁中に排泄する重要な役割を担っている．また，ヒアルロン酸やコンドロイチン硫酸などの多糖類の合成にもかかわっている．

ヒト，サル，モルモット以外の動物は，ウロン酸回路によりグルクロン酸を経てアスコルビン酸(ビタミン C)を合成するが，ヒト，サル，モルモットはこの経路を触媒する L-グロノラクトンオキシダーゼをもたないためアスコルビン酸を合成することができない．そのため，ヒトは野菜や果物からビタミン C を摂取しなければならない．

C. 各臓器での糖質代謝

食事により入ってきたデンプンやスクロースなどの糖質は，門脈から肝臓へと取り込まれ，全身に供給される(図 3.7)．

a. 肝臓での糖質代謝

肝臓に入ってきた糖質は，肝臓での代謝反応に必要なエネルギーとして使われたりグリコーゲンとして蓄えられ，それ以外は血中に取り込まれ脳や筋肉など全身に供給される．肝臓は，糖質からのエネルギー産生や貯蔵，エネルギー合成などすべての反応が起こるため糖質代謝に不可欠であり，肝臓の障害はエネルギー獲得の面からも大きな影響を受ける(表 3.2)．

b. 脳での糖質代謝

通常の脳のエネルギーはグルコースに依存しており，脳の機能を維持するためにも肝臓における血糖調節が重要である．

脳に供給された糖質は，解糖系とクエン酸回路により代謝されてエネルギーとなる．また，このようにエネルギーを獲得するためには十分な量の酸素が必要である．脳では，1 日に約 300 kcal の糖質を消費し，その量は 1 日に摂取した糖質の約 25% に相当する．

絶食が長時間続き飢餓状態になると，糖質からのエネルギー供給が十分でなく

図 3.7 臓器間の糖質代謝

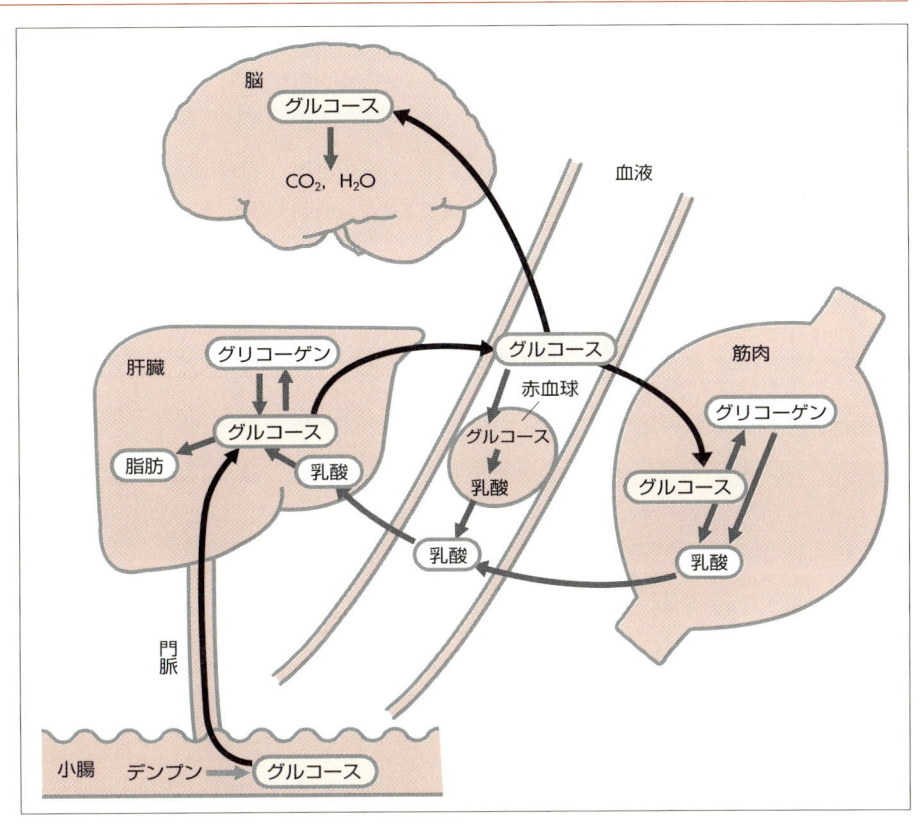

表 3.2 各臓器の代謝反応

	肝臓	脳	筋肉	赤血球	脂肪組織	腎臓
解糖系	○	○	○	○	○	○
クエン酸回路	○	○	○	×	×	○
糖新生	○	×	×	×	×	○
グリコーゲン代謝	○	×	○	×	×	×
ペントースリン酸回路	○	×	△	○	○	×

なるため，脳では肝臓で脂肪酸から産生されるケトン体をエネルギーとする．

c. 筋肉での糖質代謝

　食事により血糖値が上昇してインスリン分泌が盛んになると，骨格筋では糖輸送体の GLUT4 が細胞内から細胞膜に移動し，筋肉にグルコースを取り込んでグリコーゲンを合成する．筋肉は体組成の約 50％を占めるため，食後の骨格筋でのグルコースの取り込みが血糖調節に重要である．

　筋肉中にはグルコース-6-ホスファターゼが存在しないため，筋肉に貯蔵されたグリコーゲンはグルコースとして血糖調節に関与することはない．

　運動初期や高強度の運動時は筋肉への酸素供給が間に合わないため，筋肉中の

3.1 糖質の代謝

グルコースやグリコーゲンが解糖系で代謝され乳酸を産生する．低強度の運動を継続すると，徐々にクエン酸回路によりエネルギーが供給されるようになり，脂肪酸からのエネルギーも産生される．

運動により生じた乳酸は筋肉で分解することはできず，コリ回路により肝臓に送られ，糖新生によりグルコースに再合成され血糖調節や再び筋肉のエネルギーとして供給される．

d. 赤血球での糖質代謝

赤血球はミトコンドリアをもたないため，グルコースを解糖系で代謝してエネルギーを獲得している．解糖系により産生された乳酸はコリ回路で肝臓に運ばれ，糖新生によりグルコースを合成する．

また，赤血球ではペントースリン酸回路も重要であり，合成された NADPH により赤血球の機能を維持している．

3.2 脂質の代謝

A. 脂肪酸の合成，伸長

肝臓，脂肪組織，乳腺などの組織において，アセチル CoA を出発物質に脂肪酸の合成が行われる．アセチル CoA は，アセチル CoA カルボキシラーゼによる酵素反応でマロニル CoA へと変換される(図 3.8)．続いてマロニル CoA に炭素を 2 つずつ付加する炭素鎖の伸長反応が脂肪酸合成酵素により進行し，炭素数が 16 個のパルミチン酸(C16：0)にまでなると，この反応は終了する．パルミチン酸はさらに脂肪酸伸長酵素の働きで，炭素を 2 つ付加させステアリン酸(C18：0)となる．伸長酵素の働きを繰り返すことで，脂肪酸は炭素数が偶数個の 26 程度にまでなり，同時に炭素間に二重結合が導入され，不飽和脂肪酸も合成される．

ヒトを頂点とする生命進化の過程で，生物は常に飢餓と戦ってきた．それゆえ，いったん食物にありつけると次の飢餓に備えて，そのエネルギー源の多くを脂肪酸やトリアシルグリセロールへと変換し，これを脂肪組織に貯蔵する．食事摂取後，血糖値の上昇につれて膵臓よりインスリンが分泌され，グルコースの各組織

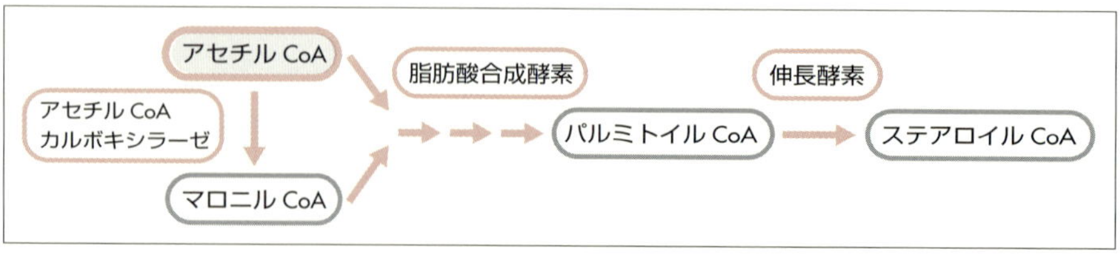

図 3.8 脂肪酸合成経路

```
┌─────────────────────────────────────────────────────────────────────────┐
│     摂食時                                              絶食時            │
│   ↑ 血中インスリン                                   ↑ 血中グルカゴン       │
│                                                                          │
│   転写因子 SREBP-1c 活性化        転写因子 SREBP-1c 不活性化   アセチル CoA カルボキシラーゼ │
│                                                              不活性化     │
│   脂肪酸合成経路酵素 mRNA              左経路の逆応答                      │
│ ↑ トリアシルグリセロール合成経路酵素 mRNA                                   │
│   不飽和脂肪酸合成酵素 mRNA                                                │
│                                           ↓ トリアシルグリセロール合成    │
│ ↑ トリアシルグリセロール合成                                               │
└─────────────────────────────────────────────────────────────────────────┘
```

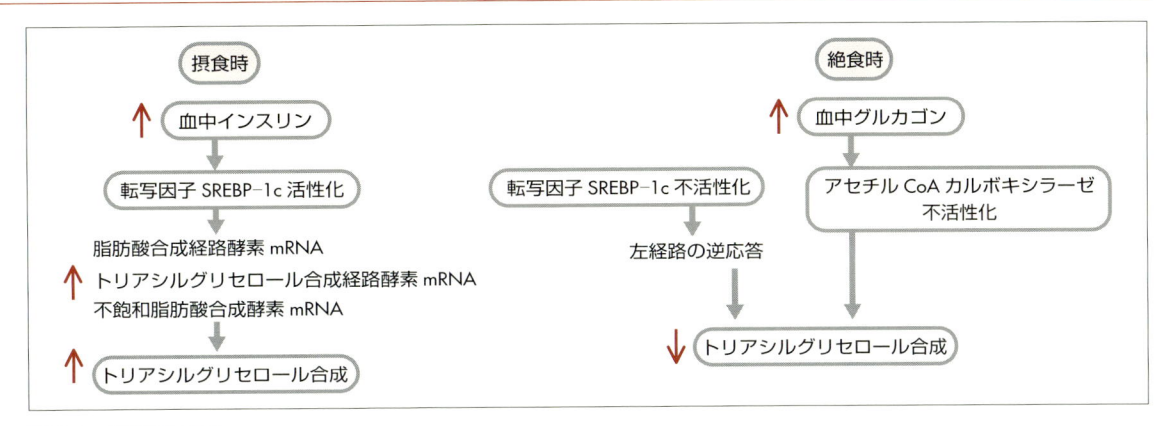

図 3.9 肝臓での脂肪酸およびトリアシルグリセロール合成調節

への取り込みが上昇し，やがて血糖値は正常値へと戻る．同時にインスリンは，肝臓などの臓器において脂肪酸合成やトリアシルグリセロール合成に関与する多くの酵素の活性を急激に上昇させ，摂取エネルギー源を脂肪へと変換する（図 3.9）．

上述したアセチル CoA カルボキシラーゼや脂肪酸合成酵素も，摂食後インスリン刺激のもと，その酵素活性が上昇する．この上昇は，それぞれの遺伝子から mRNA 合成を行う転写のプロセスを活発化させることに起因している．すなわち，摂食後直ちにこれら酵素の mRNA 量が増加し，その結果酵素タンパク質量も増え，酵素活性が上昇する．インスリン刺激のもと，転写因子 SREBP-1c が活性化され，核内において SREBP-1c の働きでこれら酵素遺伝子から mRNA への転写が亢進する．

一方，絶食時，すなわち脂肪酸合成を抑制する際には，膵臓よりグルカゴンが分泌され，肝臓細胞内のアセチル CoA カルボキシラーゼはリン酸化され，酵素活性が不活性化される．同時にインスリン刺激が無くなることから，酵素タンパク質量も減少して，脂肪酸合成経路は遮断される．

B. 不飽和脂肪酸の合成

たとえば飽和脂肪酸であるステアリン酸（C18：0）の，カルボキシル基の炭素を 1 位として数えたときの 9 番目と 10 番目の炭素間に二重結合を導入する酵素，ステアリン酸デサチュラーゼによりステアリン酸に二重結合ができる．哺乳動物はカルボキシル基から数えて 9-10 位より上流側に二重結合を導入する酵素をもたない．植物は，12-13 位，15-16 位に二重結合を導入する酵素をもつので，リノール酸（C18：2）および α-リノレン酸（C18：3）を合成できる．したがって，ヒトにとってリノール酸および α-リノレン酸は必須脂肪酸として，食物から摂取する必要がある．ステアリン酸デサチュラーゼも摂食直後，インスリンの働きで SREBP-1c が活性化され，mRNA 量が上昇することにより，不飽和脂肪酸合成

も上昇する．

　リノール酸はカルボキシル基から数えて12-13位に二重結合が存在し，メチル基の炭素を1位として数えると6番目，7番目間に二重結合があることからn-6(またはω6)脂肪酸である．α-リノレン酸はn-3(またはω3)脂肪酸である．したがって，リノール酸およびα-リノレン酸を出発脂肪酸として，ヒトがもつ不飽和酵素で新たに二重結合を導入しても，n-6，n-3よりメチル基側に二重結合が組み込まれることはないので，リノール酸からは同じくn-6のアラキドン酸(C20：4)，α-リノレン酸からはn-3のイコサペンタエン酸(C20：5)，ドコサヘキサエン酸(C22：6)が合成される．

　動物性脂肪に多く含まれる飽和脂肪酸はトリアシルグリセロールに取り込まれやすい性質をもち，一方，不飽和脂肪酸は取り込まれにくいことから，脂質代謝を改善方向へと導く．さらに，魚油に含まれるn-3脂肪酸はSREBP-1cの発現量，活性型を減少させる機能をもつことから，脂肪酸合成やトリアシルグリセロール合成を抑制する働きをもつ．

C. β酸化

　空腹時，脂肪組織に貯蔵されたトリアシルグリセロールは，ホルモン感受性リパーゼなどの脂肪分解酵素により脂肪酸とグリセロールに分解され，血液中に分泌される．遊離脂肪酸は血液中で血清アルブミンに結合し，心臓，骨格筋，肝臓などへ運ばれる．こうして各組織に運搬された脂肪酸は細胞内で最終的にはミトコンドリアに運ばれ，酸化されエネルギーを産生する．この過程は，脂肪酸のカルボキシル末端から炭素数2個の断片が順次取り除かれることにより分解され，β酸化と呼ばれる．これは脂肪酸のβ位の炭素(カルボキシル基から2つ目の炭素)が酸化され，α位とβ位の炭素間の結合が切断されアセチルCoAが生成する反応による．この反応を繰り返すことにより炭素数偶数個からなる脂肪酸は完全に酸化される．ミトコンドリアへと輸送される前に細胞質の脂肪酸は，ATPとCoAとの反応で脂肪酸CoA(アシルCoA)になる(図3.10)．

　この反応を触媒する酵素，アシルCoA合成酵素はミトコンドリア外膜に存在する．脂肪酸はアシルCoAへと変換され，ミトコンドリア外膜と内膜のあいだの膜間腔に輸送されるが，アシルCoAの形態では内膜を透過することはできない．そのため，アミノ酸の一種であるカルニチンにアシル基を転移して，アシルカルニチンに変換し，内膜を透過させる．この反応を触媒する酵素，カルニチンアシルトランスフェラーゼIはβ酸化を増減させる重要な因子となる．

　上述した脂肪酸合成の第1段階を触媒する酵素，アセチルCoAカルボキシラーゼには細胞質に局在するI型と，ミトコンドリアに局在するII型が存在し，II型酵素により合成されたマロニルCoAは直ちにこのカルニチンアシルトランス

図 3.10 ミトコンドリアでの脂肪酸の β 酸化

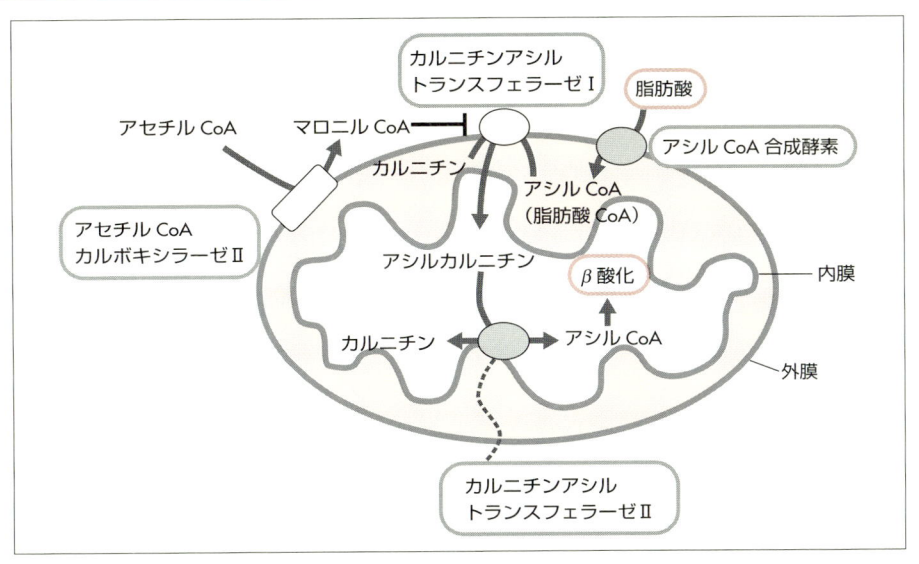

フェラーゼに結合し，その酵素活性を阻害する．つまり，脂肪酸合成が進行している際には，ミトコンドリアでの脂肪酸酸化の入り口に位置するカルニチンアシルトランスフェラーゼの活性を抑制して脂肪酸酸化を低下させる．

一方，絶食状況下などのエネルギー枯渇条件下では，Ⅱ型酵素はリン酸化され，活性が低下し，カルニチンアシルフェラーゼ活性は上昇し，脂肪酸酸化は増加する．こうして内膜を透過したアシルカルニチンはミトコンドリアマトリックスにおいてカルニチンを外して再びアシル CoA となり，その後，脂肪酸 β 酸化を受ける．炭素数の多い脂肪酸は細胞内オルガネラのパーオキシソームにおいても β 酸化を受ける．

D. ケトン体の合成・分解経路

ミトコンドリアのマトリックスに過剰のアセチル CoA が存在すると，アセト酢酸，β-ヒドロキシ酪酸，アセトンといったケトン体に変換される．アセチル CoA は，アセトアセチル CoA とヒドロキシメチルグルタリル CoA (HMG-CoA) 合成酵素の働きで，β-ヒドロキシ-β-メチルグルタリル CoA (HMG-CoA) になる．HMG-CoA リアーゼが触媒する次の反応で，アセト酢酸が合成される．アセト酢酸は還元され，β-ヒドロキシ酪酸となる．さらにアセト酢酸の自発的脱炭酸によりアセトンが生成される．

心筋や骨格筋は，ケトン体をエネルギー産生に用いることができる．飢餓が長期に及ぶと，脳もケトン体をエネルギー源として用いる．β-ヒドロキシ酪酸はアセト酢酸へと変換され，さらに β-ケトアシル CoA トランスフェラーゼの働きでアセトアセチル CoA が生成され，続いてアセチル CoA と変換される．肝臓は

β-ケトアシル CoA トランスフェラーゼをもたないので，ケトン体をエネルギー源として利用することはできない．

E. トリアシルグリセロールの合成経路

　食事由来の脂肪の大半はトリアシルグリセロールであり，小腸において胆汁と混合することでミセルを形成し，膵臓から分泌されるリパーゼの分解作用を受けることができる．トリアシルグリセロールはグリセロールに 3 分子の脂肪酸が結合した形状をしており，中央 2 位の脂肪酸に比較して 1 位，3 位の脂肪酸はリパーゼによる分解を受けやすく，こうして 2 分子の脂肪酸と 2 位に脂肪酸を結合したモノアシルグリセロールが消化産物としてできる．これらは小腸上皮細胞で効率よく吸収され，上皮細胞内で再び，トリアシルグリセロールへと再変換される．この経路はモノアシルグリセロール経路と呼ばれ，小腸細胞に特異的である（図 3.11）．モノアシルグリセロールに脂肪酸を 1 つ導入する，モノアシルグリセロールアシルトランスフェラーゼの働きでジアシルグリセロールが合成される．続いて，ジアシルグリセロールアシルトランスフェラーゼの働きで，ジアシルグリセロールからトリアシルグリセロールが合成される．

　一方，肝臓，脂肪組織などの脂肪合成活性の高い組織では，モノアシルグリセロールはほとんど存在しておらず，別経路によりトリアシルグリセロールの合成が行われる．グリセロールの 3 位にリン酸が付加されたグリセロール 3-リン酸が合成され，グリセロール-3-リン酸アシルトランスフェラーゼの働きで 1 位に脂肪酸が導入され，リゾホスファチジン酸が合成される．さらに 2 位にも脂肪酸が付加されホスファチジン酸になった後に，リン酸が遊離し，ジアシルグリセロールが合成される．さらに脂肪酸を付加してトリアシルグリセロール合成は完了する．グリセロール-3-リン酸アシルトランスフェラーゼ mRNA もインスリン刺激で増加し，この機構には転写因子 SREBP-1c が関与する．したがって，

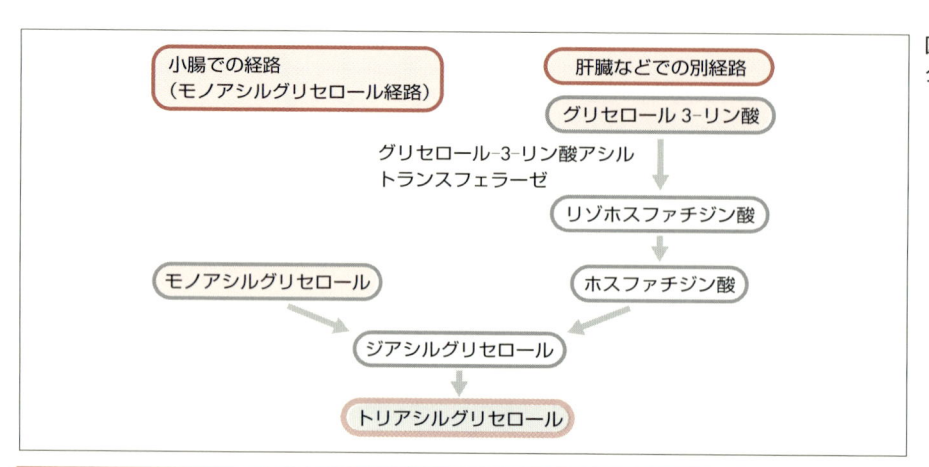

図 3.11　トリアシルグリセロール合成経路

インスリン刺激状況下では，脂肪酸合成，不飽和脂肪酸合成，トリアシルグリセロール合成のいずれの経路も亢進され，トリアシルグリセロール合成が増大する．

F. トリアシルグリセロールの輸送

小腸で吸収された脂質はキロミクロンというリポタンパク質としてリンパ系へ分泌される．この過程を分子レベルでもう少し詳細にみると，コレステロールやトリアシルグリセロールは細胞内の小器官である小胞体に集められ，新たに合成されたアポリポタンパク質B48とキロミクロンを形成して初めて分泌される（表3.3）．この脂質とそれを取り巻くアポリポタンパク質B48の会合を触媒するのがミクロソームトリグリセリド転送タンパク質(MTP)である．MTPは小腸と肝臓に発現し，肝臓においてはアポリポタンパク質B100と脂質の会合を触媒し，超低密度リポタンパク質(VLDL)分泌に不可欠な役割を演じている．キロミクロンは，初めリンパ管へと分泌され，やがて鎖骨下静脈へと流れ込み，血流に乗って，やがて効率よく肝臓へと取り込まれる．この過程で，血管壁にはリポタンパク質リパーゼ(LPL)が存在し，キロミクロン中のトリアシルグリセロールを分解し，遊離の脂肪酸を血液中に放出させる．この脂肪酸は，積極的に脂肪細胞，筋肉細胞に取り込まれる．こうしてトリアシルグリセロール含量が減少したキロミクロンレムナントが肝臓に取り込まれる．

肝臓は，コレステロール合成やトリアシルグリセロール合成を盛んに行っており，キロミクロンレムナントとして取り込まれた脂質と合わせて，MTPの働きでアポリポタンパク質B100と会合させ，VLDLとして血液中にリポタンパク質を分泌する．キロミクロンは食事中の脂質の大半がトリアシルグリセロールであることから，トリアシルグリセロール含量が高いリポタンパク質であり，一方，肝臓はコレステロール合成能が高いことから，VLDLにはコレステロールに脂肪酸が結合したコレステロールエステルが豊富に含まれる．VLDLも血流中でLPLの作用により，一部の脂質を分解され，小型化し，相対的にコレステロール含量を増加し，低密度リポタンパク質(LDL)に形を変え，各組織の細胞の表面に局在するLDL受容体により細胞内へと取り込まれる．LDL粒子の表面にはアポリポタンパク質B100が1分子結合しており，これをLDL受容体が認識し，細胞内へとエン

> エンドサイトーシス：細胞膜上の受容体がリガンドと呼ばれる特定の分子を結合し，膜ごと細胞内に小胞を形成しつつ陥入し，やがて細胞内にリガンドが取り込まれる過程．通常，受容体は膜ごと再び細胞表面へと戻り，再利用される．

表3.3 リポタンパク質の分類
IDL：中間密度リポタンパク質，HDL：高密度リポタンパク質

	キロミクロン	VLDL	IDL	LDL	HDL
密度(g/mL)	< 0.95	0.95〜1.006	1.006〜1.019	1.019〜1.063	1.063〜1.21
組成(%) トリアシルグリセロール コレステロール／ コレステロールエステル	80〜90 3〜7	50〜70 19	40 35	10 45	5 16〜24
主要アポリポタンパク質	B48	B100	B100	B100	A-1

ドサイトーシスする．

G. トリアシルグリセロールの分解

　脂肪細胞はトリアシルグリセロールをエネルギー源として蓄え，絶食時にはこれを分解して，脂肪酸とグリセロールにして血液中へと分泌する（図3.12）．脂肪細胞表面にはカテコールアミンを認識する受容体が存在し，カテコールアミン刺激に応じて細胞内へとシグナルを伝達する．このシグナルは細胞内のcAMPを上昇させ，それによりリン酸化酵素が活性化され，ホルモン感受性リパーゼがリン酸化を受け，活性化される．脂肪細胞内の脂肪滴表面にはペリリピンというタンパク質が局在しており，カテコールアミン刺激のないときには，ペリリピンが内部のトリアシルグリセロールの分解を防ぐ役割を果たしている．一方，カテコールアミン刺激下では，ペリリピンも同じくリン酸化酵素によりリン酸化を受け，脂肪滴表面から遊離する．こうして内部のトリアシルグリセロールが分解を受けやすくなる．

　ホルモン感受性リパーゼは長いこと，トリアシルグリセロールの分解に直接関与するリパーゼと信じられてきたが，脂肪細胞内にはトリアシルグリセロール分解酵素が別にあり，この酵素がトリアシルグリセロールからジアシルグリセロールへの分解を促進する．続いて，活性化されたホルモン感受性リパーゼがジアシルグリセロールの分解を促進する．このような機構のもと，脂肪細胞内では，分解刺激が来るまでは脂肪滴が保護され蓄積方向へ傾くように制御されており，エネルギー枯渇を指示するカテコールアミン刺激が来たときは，即時にトリアシルグリセロール分解を亢進するシステムが働く．

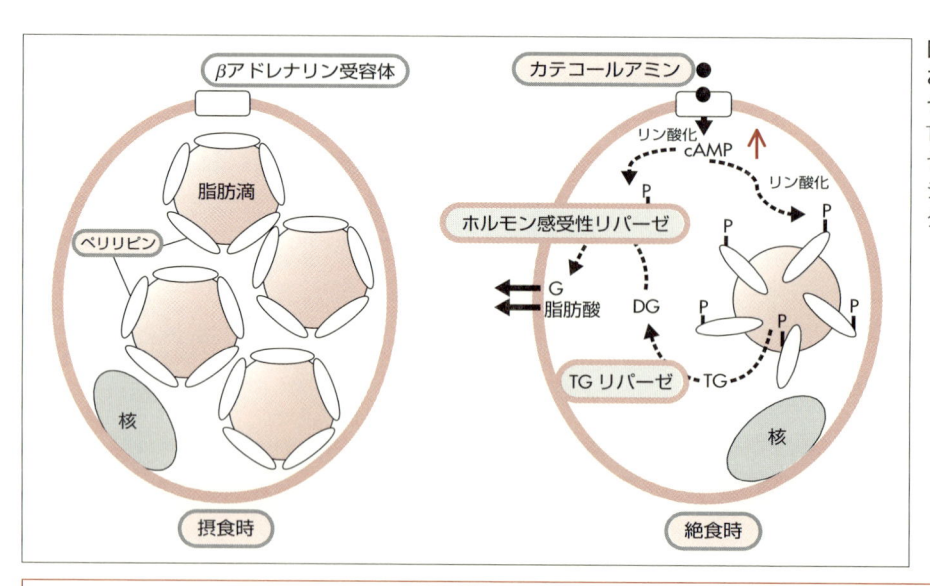

図3.12　脂肪細胞におけるトリアシルグリセロールの分解
TG：トリアシルグリセロール，DG：ジアシルグリセロール，G：グリセロール

H. 複合脂質の合成

　生体膜の脂質二重層はおもにグリセロリン脂質とスフィンゴリン脂質から構成されている(2.2E節参照)．ジアシルグリセロールの脂肪酸が付加していない3位に，リン酸基とコリンあるいはエタノールアミンといった塩基が結合したホスファチジルコリン，ホスファチジルエタノールアミンが細胞内の小胞体で合成される．さらに肝臓では，ホスファチジルエタノールアミンから，メチル化反応によりホスファチジルコリンを合成することができる．同じくホスファチジルセリンもエタノールアミンとセリンの交換反応により，ホスファチジルエタノールアミンより合成される．

　脂質二重層よりなる細胞膜の一部には，コレステロール，スフィンゴミエリンが高濃度で局在するカベオラと呼ばれる領域が存在し，この部位にはいくつかの特徴的な受容体が局在する．カベオラを特徴づけるスフィンゴミエリンは，セラミドとホスファチジルコリンとの反応により合成される．セラミドは，パルミトイルCoAとセリンが縮合して3-ケトスフィンガニンを生成する反応から始まり，数段階の酵素反応を介して合成される．細胞膜内において，コレステロールとスフィンゴミエリンは挙動を同じくする傾向をもっている．

I. コレステロールの合成

　コレステロールは細胞膜の主要構成成分として，またビタミンD，胆汁酸，ステロイドホルモンの前駆体として必須な脂質である．体内のコレステロール含量はおよそ2 g/kg体重であり，多くは遊離型として存在する．細胞膜にはほとんど遊離型で存在しているのに対し，ステロイドホルモン産生組織(たとえば副腎)ではエステル型がホルモン前駆体として貯蔵されている．すべての細胞ではアセチルCoAを原料に約30段階の酵素反応を介してコレステロールを合成する．この過程で炭素数2個のアセチルCoAから，炭素数27個のコレステロールが合成される．細胞内でのコレステロール合成経路とLDL取り込みの概略を図3.13に示した．アセチルCoAからHMG-CoAまでの合成は細胞質で行われ，その後小胞体膜に局在するHMG-CoA還元酵素により，メバロン酸が合成される．ラノステロール以降の合成はすべて小胞体膜上で行われると考えられている．この合成経路を介してつくられる代謝産物にはコレステロールのほかに，電子伝達系にかかわるヘムA，ユビキノン，糖タンパク質合成に関与するドリコール，転移RNA(tRNA)に存在するイソペンテニルアデニン，その数が100種類を超すことが知られている小分子GTP結合タンパク質などのファルネシル化，ゲラニルゲラニル化タンパク質，ステロイドホルモンなどがある．ファルネシル化あるいはゲラニルゲラニル化タンパク質(イソプニルタンパク質)は，タンパク質分子のC末端

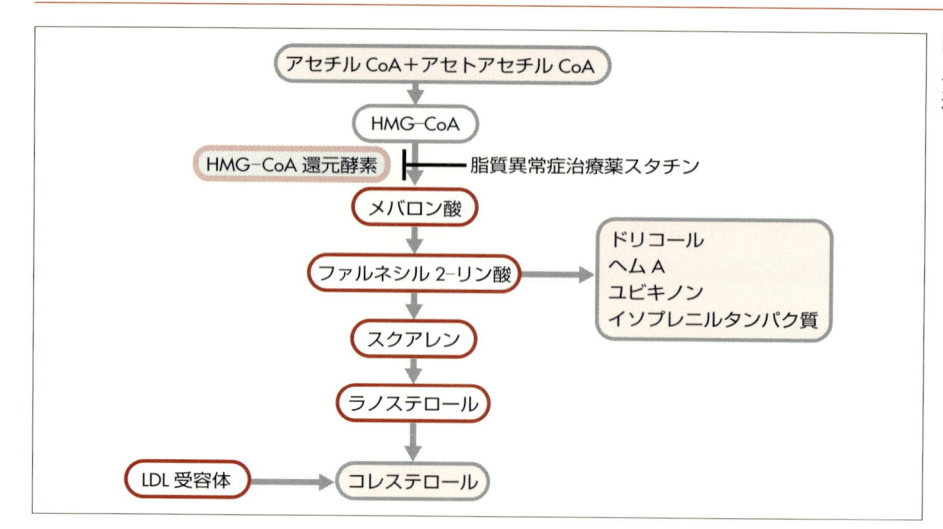

図3.13 コレステロール合成経路とLDL取り込み経路

```
アセチルCoA+アセトアセチルCoA
           ↓
        HMG-CoA
   HMG-CoA還元酵素 ┤── 脂質異常症治療薬スタチン
           ↓
        メバロン酸
           ↓
    ファルネシル2-リン酸 →  ドリコール
           ↓              ヘムA
        スクアレン          ユビキノン
           ↓              イソプレニルタンパク質
        ラノステロール
           ↓
   LDL受容体 → コレステロール
```

にファルネシル基もしくはゲラニルゲラニル基が結合し，膜への結合能を保持しており，生命現象の広範囲で機能していることが明らかにされている．したがって，コレステロール合成経路は最終産物のコレステロールのみならず，種々の生理活性物質合成経路として重要な役割を演じている．このような長いコレステロール合成経路の中でHMG-CoA還元酵素が律速酵素であり，本酵素の阻害剤スタチンは脂質異常症の治療薬として世界中で多用されている．HMG-CoA還元酵素は基質であるHMG-CoAを結合し，これをメバロン酸へと変換するが，HMG-CoAと構造の酷似したカビ代謝産物から発見されたプラバスタチン（スタチンの一種）は，HMG-CoAと競合してHMG-CoA還元酵素を奪い合い，結果としてメバロン酸合成が阻害される．

J. コレステロールの輸送

　生体の各組織を構成する細胞の表面には，血液中のLDLを結合し，細胞内に取り込むLDL受容体が存在する．LDL受容体は，1か所の膜貫通領域をもち，細胞外にLDL表面のアポリポタンパク質B結合領域を突き出して細胞表面に局在する．LDL受容体はLDLを結合したあと，被覆小胞を形成して細胞内に取り込まれ，やがてエンドソームとなり，小胞内のpHが低下するとともにLDLを解離し，受容体はリサイクリングして細胞表面に再び戻り，LDLはさらにリソソームへ移動し，そこでアポリポタンパク質Bはアミノ酸まで，LDL中のコレステロールエステルはコレステロールへと分解を受け，それぞれ細胞内で再利用される．このように生体の各所においてLDL受容体は重要な働きをしているが，LDLとの結合，あるいは取り込み活性などに障害のある変異LDL受容体遺伝子を遺伝的に親から受け継ぐことにより，血中LDL値の高くなる家族性高コレステロール血症が知られて

図 3.14 ABCA1 による HDL 産生

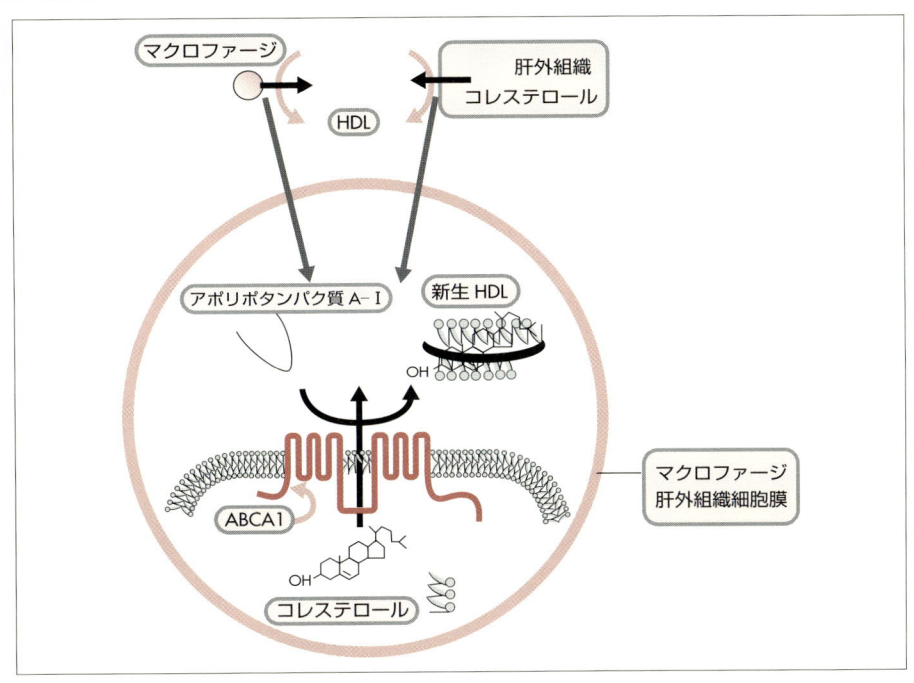

いる．機能の低下した変異 LDL 遺伝子を片親から受け継いだ人をヘテロ接合体と呼び，正常に機能する LDL 受容体数はほぼ半分に減少することから，血中コレステロール値は 300 〜 600 mg/dL になる．このような変異遺伝子を有する人は 500 人に 1 人と推定され，最も高頻度で起こる遺伝子疾患の 1 つとしてあげられている．一方，変異遺伝子を両親から受け継いだヒトはホモ接合体と呼ばれ，機能する LDL 受容体がほとんどないことから，血中コレステロール値は 650 〜 1,200 mg/dL にまで至り，20 歳以前に虚血性心疾患で死亡する確率が高い．

　血液中には，VLDL，LDL のほかに高密度リポタンパク質 (HDL) が存在し (表 3.3)，HDL は末梢組織で過剰になったコレステロールを回収し，肝臓へと逆輸送する機能をもつことから善玉コレステロールとも呼ばれる．HDL 産生は，各種細胞の表面にある ABC トランスポーター ABCA1 が細胞内からコレステロールを排出し，血液中のアポリポタンパク質 A-1 と結合させ新生 HDL を形成することによる (図 3.14)．ABCA1 は 12 回膜貫通領域をもつトランスポーターで ABC トランスポーターファミリーを形成している．脂質異常症により，血管壁においてマクロファージが大量の脂質を取り込むと，やがては動脈硬化へと進展する．マクロファージも ABCA1 を細胞表面に発現することから，積極的に ABCA1 を介して HDL としてコレステロール排出を行うことにより抗動脈硬化効果が期待される．

K. 細胞内コレステロール量の調節

　私たちの体内のコレステロール量は厳密に調節されている．この調節機構はお

図3.15 細胞内コレステロール量の調節機構

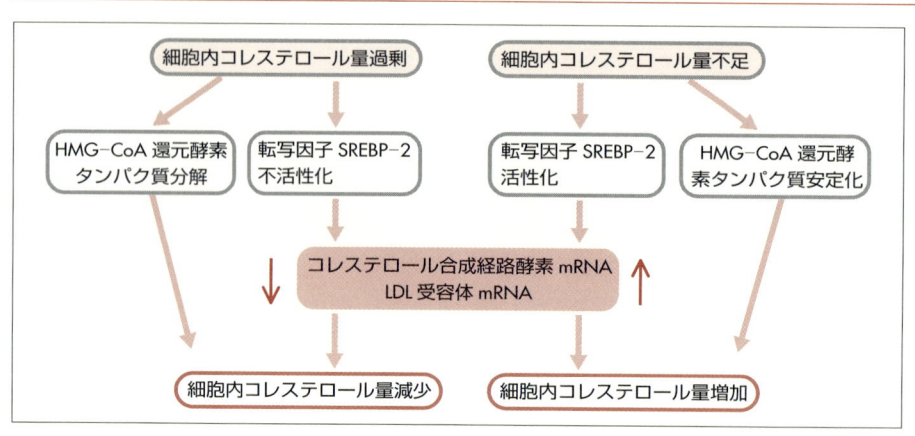

もに，細胞レベルで機能しており，細胞内のコレステロール量が少ないときには，合成およびLDL受容体による取り込みが増加し，一方，多いときにはそのいずれもが減少する．すなわち，コレステロール合成の最終産物コレステロールによるフィードバック機構がここに存在する（図3.15）．この調節は主として転写レベルで行われており，合成経路の諸酵素の遺伝子発現とLDL受容体遺伝子の発現が，転写調節により増加したり減少したりすることにより，酵素活性が制御される．この調節に関与する転写因子としてSREBPが発見された．SREBPには脂肪酸合成に関与するSREBP-1cとコレステロール代謝を制御するSREBP-2が存在する．細胞内のコレステロール量が減少するとSREBP-2は活性化され，コレステロール合成経路の諸酵素，LDL受容体遺伝子の発現を促進し，合成および取り込みを増加させる．逆に過剰状況下では，SREBP-2が不活性化され，コレステロール合成および取り込みを減少させる．また，コレステロール合成の律速酵素であるHMG CoA還元酵素は，細胞内コレステロール量が増加すると速い速度で分解される（翻訳後調節）．転写調節に比べ，このタンパク質分解による調節は短時間で効果を発揮する．こうして転写調節および翻訳後調節を介して，細胞内のコレステロール量は非常に厳密な制御を受けている．

L. 胆汁酸の腸肝循環

生体からの唯一のコレステロール排出経路は，肝臓においてコレステロールを胆汁酸へと異化し，これを胆汁として小腸に分泌する経路である．肝臓で合成される胆汁酸を一次胆汁酸と呼び，小腸に分泌された後に腸内細菌により代謝された二次胆汁酸と区別される．肝臓で合成された一次胆汁酸には，コール酸，ケノデオキシコール酸があり，腸内細菌により一次胆汁酸からつくられた二次胆汁酸には，デオキシコール酸，リソコール酸がある．小腸上部から分泌された胆汁酸の90〜95%は，小腸下部において胆汁酸トランスポーターにより再吸収され，

再び肝臓へと戻る．このサイクルを腸肝循環と呼ぶ．ヒトでは1日に6〜12回の循環があると見積もられている．胆汁酸は合成後にタウリンあるいはグリシンと結合した抱合胆汁酸となり，胆嚢中に濃縮され，十二指腸に分泌される．ヒトではほかの動物種と異なり，抱合胆汁酸の大半はグリシン抱合体である．

胆汁酸は十二指腸に分泌されたのちに，食事由来の脂肪とミセルを形成し，その消化吸収を助ける．したがって，脂溶性ビタミンなどの脂質成分の吸収に不可欠な役割を果たす．また小腸下部の回腸において，胆汁酸はその90％以上が再吸収されるが，残りは糞便中へ排泄されることから，コレステロールの体外排泄分子としても機能している．

3.3 アミノ酸の代謝

A. アミノ酸（可欠）の合成経路

タンパク質の構成成分となっているアミノ酸は20種である．そのうち生体内で合成できず，食事から摂取する必要があるアミノ酸を不可欠アミノ酸(必須アミノ酸)という．ヒトでは9種類ある．一方，他のアミノ酸からの転換，あるいは糖代謝などの中間代謝産物から動物の生体内で合成できるアミノ酸は，可欠アミノ酸(非必須アミノ酸)という．

不可欠アミノ酸の生合成には複雑な経路が必要であるのに対し，可欠アミノ酸の生合成経路は比較的短いという特徴がある．生体が不可欠アミノ酸の生合成経路を保有するよりも，食物から摂取することが，その供給に有利であると判断したことで，合成経路が進化の過程において排除されたとも考えられる．それぞれの可欠アミノ酸は，以下のような反応により合成される．

a. グルタミン酸

α-ケトグルタル酸(2-オキソグルタル酸ともいう)へのアミノ基転移反応（後述）によって合成される．

アスパラギン酸 + α-ケトグルタル酸 $\rightleftarrows$ オキサロ酢酸 + グルタミン酸

また，グルタミン酸デヒドロゲナーゼによるアンモニア固定反応でも合成される．

NH_3 + α-ケトグルタル酸 + NADPH + H^+ $\rightleftarrows$

グルタミン酸 + $NADP^+$ + H_2O

b. グルタミン

グルタミン合成酵素が，ATP依存的にグルタミン酸をアミド化することで合成される．各組織で産生された有毒なアンモニアは，無毒なグルタミンに変換され

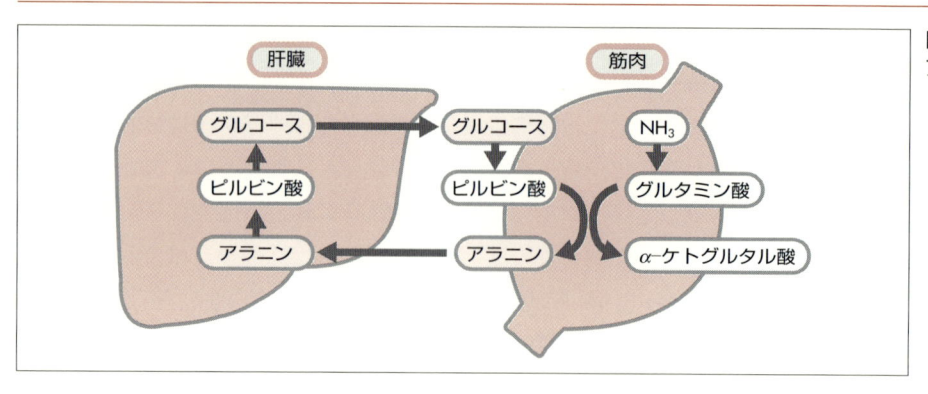

図 3.16 グルコース・アラニンサイクル

ることで血中への放出が可能となる．

  グルタミン酸 + NH$_3$ + ATP ⇄ グルタミン + ADP + Pi

c．アスパラギン酸

オキサロ酢酸へのアミノ基転移反応(後述)によって合成される．

  オキサロ酢酸 + グルタミン酸 ⇄ アスパラギン酸 + α-ケトグルタル酸

d．アスパラギン

ATP 依存性のアスパラギン合成酵素が，アスパラギン酸にグルタミンのアミド基を転移させることで合成される．

  アスパラギン酸 + グルタミン + ATP + H$_2$O ⇄
      アスパラギン + グルタミン酸 + AMP + ピロリン酸

e．アラニン

ピルビン酸へのアミノ基転移反応(後述)により合成される．血中に分泌されたアラニンは，アミノ基を肝臓まで運ぶ機能を担っている．

  ピルビン酸 + グルタミン酸 ⇄ アラニン + α-ケトグルタル酸

筋肉で生成したアンモニアはグルタミン酸に変換されたのち，グルコースの代謝で生じたピルビン酸と反応してアラニンが合成される．このアラニンは血中に放出されたのち，肝臓にて糖新生に利用され，グルコースが血中に放出される．このグルコースは再度筋肉のエネルギー源として消費される．この一連の反応をグルコース・アラニンサイクルと呼ぶ(図 3.16)．

f．セリン

解糖系の代謝中間体である 3-ホスホグリセリン酸が脱水素されて生じる 3-ホスホヒドロキシピルビン酸にアミノ基が転移され，ホスホセリンが生成される．続いて脱リン酸化酵素の作用を受けることでセリンが合成される．

  3-ホスホヒドロキシピルビン酸 + グルタミン酸 →
      3-ホスホセリン + α-ケトグルタル酸

  3-ホスホセリン + H$_2$O → セリン + Pi

また，セリンとグリシンはテトラヒドロ葉酸とのあいだで 1 炭素単位の相互

交換により変換されうる(グリシンの項を参照).

g. グリシン

セリンからセリンヒドロキシメチルトランスフェラーゼの作用で合成される.

セリン + テトラヒドロ葉酸 ⇄
グリシン + $N5,N10$-メチレンテトラヒドロ葉酸

h. プロリン

グルタミン酸からプロリン異化の逆反応によって合成される.

グルタミン酸 → グルタミン酸γ-セミアルデヒド →
ピロリン 5-カルボン酸 → プロリン

i. システイン

必須アミノ酸であるメチオニンから合成される. シスタチオニン合成酵素の作用により, メチオニンの代謝過程で生成されるホモシステインが, セリンと縮合してシスタチオニンを生成する. 続いてシスタチオナーゼの作用により, システインと α-ケト酪酸に分解される.

メチオニン → S-アデノシルメチオニン → ホモシステイン →
ホモシステイン + セリン → シスタチオニン →
システイン + α-ケト酪酸 + NH_3

j. チロシン

必須アミノ酸であるフェニルアラニンから合成される. この反応は, フェニルアラニンヒドロキシラーゼがテトラヒドロビオプテリンを補酵素として触媒する.

フェニルアラニン + テトラヒドロビオプテリン + O_2 →
チロシン + ジヒドロビオプテリン + H_2O

k. アルギニン

尿素回路で合成される(p.58 尿素回路の項を参照).

B. アミノ酸の分解経路

タンパク質の分解によって遊離するアミノ酸の約75%は, 再度タンパク質合成の基質として利用される. またいくつかのアミノ酸は, 生体内で必要な窒素含有化合物の合成に利用される. 一方, これらに利用されなかった余剰のアミノ酸は, 段階的な酵素反応を経て, 分解(アミノ酸異化)される. アミノ酸異化は, まずアミノ基を除き, 炭素骨格とする反応から始まる. 炭素骨格は最終的にはクエン酸回路(3.1節参照)を経て二酸化炭素と水になり, 二酸化炭素は呼気中に排出される. また, 糖原性アミノ酸の炭素骨格は糖新生に利用され, ケト原性アミノ酸の炭素骨格は脂肪酸合成に利用される. 一方, アミノ基の窒素は, 尿素に変換されて尿中に排泄される.

図3.17 アミノ基転移反応

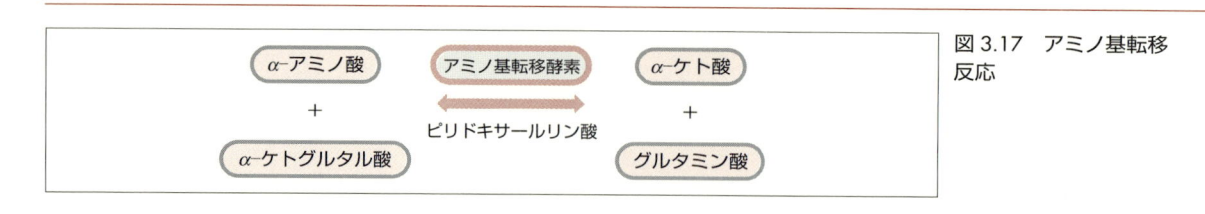

なお，ヒトを含めた大部分の陸生脊椎動物は，アミノ窒素を尿素の形で排泄するので尿素排出動物と呼ばれる．一方，水分を保留するとともに低体重を維持しなければならない鳥類は，アミノ窒素を不溶性の尿酸として糞中に排泄することから尿酸排出動物と呼ばれ，また多くの水生動物は，水を利用してアンモニアをそのまま排出するのでアンモニア排出動物と呼ばれる．

a. アミノ基転移反応

アミノ酸のα炭素に結合した窒素に由来するアンモニアは非常に有毒である．アミノ酸異化の第1段階では，各アミノ酸由来のアミノ基をグルタミン酸に統合する．この反応をアミノ基転移反応と呼ぶ．

アミノ基転移反応は可逆反応であり，本反応を触媒するアミノ基転移酵素は，ビタミンB_6の活性型であるピリドキサールリン酸を補酵素としてアミノ酸とケト酸を相互変換する(図3.17)．

哺乳類では，アスパラギン酸アミノトランスフェラーゼ(ASTまたはGOT)とアラニンアミノトランスフェラーゼ(ALTまたはGPT)の活性が高く，それぞれ次の反応を触媒する．

アスパラギン酸 + α-ケトグルタル酸 $\rightleftarrows$ オキサロ酢酸 + グルタミン酸
アラニン + α-ケトグルタル酸 $\rightleftarrows$ ピルビン酸 + グルタミン酸

これらのほかにも基質特異性の異なる多くのアミノ基転移酵素が知られているが，その多くはα-ケトグルタル酸をアミノ基受容体としてグルタミン酸を生成する．

アミノ基転移反応で合成されたグルタミン酸は，ミトコンドリアのグルタミン酸デヒドロゲナーゼの触媒作用により，酸化的脱アミノ反応を受けてアンモニアを遊離し，同時に産生されるα-ケトグルタル酸はクエン酸回路で代謝されるか，あるいは再びアミノ基転移反応においてアミノ基受容体として利用される．

b. 尿素回路

アミノ酸異化で生成したアンモニアの大部分は，肝臓の尿素回路によって尿素に変換されたのち，尿中に排泄される．尿素回路は5つの酵素反応からなり，1 molの尿素合成は，3 molのATPと各1 molのアンモニアおよびアスパラギン酸を消費する(図3.18)．最初の2つの反応はミトコンドリアのマトリックス内で起こり，ほかの反応は細胞質内で起こる．

反応①ミトコンドリア内に存在するカルバモイルリン酸合成酵素Ⅰの触媒により，

図 3.18　尿素回路

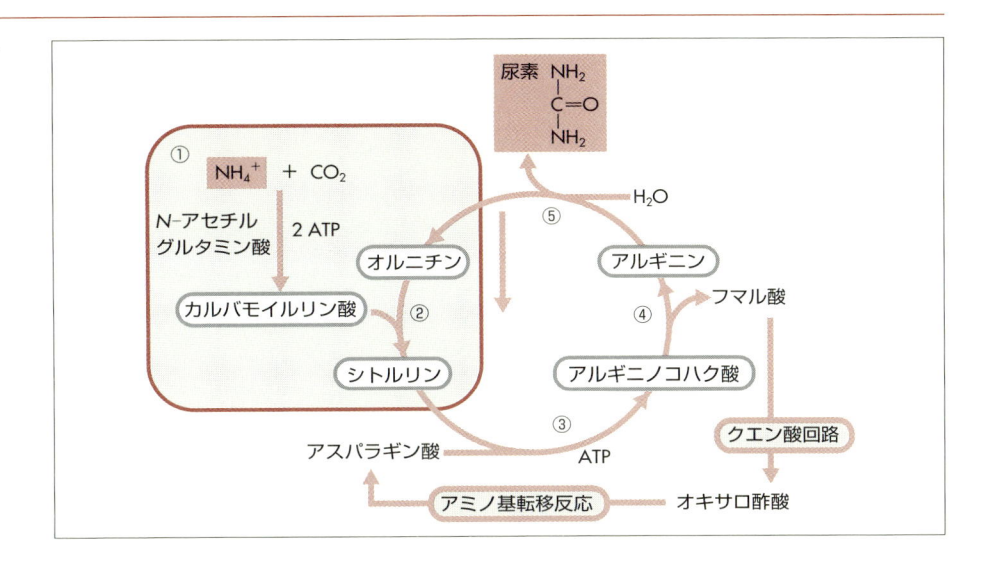

2 mol の ATP を消費して，アンモニアと二酸化炭素からカルバモイルリン酸が生成される．カルバモイルリン酸合成酵素 I は，尿素回路の律速酵素であり，アロステリック活性化因子の N-アセチルグルタミン酸の存在下で活性化される．

反応② カルバモイルリン酸は，オルニチントランスカルバモイラーゼの触媒により，オルニチンと縮合することでシトルリンに変換される．この反応もミトコンドリア内で起こるが，その後のシトルリンの代謝は細胞質内で起こる．

反応③ 細胞質に存在するアルギニノコハク酸合成酵素の触媒により，シトルリンがアスパラギン酸と反応することで，アルギニノコハク酸を生成する．この反応には 1 mol の ATP が要求される．なお，尿素分子に含まれる 2 つの窒素は，1 つはアンモニアに，もう 1 つは本反応にて付加されるアスパラギン酸のアミノ窒素に由来する．

反応④ アルギニノスクシナーゼの触媒により，アルギニノコハク酸が，アルギニンとフマル酸に分解される．本反応で生成したフマル酸は，クエン酸回路にてオキサロ酢酸に変換され，続いてアミノ基転移反応を受けることで，反応③で消費したアスパラギン酸の再生に関与する．すなわち尿素回路とクエン酸回路のあいだには連係が認められる．

反応⑤ アルギナーゼの触媒により，アルギニンが加水分解されて尿素が遊離する．この反応で生成したオルニチンは，ミトコンドリアマトリックス内に輸送され，反応②に利用される．

尿素回路を構成する 5 つの酵素の各々に欠損症（先天性代謝異常症）が知られており，いずれの欠損症においても同様な臨床的徴候と症状を示しうる．血中アンモ

ニア濃度の急激な上昇を避けるために，少量の低タンパク質食を頻回摂取することで，脳障害の改善やアンモニア濃度の低下に有効とされている．

C. アミノ酸の利用

アミノ酸は一般にタンパク質合成の材料となり，炭素骨格はグルコースや脂質合成に用いられ，また酸化されてエネルギー源として利用される．このような共通した働き以外にも，個々のアミノ酸が代謝を通じてさまざまな窒素化合物に変換され，生体内で重要な機能を担っている．

a. ポルフィリン

ポルフィリンは，4個のピロール環がメチン基(−CH=)によって結合してできた環状化合物である(図3.19)．その特性は，金属イオンがピロール環の窒素原子と結合した構造の複合物をつくることであり，鉄イオンと結合したポルフィリンはヘムと呼ばれる．その合成過程では，まずミトコンドリアのクエン酸回路に由来するスクシニルCoAとグリシンが，ミトコンドリアに局在するアミノレブリン酸合成酵素の触媒により，縮合，脱炭酸反応を受け，δ-アミノレブリン酸に変換される(図3.20)．アミノレブリン酸合成酵素は，哺乳類の肝臓におけるヘム生合成の律速酵素であり，最終産物のヘムでフィードバック阻害を受ける．次に2分子のδ-アミノレブリン酸が，細胞質において縮合し，ピロール環を有するポルホビリノーゲンを生じ，さらに一連の反応を経て，4分子のポルホビリノーゲ

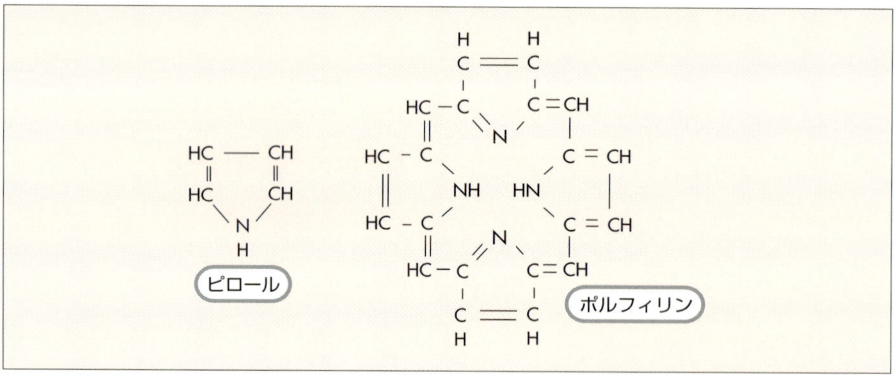

図3.19 ポルフィリン分子

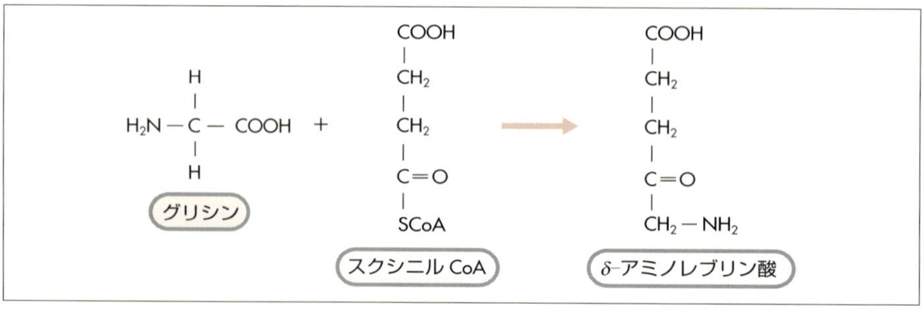

図3.20 δ-アミノレブリン酸の合成反応

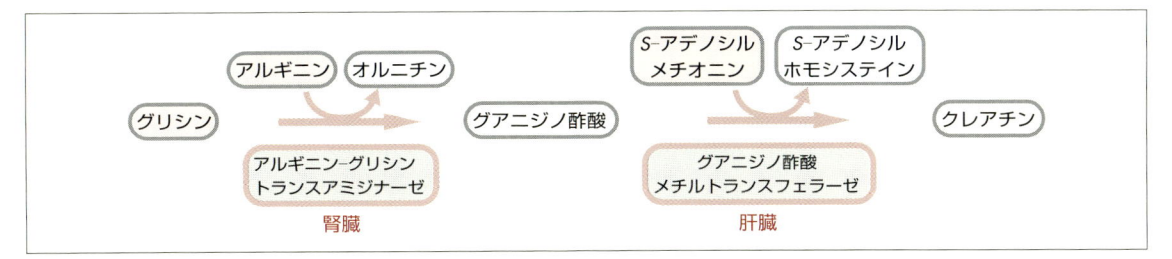

図 3.21 クレアチンの合成反応

ンが縮合することで，プロトポルフィリンが生成される．これに鉄が取り込まれたものがヘムであり，ヒトにおいて重要なヘムタンパク質として，ヘモグロビンやミオグロビン，シトクロムなどがあげられる．

ヘムの代謝分解では，鉄と胆汁色素が生じ，胆汁色素の主成分であるビリルビンは，肝臓に取り込まれたのち，グルクロン酸抱合を受け，胆汁中に分泌される．高ビリルビン血症では黄疸を発症するが，抱合型である直接ビリルビンが高値の場合には肝疾患，非抱合型である間接ビリルビンが高値の場合には溶血性疾患が疑われる．

b．クレアチン

クレアチンはグリシン，アルギニンおよび S-アデノシルメチオニンの3つのアミノ酸を材料として合成される（図 3.21）．まず腎臓のアルギニン-グリシントランスアミジナーゼによって，アルギニンのアミジン基がグリシンに転移されることで，グアニジノ酢酸とオルニチンが生成される．次に肝臓のグアニジノ酢酸メチルトランスフェラーゼによって，S-アデノシルメチオニンのメチル基がグアニジノ酢酸に転移されることでクレアチンが生成される．クレアチンはおもに骨格筋や脳に取り込まれ，クレアチンキナーゼによってクレアチンリン酸に変換される．筋収縮により ATP が消費されると，直ちにクレアチンリン酸から ADP にリン酸が付加されることで ATP が再生する．すなわちクレアチンリン酸はエネルギー貯蔵体として機能しており，運動時における筋肉での ATP 供給源として重要である．

骨格筋に貯蔵されているクレアチンリン酸の一部は，非酵素的にリン酸を放出し，クレアチニンに変換されて尿中に排泄される．その排泄量は，骨格筋量に比例しているため，栄養アセスメントマーカーとしても利用される．さらに，クレアチニンの排泄が腎障害時に低下することが知られており，血中クレアチニン濃度は腎臓疾患の重症度を診断する指標として利用されている．

c．プリン塩基およびピリミジン塩基

核酸ヌクレオチドのプリン塩基およびピリミジン塩基は，アミノ酸を材料として生合成されている．プリン環の合成には，グルタミン，アスパラギン酸およびグリシンが利用され，ピリミジン環の合成には，グルタミンとアスパラギン酸が

3.3 アミノ酸の代謝

図 3.22 プリン環およびピリミジン環の由来

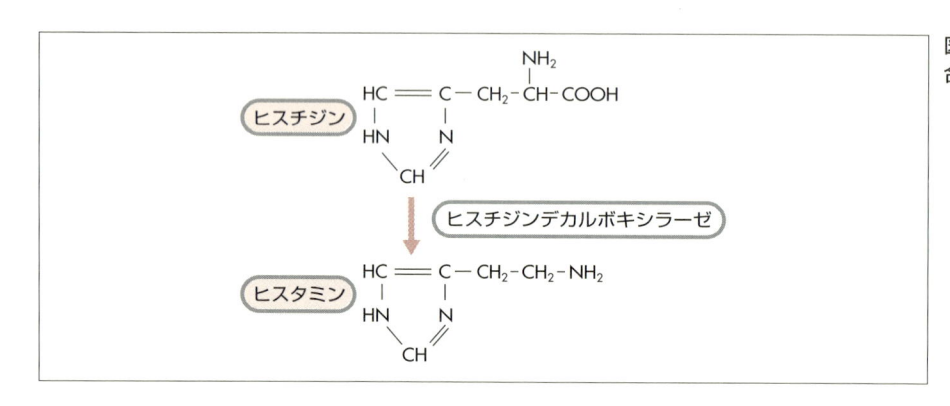

図 3.23 ヒスタミンの合成反応

用いられる（図 3.22）．

d．ヒスタミン

ヒスタミンはヒスチジンデカルボキシラーゼの触媒により，ヒスチジンの脱炭酸反応から合成される（図 3.23）．ヒスタミンは肥満細胞および好塩基球に多く含まれ，アレルギー反応や平滑筋収縮を惹起する．

e．ポリアミン

ポリアミンのスペルミジンとスペルミンは，細胞の増殖や成長に影響を及ぼすことが知られている．すなわち細胞内オルガネラや膜の安定化作用を有し，また多数のプラス電荷のために DNA や RNA のような多価陰イオンと容易に結合し，DNA や RNA の生合成促進作用や DNA の安定化作用を有している．このポリアミンの生合成には，アルギニンの代謝産物であるオルニチン（図 3.21）が必要となる．まずオルニチンが，オルニチンデカルボキシラーゼの触媒によりプトレシンに変換され，そのあと，S-アデノシルメチオニンからプロピルアミン基の転移を受けてスペルミジン，再度同様にプロピルアミン基の転移を受けるとスペルミ

図 3.24 ポリアミンの合成反応

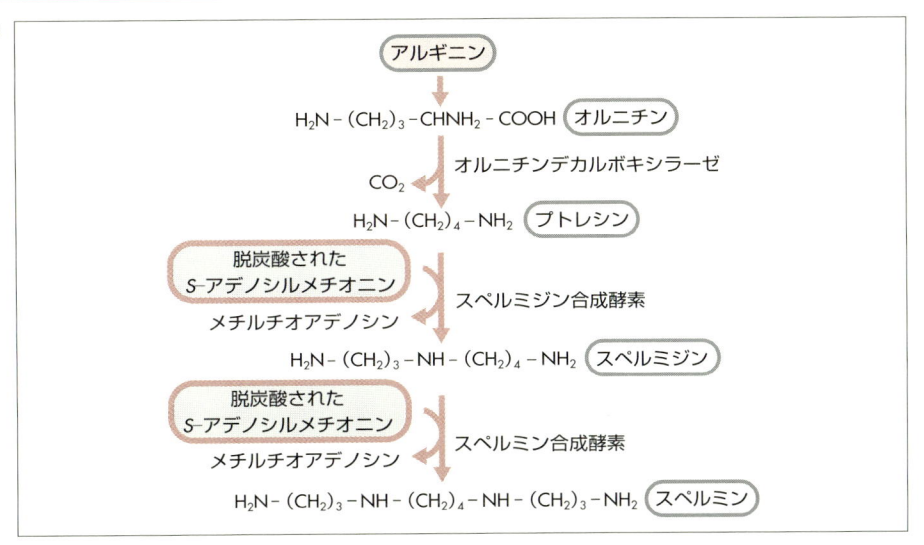

図 3.25 セロトニンの合成反応

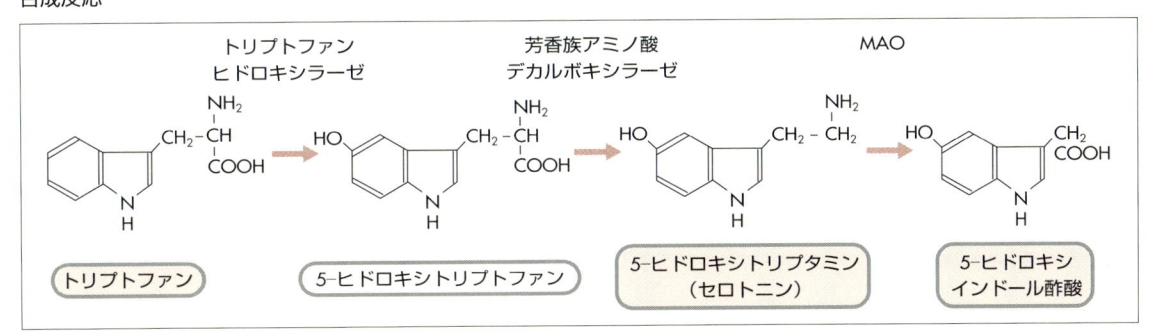

ンが生成される（図 3.24）．この第 1 段階の反応を触媒するオルニチンデカルボキシラーゼの半減期は約 10 分であり，哺乳類に発現している酵素の中でも最も半減期の短い分子の 1 つである．さらに多くの刺激に対して迅速に，かつ劇的に酵素活性が変動することからも，ポリアミンの生理的重要性が示唆されている．

f. セロトニン

セロトニンはトリプトファからトリプトファンヒドロキシラーゼと，芳香族アミノ酸デカルボキシラーゼによって生成される（図 3.25）．セロトニンは強力な平滑筋収縮物質であり，さらに神経伝達物質としての機能も有している．

またセロトニンは，松果体で特異的に N-アセチル化，さらに O-メチル化を受けることでメラトニンを生成する．メラトニン合成に関与するセロトニン N-アセチルトランスフェラーゼは暗くなると活性化されて，明暗サイクルによる日内変動を示す．メラトニン合成量は，夜間に増加し，日中は低下している．

松果体：セロトニンはモノアミンオキシダーゼの作用により，5-ヒドロキシインドール酢酸（5-HIAA）となり，その活性を失う．

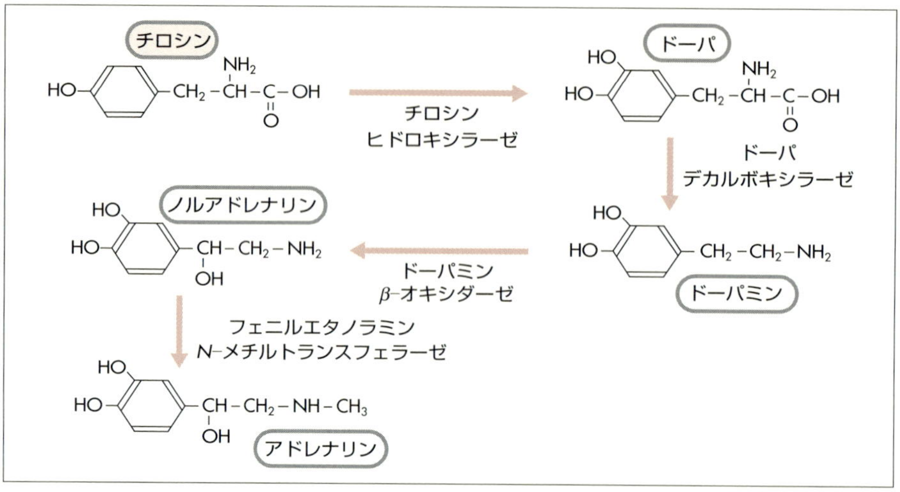

図 3.26 カテコールアミンの合成反応

g. カテコールアミン

　ドーパミン，ノルアドレナリン（ノルエピネフリン）およびアドレナリン（エピネフリン）の 3 つのアミンを総称してカテコールアミンという．これらは神経伝達物質あるいは副腎髄質ホルモンとして重要な機能を担っている．カテコールアミンの生合成過程では（図 3.26），まずチロシンがテトラヒドロビオプテリンを補酵素とするチロシンヒドロキシラーゼによってヒドロキシ化され，ドーパを生じ，続いてピリドキサールリン酸を補酵素とするドーパデカルボキシラーゼの作用でドーパミンが生成される．さらにドーパミン β-オキシダーゼによるヒドロキシ化反応の結果，ノルアドレナリンが生成する．副腎髄質では，フェニルエタノラミン-N-メチルトランスフェラーゼが，S-アデノシルメチオニンをメチル基供与体としてノルアドレナリンをメチル化することで，アドレナリンを生成する．

　また，チロシンはヨウ素とともに甲状腺ホルモンであるトリヨードチロニン（T_3），チロキシン（T_4）にも変換される．

h. γ-アミノ酪酸（GABA）

　γ-アミノ酪酸（GABA）は，脳において，膜電位を変化させることにより抑制性神経伝達物質として機能する．グルタミン酸デカルボキシラーゼによって，グルタミン酸が脱炭酸反応を受けることで生成される（図 3.27）．この反応にはピリドキサールリン酸が要求されるため，ビタミン B_6 欠乏時には GABA 合成が抑制され，痙攣などの症状をきたすことがある．

i. グルタチオン

　グルタチオンは，ペプチド性のチオール（SH 基）化合物であり，グルタミン酸，システインおよびグリシンから構成されている（図 3.28）．γ-グルタミルシステイン合成酵素が，システインにグルタミン酸を結合し，続いてグルタチオン合成酵

図 3.27 γ-アミノ酪酸 (GABA)の合成反応

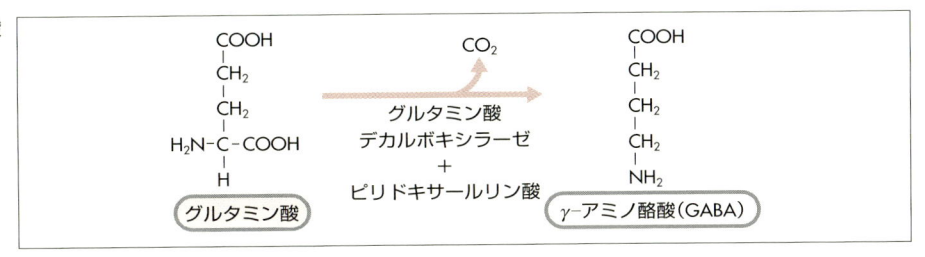

図 3.28 グルタチオン（還元型）

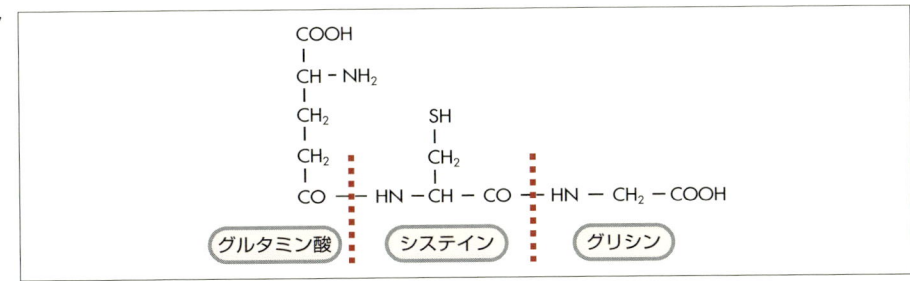

素がグリシンを結合させることでグルタチオンが生成される．通常のペプチド結合とは異なり，グルタミン酸のγカルボキシル基がシステインのαアミノ基と結合していることから，ペプチドでありながらほとんどのタンパク質分解酵素に耐性を示す．グルタチオンの生理機能として，チオール基を介した抗酸化作用があり，過酸化物や活性酸素を還元して消去するほか，さまざまな毒物や薬物などをチオール基に結合し（グルタチオン抱合），細胞外に排出する解毒機能も有している．

3.4 タンパク質と核酸の代謝

A. タンパク質の合成と分解

　細胞内では絶えず古いタンパク質が分解され，新しいタンパク質が合成されている．このタンパク質の入れかわりを代謝回転という．たとえば，体重 60 kg の成人の場合，1 日あたり 180〜200 g のタンパク質が合成されている．その一方で，同量のタンパク質の分解が行われている．このようにタンパク質合成量と分解量がつりあっている状態をタンパク質の動的平衡という．生体内では食事で摂取するタンパク質の 2〜3 倍量が代謝回転している．分解されて生じたアミノ酸のほとんどは，体タンパク質やその他の成分を合成するために再利用されている．再利用されなかったアミノ酸は，さらに窒素化合物の合成やエネルギー産生に利用される（図 3.29）．

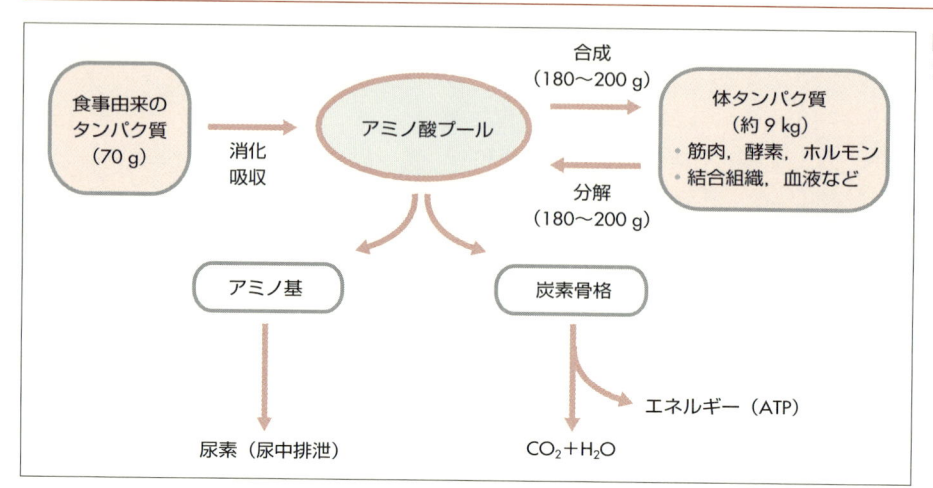

図3.29 体内でのタンパク質の代謝回転

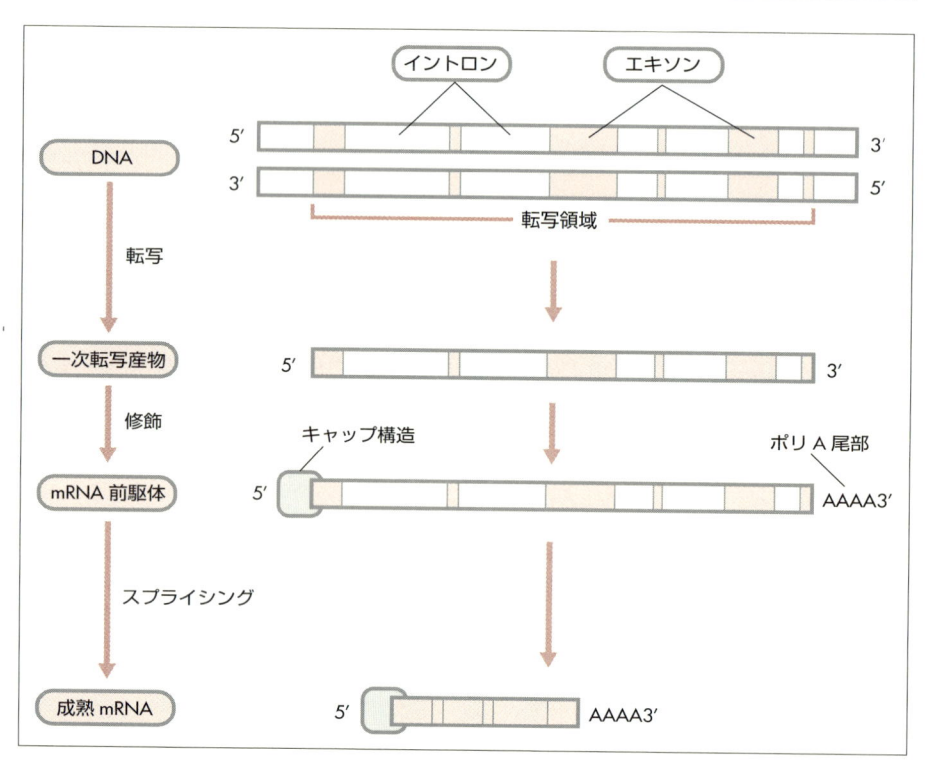

図3.30 mRNAの生成過程

a. タンパク質の合成

生体の構成成分として重要なタンパク質は，生体内でさまざまな働きにかかわっており，生命活動に不可欠である．タンパク質は，DNAの遺伝情報を読みとってメッセンジャーRNA(mRNA)を合成し(転写)，アミノ酸配列に置き換えること(翻訳)によりつくり出される．以下，タンパク質合成の詳細を説明する．

(1) mRNAの合成(遺伝情報の転写，図3.30)　DNAは生命の維持に不可欠な遺伝情報(アミノ酸の配列順序を決める暗号)が塩基の配列として書き込まれており，その

図3.31 アミノアシルtRNAの構造

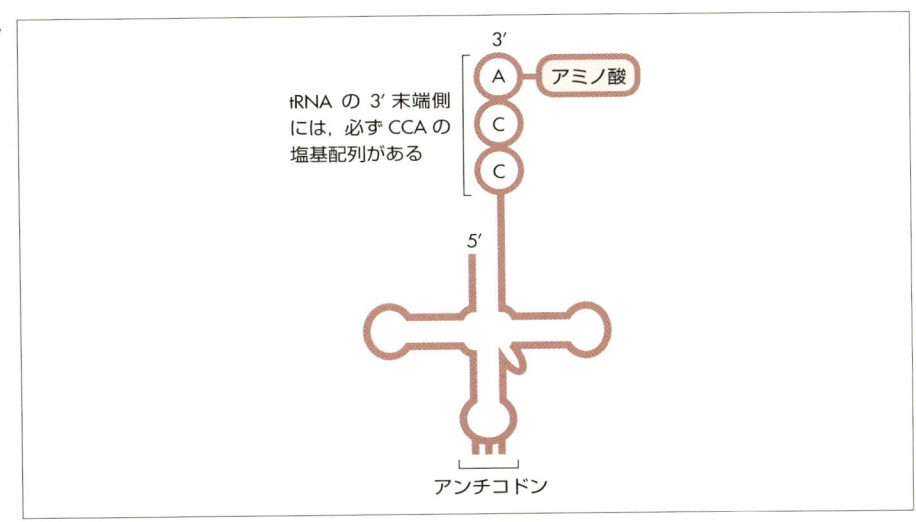

中から必要な情報のみがDNAから転写される(3.5.H参照).

RNAとして写しとられた一次転写産物は，キャップ構造と呼ばれる5'末端の修飾が行われる．転写が終了すると，3'末端に20〜250個のアデニル酸が連なったポリA尾部が付加され，mRNA前駆体が形成される．この前駆体には，成熟mRNAに含まれる部分（エキソン）と含まれない部分（イントロン）が存在する．最終的にmRNA前駆体からイントロンが除かれ，エキソンだけがつなぎ合わされた成熟mRNAが合成される．この過程をスプライシングという．その後，成熟mRNAは核から細胞質に出てリボソームまで移動する．

(2) アミノ酸を運搬するアミノアシルtRNAの合成(図3.31) 小胞体の表面に結合したリボソーム上でタンパク質が合成される場合に，活性化されたアミノ酸をリボソームまで運搬する転移RNA（トランスファーRNAともいう．tRNA）が必要である．各tRNAには，mRNA上のアミノ酸情報である3つの塩基配列（コドン）を認識するための相補的な塩基配列（アンチコドン）が存在する．

20種類のアミノ酸がATPのエネルギーを利用して活性化され，個々のアミノ酸に対応するtRNAと共有結合し，アミノアシルtRNAが合成される．

(3) 翻訳の開始(図3.32) 翻訳は，mRNAにリボソームが結合して，mRNA上のコドンにしたがってアミノ酸を結合していくことである．翻訳の速度は，リボソームがmRNAに結合する翻訳開始段階，そのあとペプチド鎖が伸びていく伸長段階，翻訳終止の3段階で調節されている．

翻訳は，まずメチオニンと結合したtRNA（メチオニルtRNA）がリボソームの40Sサブユニットに結合することから開始される．次に，これがmRNAの5'末端に結合して，翻訳開始コドン（AUG）のところまで3'末端方向に移動する（40S開始複合体）．さらに，この開始複合体に60Sサブユニットが結合して，翻訳が開始さ

3.4 タンパク質と核酸の代謝

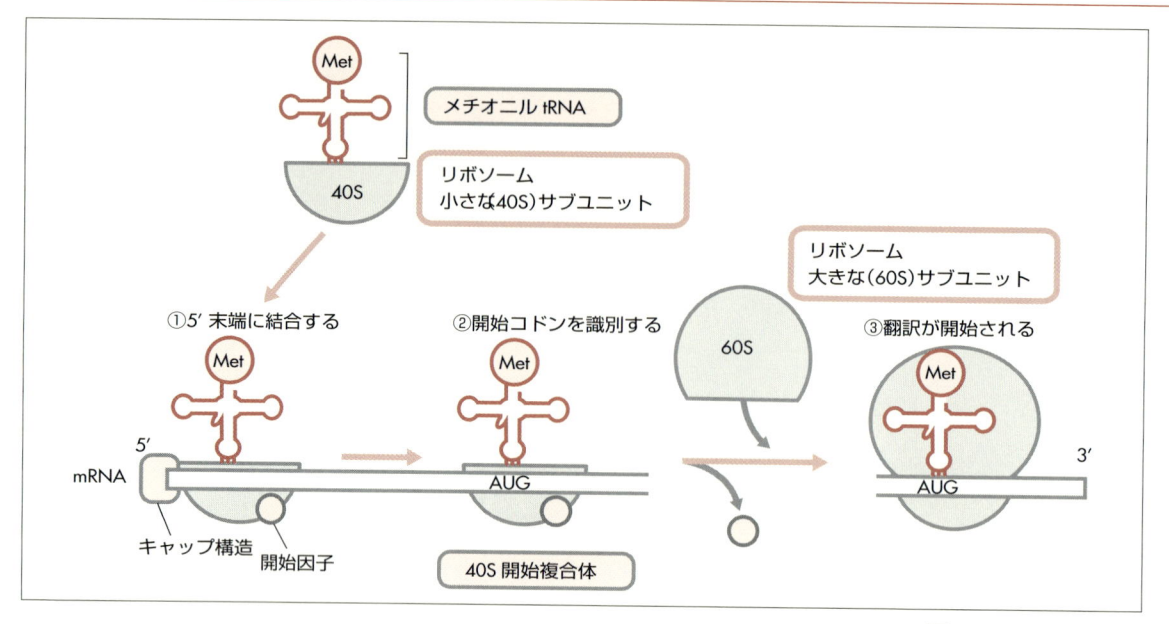

図 3.32 翻訳の開始

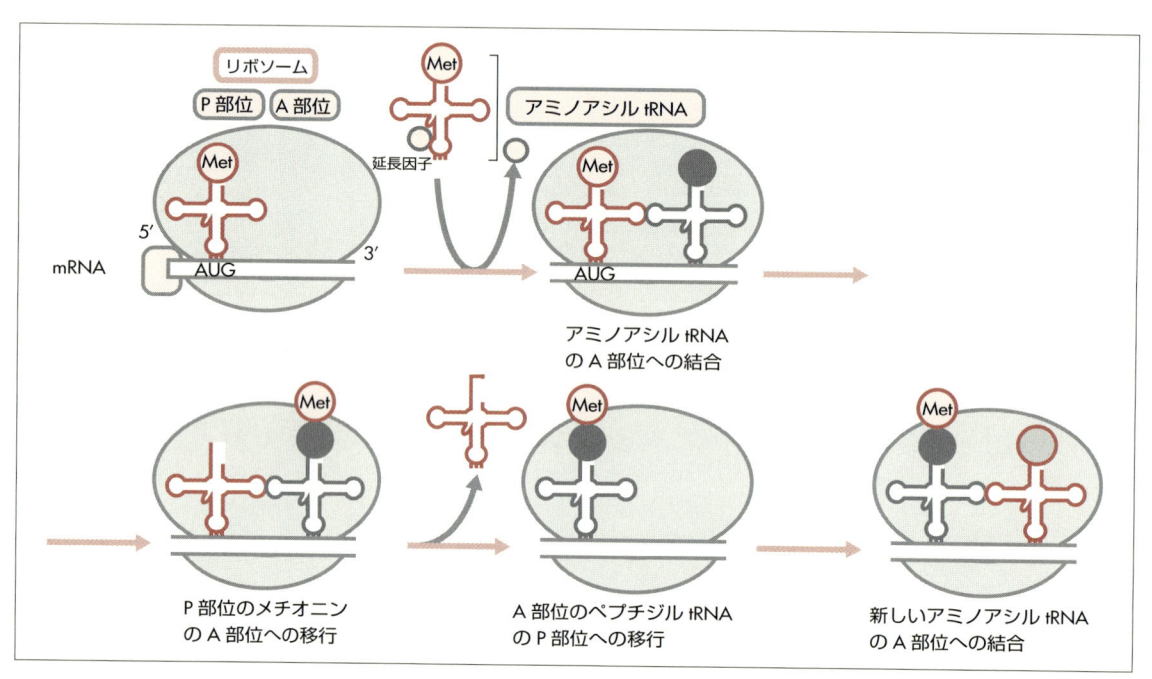

図 3.33 ペプチド鎖の伸長

れる．この過程には GTP のエネルギーが必要である．

(4) ペプチド鎖の伸長(図 3.33)　リボソームには，アミノアシル tRNA が結合するA部位とペプチド鎖を結合した tRNA（ペプチジル tRNA）が結合するP部位があり，翻訳開始時にはP部位にメチオニル tRNA が結合している．延長因子の働きかけで，A部位に次のコドンに対応するアミノ酸がついたアミノアシル tRNA が

図 3.34 ポリペプチド鎖合成の終了

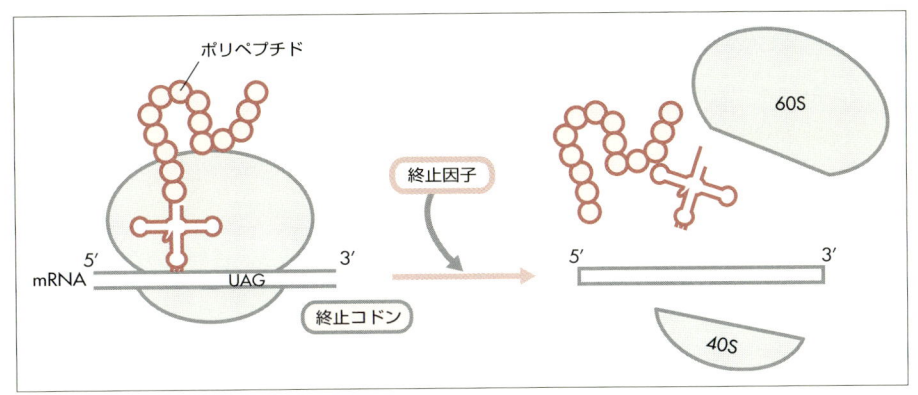

結合すると，P 部位のメチオニル tRNA からメチオニンが離れて A 部位のアミノ酸とペプチド結合する．続いて，別の延長因子が働いてリボソームが mRNA にそって 3' 末端方向に 1 コドン分だけ移動すると，P 部位の tRNA が遊離し，A 部位のペプチジル tRNA が P 部位に移動する．そして，A 部位に次のコドンが対応したアミノ酸のついた新しいアミノアシル tRNA が結合する．このような延長反応が繰り返し行われ，ペプチド鎖が伸びていく．これらの際にも GTP のエネルギーが必要である．

(5) ポリペプチド鎖合成の終了(図 3.34)　mRNA にはアミノ酸の配列を示す暗号の最後に終止コドンがある．終止コドンが A 部位にくると対応するアミノ酸がないので，終止因子の作用でリボソームからペプチジル tRNA が切り離される．さらに，加水分解によってポリペプチド鎖と tRNA の遊離が起こり，1 分子のポリペプチド鎖の合成が終了する．同時にリボソームは mRNA から離れて，再び翻訳の場として利用される．

通常は 1 つのリボソームが終止コドンに達するまでに，mRNA には次々とリボソームが結合していくため，1 本の mRNA に数個〜数十個のリボソームが結合した状態となる．これをポリソームという．

(6) 翻訳後修飾　mRNA の翻訳により合成されたポリペプチドは，プロセシングと呼ばれる過程を経てタンパク質としての機能をもつものが多い．プロセシングの多くは，ペプチド結合の切断とアミノ酸側鎖の修飾である．これらの翻訳後修飾を受けたポリペプチドは，細胞質から各細胞小器官内に運ばれて初めて機能する．

①**ペプチド結合の切断**(図 3.35)：ペプチドホルモン，消化酵素，アルブミンなどのような分泌タンパク質(細胞外へ分泌されるタンパク質)は，リボソーム上において，まずシグナルペプチドと呼ばれる約 20 個のアミノ酸(疎水性アミノ酸が多い)からなる部分がつくられる．たとえば，ペプチドホルモンであるインスリンは膵臓のランゲルハンス島で N 末端にシグナルペプチドのついたプレプロイン

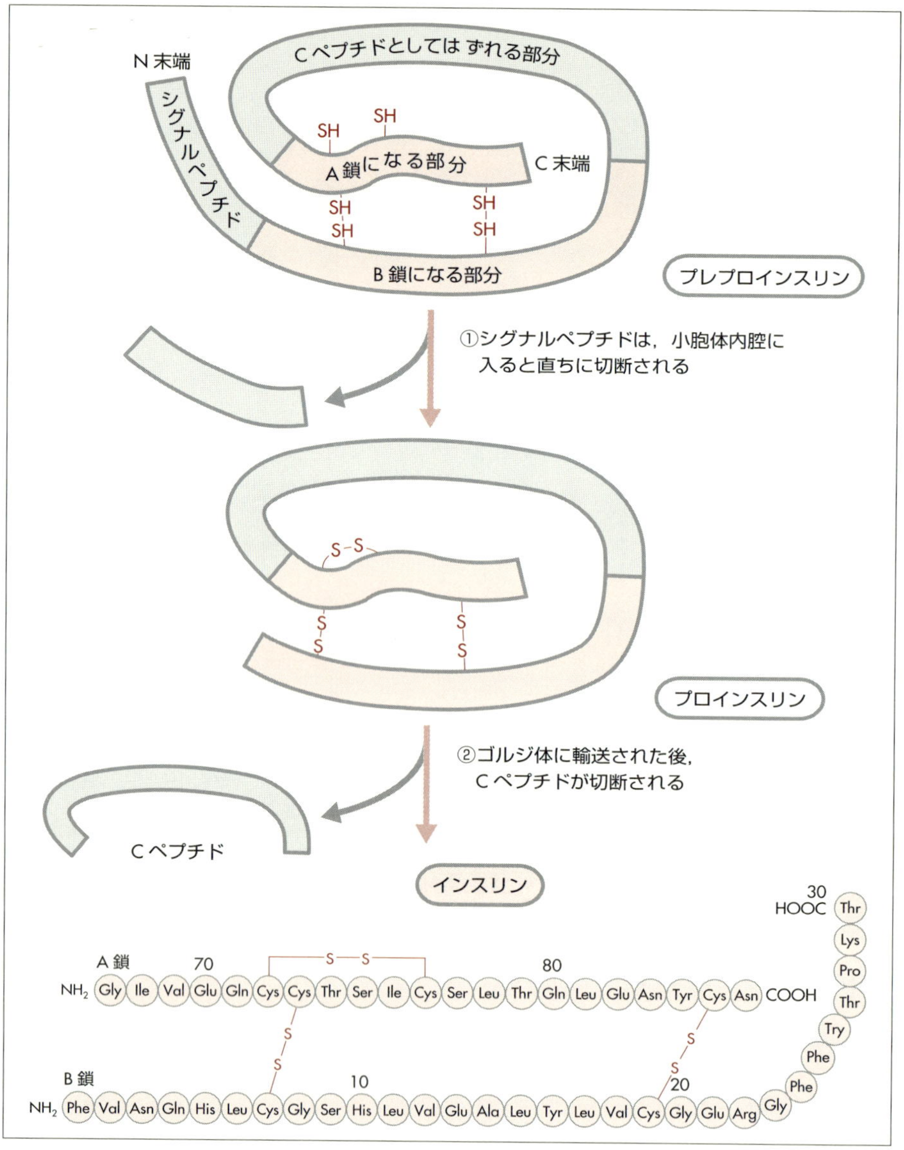

図3.35 ヒトインスリン合成における翻訳後修飾

スリンとして合成される．シグナルペプチドに導かれて小胞体内腔に入ると直ちにシグナルペプチドが切り離される．この段階で6個のシステイン側鎖のSH基が3個のジスルフィド結合（S-S結合）に酸化されプロインスリンになり，細胞内のゴルジ体に輸送された後，A鎖とB鎖のあいだにあるCペプチドが切り離される．最終的にジスルフィド結合された2本のポリペプチド鎖は，ホルモン活性をもつインスリンとして分泌される．

②**アミノ酸側鎖の修飾**：最も一般的にみられるアミノ酸側鎖の修飾には，単糖が鎖のように連なっている糖鎖の付加がある．糖鎖は，セリン残基あるいはトレ

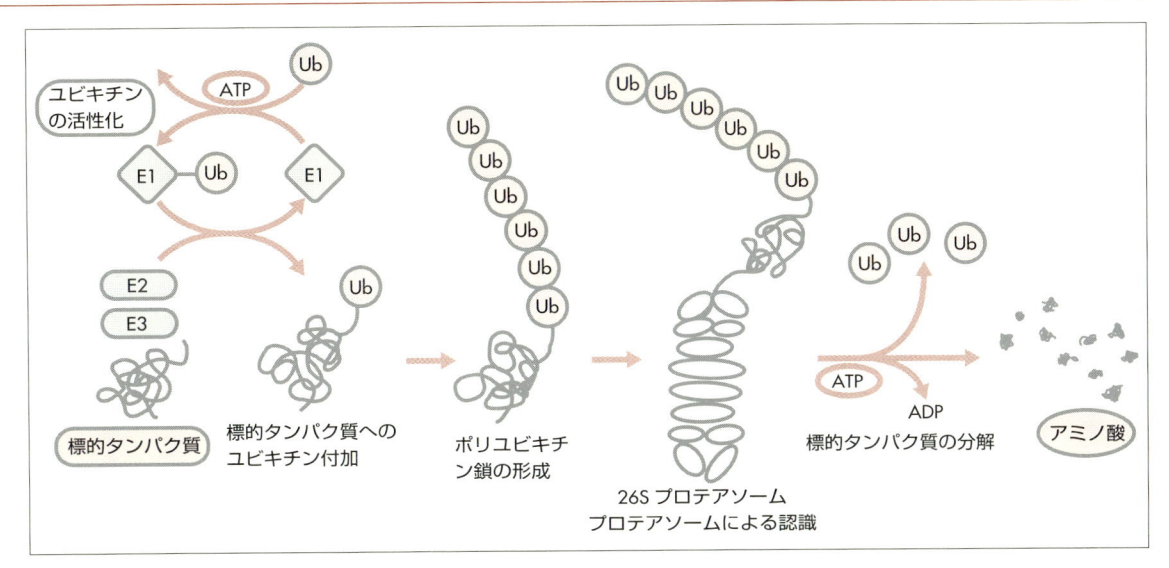

図3.36 ユビキチン-
プロテアソーム系

オニン残基のヒドロキシ基，またはアスパラギン残基のアミド構造のアミノ基に結合する．糖鎖の付加はゴルジ体内あるいは小胞体表面で行われ，修飾されたタンパク質はゴルジ体膜の一部に包まれて分泌小胞となる．コラーゲンは，ヒドロキシリシン残基のヒドロキシ基にガラクトースが結合し，そのガラクトースにさらにグルコースが結合したものである．

b. タンパク質の分解

タンパク質分解酵素（プロテアーゼ）は細胞外に存在するものと，細胞内に存在するものがある．前者はおもに食事により摂取したタンパク質を分解する消化管のプロテアーゼである．後者はおもに生体内におけるタンパク質の新陳代謝や，酵素の活性化などの重要な役割を担っており，ほとんどがエンドペプチダーゼ（ペプチド鎖内部のペプチド結合を切断する酵素）である．これらのなかで，細胞内におけるタンパク質の分解機構として3つの分解経路が知られている．

(1) ユビキチン-プロテアソーム系（図3.36）　ユビキチン-プロテアソーム系では，分解の標的となったタンパク質に結合するユビキチン（Ub）と呼ばれる低分子タンパク質を必要とする．

まず，ユビキチン活性化酵素（E1）がATPのエネルギーを利用してユビキチンと結合する．これをユビキチンの活性化という．続いて，ユビキチン結合酵素（E2）とユビキチンリガーゼ（E3）の酵素反応により標的タンパク質にユビキチンが付加される．この標的タンパク質に結合したユビキチンに，さらに次々とユビキチン分子が結合することにより，ポリユビキチン鎖が形成される（ポリユビキチン化）．そして，ポリユビキチン鎖が分解シグナルとなって26Sプロテアソームに認識され，ATP依存的に標的タンパク質が分解される．この機構により，細胞内で不

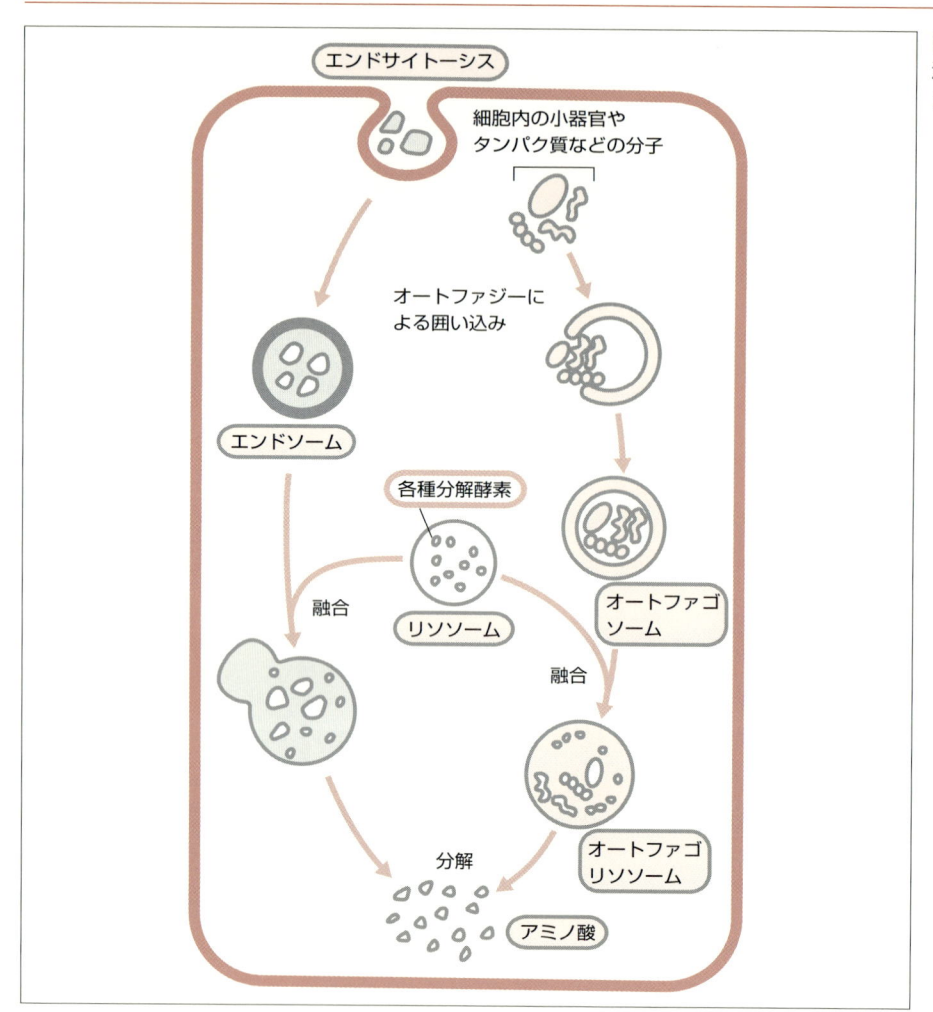

図 3.37 リソソーム−液胞系におけるタンパク質の分解

要となったタンパク質の特異的分解や異常タンパク質の非常に速い代謝回転を可能にしていると考えられている．このユビキチンの活性化から標的タンパク質への結合，および 26S プロテアソームによる分解までの一連の経路がユビキチン−プロテアソーム系である．

(2) リソソーム−液胞系（図 3.37）　　リソソームは，一重の膜で包まれた小胞で，各種の加水分解酵素を多量に含み，細胞内外の不要物質を消化分解する働きをもつ細胞小器官である．タンパク質が分解シグナルで標識されていない場合は，リソソーム−液胞系によってペプチドあるいはアミノ酸にまで分解され放出される．これらは，新しくタンパク質を合成するための材料として利用される．

　リソソーム−液胞系では，エンドサイトーシスにより細胞外タンパク質を細胞内に取り込んで小胞（エンドソーム）を形成して分解する系と，役目を終えた細胞内小器官などがオートファジーによって包み込まれた小胞（オートファゴソーム）が形

成されて分解する系が存在する．いずれの場合も，小胞がリソームと融合して，リソーム内に存在するカテプシンと総称されるプロテアーゼ群によって小胞内タンパク質が分解される．

(3) カルシウム-カルパイン系　カルパインは，カルシウムが結合することで活性化され，さまざまな機能調節にかかわり，選択的にタンパク質を分解する中性プロテアーゼである．カルシウム-カルパイン系は，基質となるタンパク質を極めて限定的に切断する．

細胞内のカルシウム濃度や，そのほかの状況の変化に応じてタンパク質が特異的に分解されることは，生理的条件下だけでなく，病的状態においてもよくあることである．カルパインの機能不全により筋ジストロフィー，胃腸疾患などの疾患を発症するが，カルパインが実際にどのように機能して発症を防いでいるのかについては，不明な点が多い．カルパインは，プロテインキナーゼや転写因子，細胞骨格系タンパク質など細胞内の情報伝達にも深く関与していると考えられている．

c. タンパク質の半減期

個々のタンパク質の分解のされやすさは，その半減期として表される．半減期とは既存の濃度が初めの濃度の1/2に減少するのに要する時間を示し，数分から数か月のものまで幅広い．たとえば，構造タンパク質や赤血球のヘモグロビンのように数日の半減期をもつ長命のタンパク質があれば，オルニチン脱炭素酵素のように合成されて数分以内に分解されてしまう短命のタンパク質もある．一般的には，細胞を構成する構造タンパク質群は寿命が長く，代謝系の律速酵素，シグナル伝達や転写調節などに関係している機能タンパク質群の寿命は短い．

長命のタンパク質の多くは，リソーム-液胞系で分解されるが，障害されたタンパク質や細胞周期に伴って不用になった短命のタンパク質などはプロテアソーム系で選択的に分解される．

B. ヌクレオチドの合成，分解，再利用の経路

ヌクレオチドは，塩基，五炭糖およびリン酸からなる化合物の総称で，DNAやRNAの構成成分である(2.5節参照)．そのほかに，ATPなどの高エネルギー化合物，$FADH_2$，NADHなどの補酵素の構成成分でもある．プリン塩基をもつヌクレオチドはプリンヌクレオチド，ピリミジン塩基をもつヌクレオチドはピリミジンヌクレオチドという．ヌクレオチド合成経路には，糖やアミノ酸などを材料として塩基部分を新たに合成する新生経路(デノボ合成)と，核酸の分解過程で生じる塩基を利用する再利用経路(サルベージ経路)がある．

a. 新生経路によるヌクレオチドの合成

(1) プリンヌクレオチドの合成(図3.38)　新生経路によるプリンヌクレオチド

図3.38 新生経路によるプリンヌクレオチドの合成とそのリン酸化によるヌクレオシド三リン酸の合成

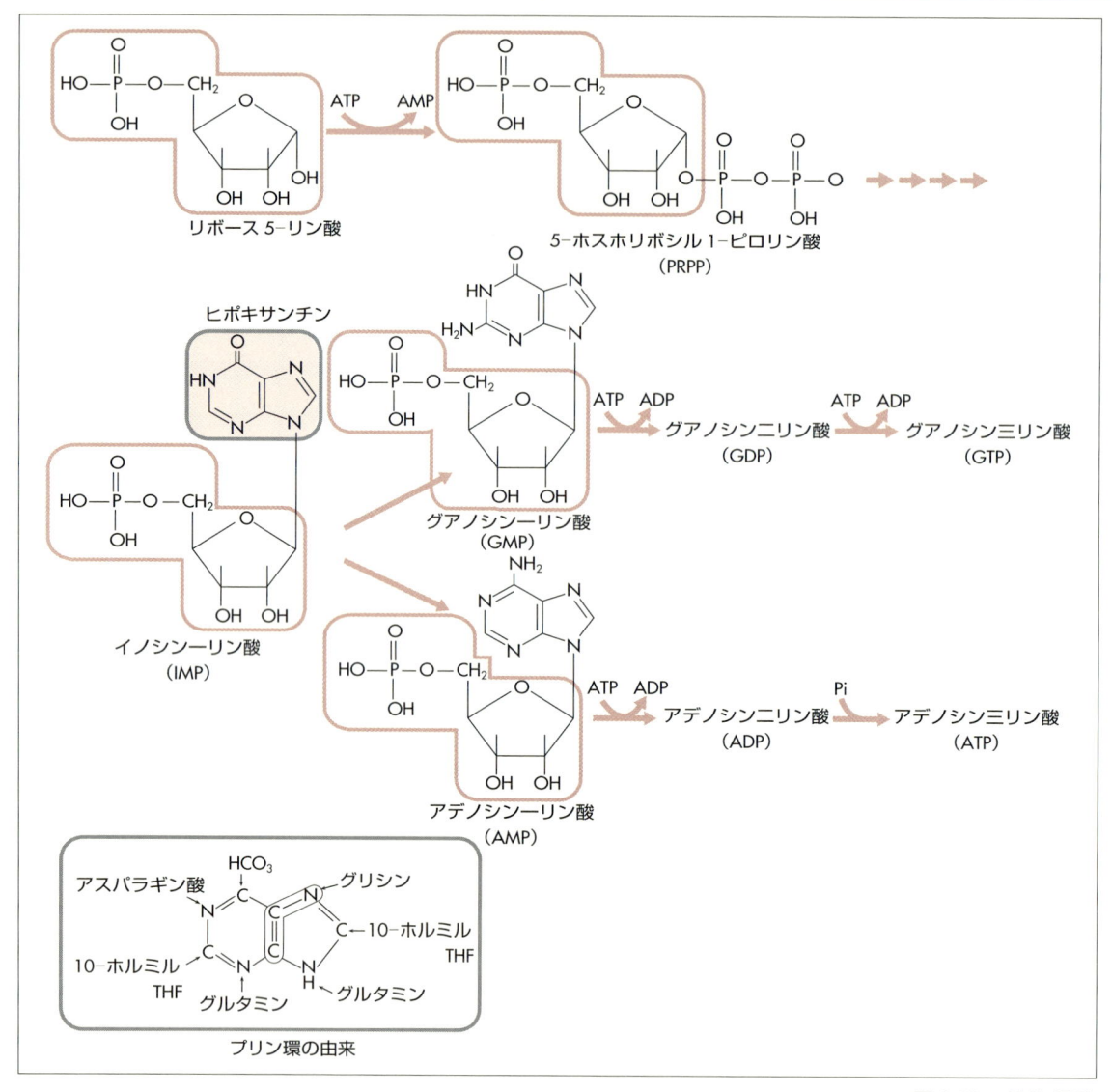

の合成では，まず初めにペントースリン酸回路で生成されたリボース 5-リン酸が ATP と反応し，5-ホスホリボシル 1-ピロリン酸(PRPP)が生成する．そのあと，10 段階の酵素反応によって，PRPP の 5-ホスホリボシル基上にプリン環を組み立てていき，イノシン一リン酸(IMP，イノシン酸)が合成される．IMP は塩基としてヒポキサンチンをもち，このプリン環の合成に必要な窒素は 2 分子のグルタミン，グリシン，アスパラギン酸から供給され，炭素はグリシン，10-ホルミルテトラヒドロ葉酸(10-ホルミル THF)，炭酸から供給される．IMP からアデノシン一リン酸(AMP)やグアノシン一リン酸(GMP)が合成され，2 段階のリン酸化を受けて，それぞれアデノシン三リン酸(ATP)とグアノシン三リン酸(GTP)になる．

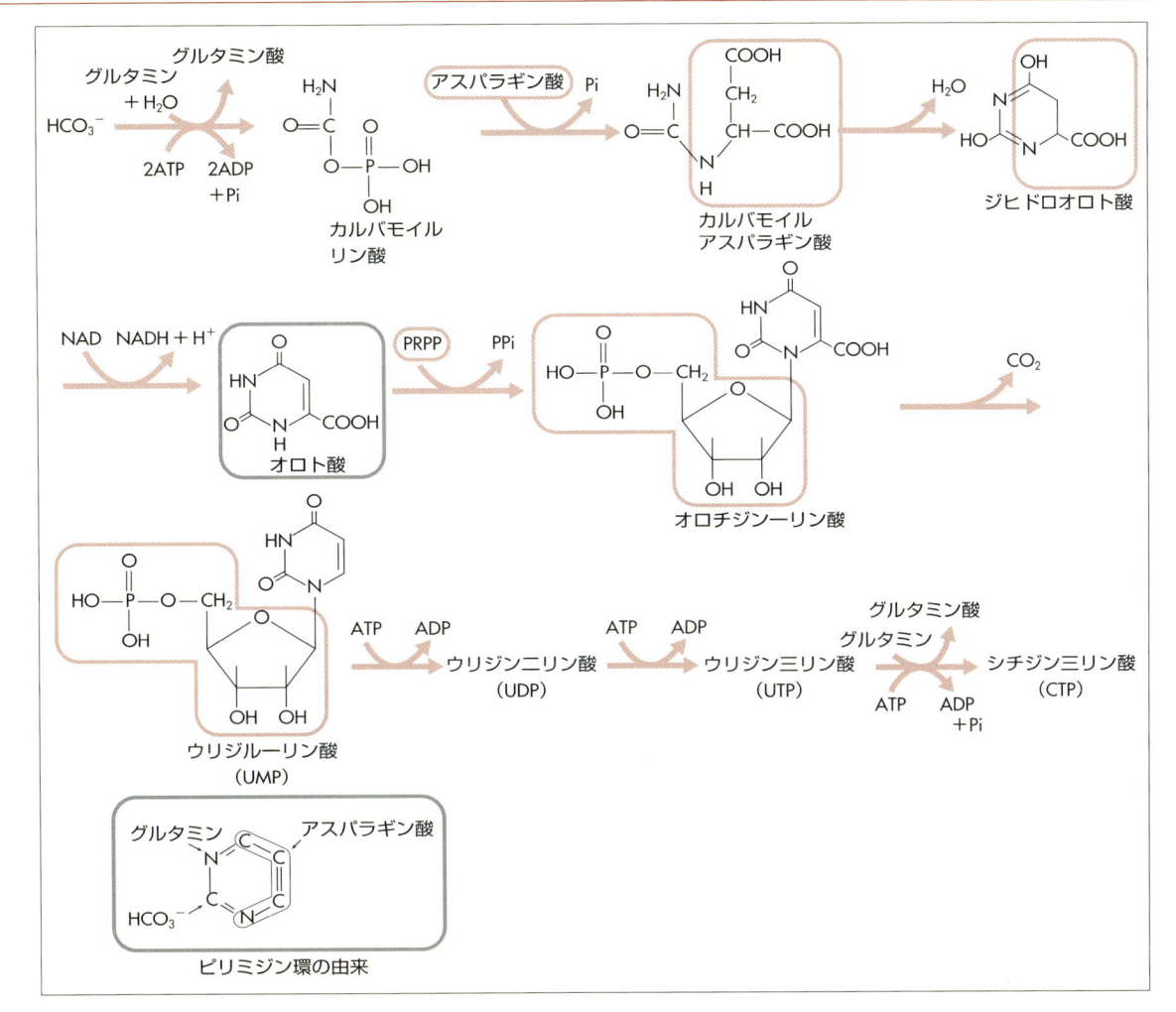

図 3.39 新生経路によるピリミジンヌクレオチドの合成とリン酸化によるヌクレオシド三リン酸の合成

PRPP：5-ホスホリボシル 1-ピロリン酸

(2) ピリミジンヌクレオチドの合成（図 3.39）　新生経路によるピリミジンヌクレオチドの合成では，まず炭酸とグルタミンのアミド基からカルバモイルリン酸が生成され，次にアスパラギン酸が結合して閉環し，脱水素されてピリミジン環のオロト酸が生成する．オロト酸は PRPP と反応してオロチジン一リン酸（OMP，オロチジル酸）となり，脱炭酸されてウリジル一リン酸（UMP，ウリジル酸）となる．UMP は 2 段階のリン酸化を受けて，ウリジン三リン酸（UTP）となる．さらに，UTP はグルタミンからアミド基を供与されてシチジン三リン酸（CTP）となる．ピリミジンヌクレオチドの合成は，ほとんどが新生経路によって行われる．

b. ヌクレオチドの分解と再利用経路

(1) プリンヌクレオチドの分解と再利用経路（図 3.40）　プリンヌクレオチドの再利用経路では，プリンヌクレオチドの分解過程で生じる遊離塩基を再利用してヌクレオチドを合成する．GMP の分解過程で生じるグアニンは，PRPP と反応し

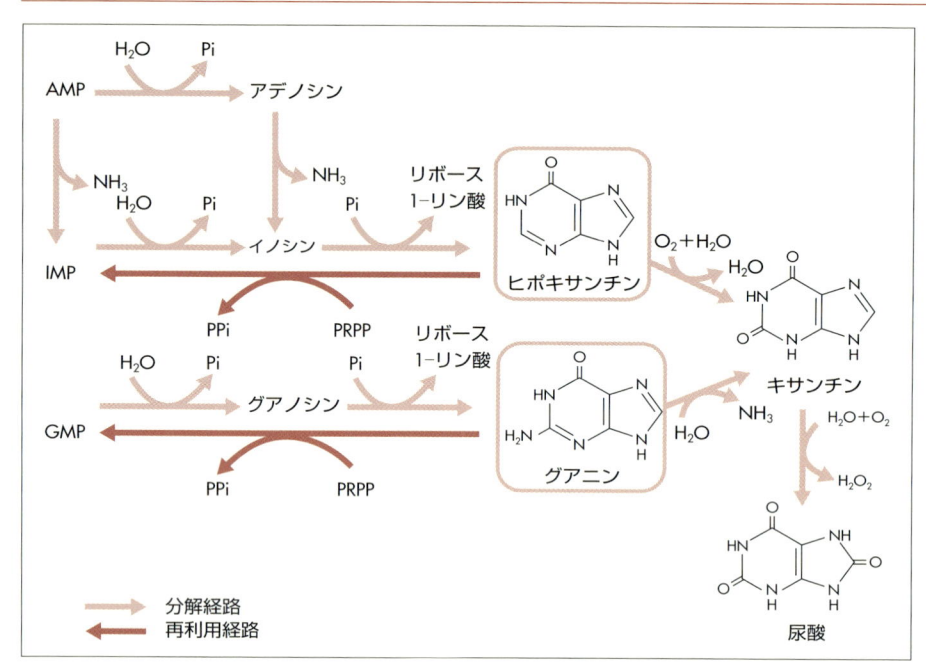

図3.40 プリンヌクレオチドの分解と再利用経路
PRPP：5-ホスホリボシル1-ピロリン酸

て再びGMPとなり，AMPの分解過程で生じるヒポキサンチンは，PRPPと反応してIMPを生じる．再利用されなかったグアニンやヒポキサンチンは，キサンチンを経て最終代謝産物の尿酸に変えられ，尿中に排泄される．

　プリンヌクレオチドの再利用経路を触媒している酵素はヒポキサンチン-グアニンホスホリボシルトランスフェラーゼ(HGPRT)である．HGPRTの欠損は，ヒポキサンチンの再利用を抑制し，IMPの減少，PRPPの蓄積を生じるため，プリンヌクレオチドの新生経路による合成が亢進し，結果として尿酸が多量に生産される．

(2) ピリミジンヌクレオチドの分解　　ピリミジンヌクレオチドは，加水分解により構成要素であるピリミジン塩基とリボース，リン酸に分解される．ピリミジンヌクレオチドでは，分解によって生じた塩基がヌクレオチド合成に再利用される割合は少ない．シトシンは脱アミノ反応によってウラシルとなり，β-アラニンに代謝される．チミンもウラシルと同様の反応で分解されるが，メチル基が1個多いため，β-アミノイソ酪酸となる．β-アラニンとβ-アミノイソ酪酸の一部は尿中に排泄されるが，多くはさらにアンモニアと二酸化炭素と水にまで分解される．

3.5 物質代謝の調節

A. 糖質，脂質，アミノ酸代謝の相互関連

　食物から摂取された糖質，脂質，タンパク質の三大栄養素は，それぞれを消化する酵素の働きによって体内に吸収できる低分子にまで消化される．消化された栄養素は脂質を除いて，多くが小腸粘膜より吸収され，腹部臓器からの静脈血中を運ばれる．この静脈は門脈と呼ばれ，心臓に直接戻らずに肝臓へと入る．つまり，門脈を介して運ばれた栄養素は，まず，最初に肝臓で代謝を受けるのである．

　一方，脂質は胆汁酸や消化酵素の働きによって脂肪酸とモノアシルグリセロールに分解され，小腸上皮細胞より吸収されたあと，小腸上皮細胞内でキロミクロンを形成し，リンパ管へ分泌される．そして，鎖骨下静脈から血液中に入り，HDL由来のアポタンパク質C-IIとアポタンパク質Eと結合して全身を巡り，ほとんどが脂肪として脂肪細胞に蓄えられる．蓄えられた脂肪は体内での必要に応じて再び血液中を運ばれ，肝臓で代謝される．

　このように，三大栄養素が代謝される場の中心となる臓器が肝臓である．肝臓は三大栄養素を構成する低分子有機物の合成・分解を行い，体内の内部環境における多くの栄養物質の濃度を調節する役割を担っている．

　すなわち糖質，脂質，タンパク質を構成するアミノ酸は，必要に応じて肝臓で解糖系，糖新生系，クエン酸回路の反応経路を共有して相互に転換され，体内で利用されている（図3.41）．

図3.41　グルコースと脂質，アミノ酸代謝の相互関連

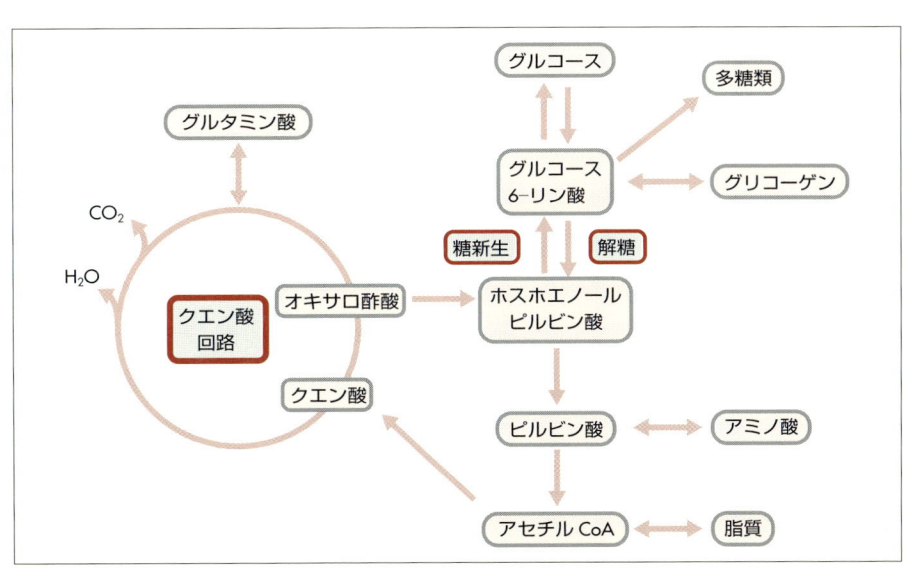

a. 代謝の要はグルコース供給

　糖質は体内で最も効率よく利用されるエネルギー源である．食物中には数種の糖質が存在するが，あらゆる糖質はグルコースに転換されて血液中を運ばれ(血糖)，体内の細胞に取り込まれ利用される．細胞内では，グルコースはマンノースやガラクトース，フルクトースなど，すべての糖質と相互に転換されるが，血糖として存在しうるのはグルコースだけである．

　血糖の取り込みに働く唯一のホルモンが膵臓のランゲルハンス島B細胞(β細胞)から分泌されるインスリンである．インスリンによって血中のグルコース濃度(血糖値)は約80〜100 mg/dLと，ほぼ一定に保たれている．体重が60 kgのヒトでは，血液中に存在するグルコースは3 g程度と，意外に少ない印象を受ける．しかし，グルコースは脳にとって唯一のエネルギー源であり，重度の血中グルコースの低下は意識障害や昏睡を招き，生命の危険につながる．そのため，代謝の中で最も優先されるのがエネルギー供給にかかわる働きであり，血糖を一定に保つために，ヒトの身体にはさまざまな調節機構が備わっている．その調節において，中心となるのはグルコースを分解してピルビン酸を生じる解糖系と，その経路を逆に進む糖新生系，そしてピルビン酸から生じるアセチルCoAを利用するクエン酸回路である(3.1節参照)．

　食後に血糖値が上昇すると，肝臓と筋肉では取り込んだグルコースからグリコーゲンを合成し，エネルギー源として貯蔵する．肝臓は約50〜60 gのグリコーゲンを貯蔵できる．肝臓のグリコーゲンは，血糖値の低下に応じて再びグルコースに分解されて血中放出され，さまざまな組織でのエネルギー源となる．すなわち，膵臓のランゲルハンス島A細胞(α細胞)の作用を受けて，肝細胞での糖新生酵素系が活性化されると，糖新生が起こり，血糖が維持される．これら2つのホルモンはグリコーゲンが枯渇してからも，後述する脂質やアミノ酸の代謝による糖新生に働く．

　一方，筋肉で合成されたグリコーゲンは筋肉でのみエネルギー源として用いられ，再び血中に出ることはない．運動の強度にもよるが，筋肉グリコーゲンは運動開始後，およそ1〜2時間で枯渇する．

b. 糖質と脂質代謝はアセチルCoAを介する共有経路をもつ

　肝臓と筋肉のグリコーゲンの貯蔵がいっぱいになると，余剰のグルコースはすべて肝臓で脂肪に転化される．この代謝にもインスリンがかかわっている．グルコースは解糖系を経てピルビン酸となり，続いて生成されるアセチルCoAはクエン酸回路で酸化分解されず，脂肪酸合成酵素の作用によってパルミチン酸となる．さらに，この脂肪酸がグリセロールリン酸とエステル形成し，最終的には脂肪となるのである(図3.42)．

　食後の高血糖時にある体内では，実際にはグリコーゲン合成と脂肪酸合成は並

図 3.42 高血糖時，肝臓ではグリコーゲン合成と脂肪酸合成が同時に進行する

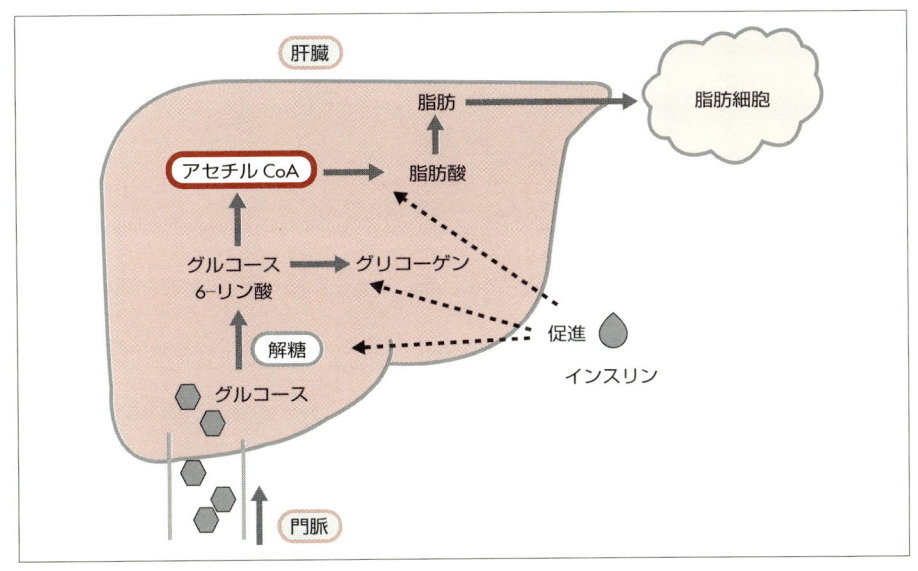

行して進行しており，生体は効率よく貯蔵エネルギーを生成している．また，この余剰のグルコースを脂肪酸に転換する作用は，グルコースが酵素反応を介さずにタンパク質と結合し，生じたシッフ塩基を持つ糖化タンパク質によって血管や組織の基底膜が損傷されるなどのグルコースの毒性を抑えるうえでも重要な働きを果たしている．

脂質は脳神経組織や生体膜，ホルモンの構成成分としても重要な物質であるだけでなく，糖質と同様にエネルギー物質としての役割が大きい．とくに脂肪は非常に優れたエネルギー貯蔵の形態であり，糖質に比べて脂肪から産生されるエネルギー量は，質量あたりで倍以上となる．脂肪は食物から摂取されるだけではなく，先にも述べたように，体内で余剰のグルコースからも合成される．

血糖値が低下すると，グルカゴンの作用を受けてホルモン感受性リパーゼ(HSL)が活性化し，脂肪細胞中の脂肪が脂肪酸とグリセロールに分解されて血液中に放出される．遊離された脂肪酸は血中タンパク質のアルブミンと結合して血液中を運ばれ，脳以外の組織細胞に取り込まれる．脂肪酸は細胞内でβ酸化を受けてアセチルCoAを生じ，エネルギー源となる(3.2節参照)．

肝臓は強力なβ酸化組織で，低血糖時や，糖尿病などの細胞へのグルコースの取り込みが低下した状態では大量の脂肪酸が消費される．その脂肪酸の消費に伴って生成するアセト酢酸と，NADHにより還元されたβ-ヒドロキシ酢酸は，ともにケトン体と呼ばれる．水溶性の酸性物質である．ケトン体は血液によって運ばれた先の末梢細胞でグルコースや脂肪酸に優先して取り込まれ，クエン酸回路で酸化分解され，エネルギー供給に利用される．

ケトン体をおもに消費する組織は筋肉である．ケトン体自体には細胞毒性はな

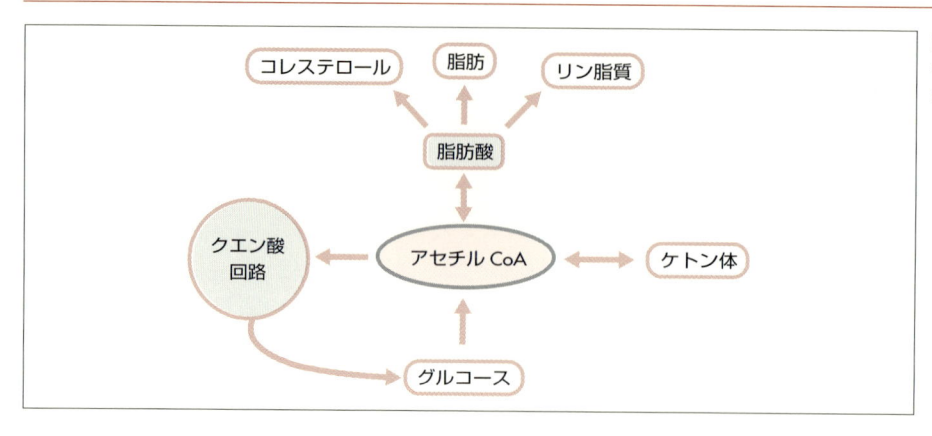

図3.43 アセチルCoAを中心に脂質代謝は行われる

いが，大量に生成した場合に血液が酸性に傾くケトアシドーシスと呼ばれる状態を引き起こす．長期間の飢餓状態にある人や重篤な糖尿病患者では，ケトアシドーシスが起こりやすく，生命の危機にさらされることもある．

反対に血糖が増加すると，インスリンの作用を受けて脂肪酸のβ酸化は抑制され，さらに脂肪酸合成系が活性化されるため，肝臓ではアセチルCoAを原料に脂質合成が促進される．ヒトの体内で合成される脂質はおもに脂肪酸とコレステロールで，脂肪は脂肪細胞に蓄積され，本来，肝実質細胞には蓄積しない．しかし，肝臓での過剰な脂肪合成の進行が起こると，合成された脂肪の分泌が停滞し，肝実質細胞に蓄積した状態，いわゆる脂肪肝となる．過剰な糖質と脂質の摂取から起こる脂肪肝は，食事制限とエネルギー消費によって比較的解消されやすい．

以上のように，ともにエネルギー供給物質としての働きが大きい糖質と脂質の代謝は，アセチルCoAを介して共有する経路が存在しており，巧みに調節されているのである（図3.43）．

c. 糖質とアミノ酸代謝はクエン酸回路を共有する

タンパク質は体内で消化されてアミノ酸となり，おもに生体を構成する多くのタンパク質成分へとつくり変えられる．糖質や脂質のほとんどが体内ではエネルギー源，もしくはエネルギー貯蔵物質として存在していることに対して，タンパク質は単なる貯蔵物質として存在することはなく，さまざまな生理的作用をもつ生体成分として合成され，その数は数万種類にも及ぶといわれる．

ヒトの体重のおおよそ15%は，生体を構成するタンパク質である．ヒトの生体では1日に総タンパク質の2%程度が分解されており，体重が60 kgのヒトではおよそ1日に180〜200 gのタンパク質が分解されることになる．タンパク質の分解で生じたアミノ酸の60〜70%は再び体内のタンパク質合成に利用されるが，残りはほかの物質に転換されるか，燃焼して分解される．つまり，分解される量のアミノ酸，特に体内で合成できない不可欠アミノ酸は毎日の食事から

図3.44 エネルギーの供給と筋タンパク質の分解

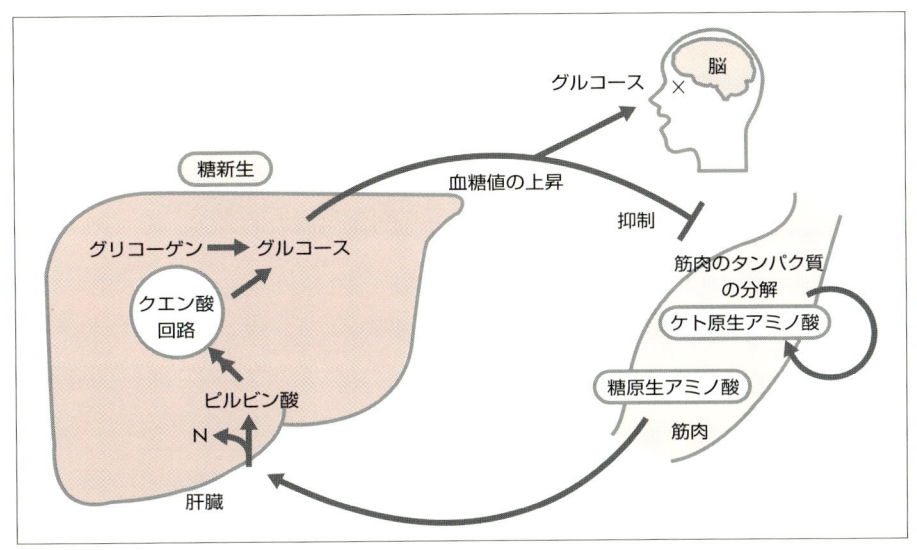

摂取して補わなければならない．

　ヒトが重篤な飢餓状態(低栄養状態)に陥り，グリコーゲンや脂肪からのエネルギー供給が低下すると，筋肉を構成するタンパク質が分解されることが知られている．タンパク質の分解により生じたアミノ酸の一部は筋肉内で消費されるが，多くは糖原性アミノ酸と呼ばれ，肝臓に運ばれて糖新生の原料となる．これもまたクエン酸回路から糖新生系に入る代謝経路をたどる(図3.44)．

　糖新生に用いられないアミノ酸はケトン体の生成に用いられるため，ケト原性アミノ酸と呼ばれ，ほとんどが筋肉で消費される．

　一方，高血糖時などのグルコース供給が十分な状態では，グルコースを原料として不可欠アミノ酸を除く糖原性アミノ酸が合成される．すなわち，解糖系で生じたピルビン酸からアラニン，セリン，グリシンなどのアミノ酸に転化される．さらに，ピルビン酸のカルボキシル化により生じたオキサロ酢酸からは，アスパラギン酸，そしてアスパラギンが合成される．

B. エネルギーの需要・供給に基づく調節機構

　エネルギーの調節は，エネルギー流入量(食事)とエネルギー代謝量の両面からとらえる必要がある．生体は，エネルギーの平衡を常に維持しなければならない．エネルギー要求量に変化のない条件下で体重が一定なのは，食物エネルギーが十分であることを示す．この調節は，多様な要因により調節されている(図3.45)．食事によって得られる栄養素のうち，エネルギー源となるのは，糖質，脂質，タンパク質の三大栄養素である(表3.4)．それぞれ，完全に燃焼されて水と二酸化炭素になると，特有の量のエネルギーを産生する．三大栄養素の燃焼には，物質

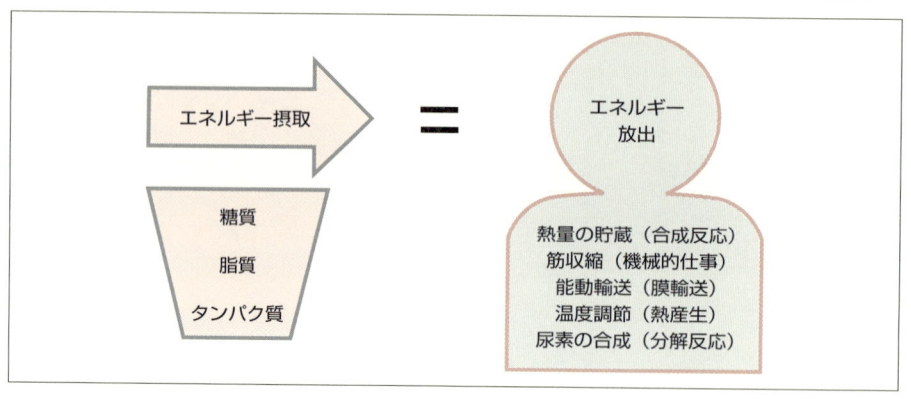

図 3.45 摂取エネルギーと消費エネルギーの平衡

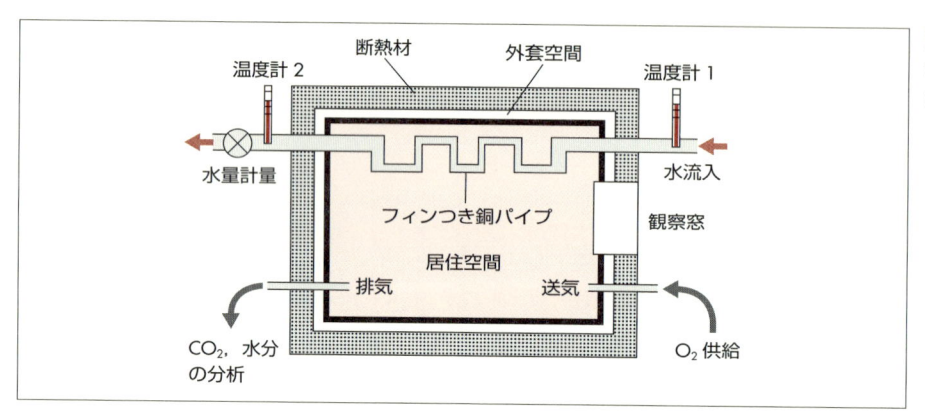

図 3.46 アトウォーター・ローザ・ベネディクト型の直接熱量計

	生体利用率	物理的燃焼値	生理的燃焼値
糖　　質	97%	4.1 kcal/g	4 kcal/g
脂　　質	95%	9.4 kcal/g	9 kcal/g
タンパク質	92%	5.7 kcal/g	4 kcal/g

表 3.4 栄養素が体内で利用できるエネルギー量

中に含まれる炭素(C)，水素(H)，酸素(O)の割合で決定される特有の酸素量が必要である．生体は，あらゆる機能の力源として，高エネルギーリン酸(主としてATP)および還元当量(2H)を必要なだけつくり出すエネルギーを供給するため，毎日十分な栄養を取らなければならない．

還元当量：電子または電子当量を水素原子あるいはヒドリドイオンの形で表す用語．

a. エネルギー量の測定

　食物のエネルギーを推定する簡便な方法として，消化吸収率および尿中排泄量を補正した生理的燃焼値(アトウォーター係数)が一般的に用いられている(表3.4)．
　実際に生体のエネルギー代謝を測定するには直接法と間接法の2つの方法がある．直接法のアトウォーター・ローザ・ベネディクト熱量計(図 3.46)の場合，測定室内の被験者が放射する熱を室内の循環水の温度から測定する．室内で発生した水蒸気量から呼気などの水蒸気の気化熱を測定する．間接法は，生体では食

3. 栄養素の代謝とその調節

物から取り込んだ栄養素が酸素と反応(酸素摂取)し,完全に燃焼(酸化)すると水と二酸化炭素になる,という原理を利用している.つまり,酸素摂取量($\dot{V}O_2$)と二酸化炭素($\dot{V}CO_2$)産生量から,利用された糖質と脂質の割合と産生された熱量を求めることができる.尿中窒素量が正確に得られれば,多くの場合1%程度かそれ以下の誤差で,エネルギー消費量が推定できる.これは,1 Lの酸素消費がエネルギー消費のおよそ4.83 kcalにあたることから求める方法である.

b. エネルギー消費に影響するいくつかの因子

　エネルギーの消費にはさまざまな因子が関与している.まず,安静仰臥位・覚醒状態のヒトにおいては,膜輸送,呼吸と血液循環のための機械的な仕事,熱の喪失など最低限のエネルギーが必要になる.このエネルギー消費量を基礎エネルギー消費量(BEE)という.基礎エネルギー消費量は早朝空腹時に快適な室温において測定される.厚生労働省は1980年以降に発表された各性年齢別の基礎代謝量測定値を考慮して基礎代謝基準値および基準体重を決定した,表3.5に示す基礎代謝量は前述の数値から簡易的に算出される.基礎エネルギー消費量は一般的には,加齢とともに減少する.また,男性の方が女性よりわずかに高い傾向にある.睡眠時のエネルギーについては,基礎エネルギー代謝量の90%,安静時エネルギー代謝量(REE)は基礎エネルギー代謝量の約1.2倍とみなすことができる.

　次に,食物摂取によって,食事誘発性産熱(DIT)と呼ばれる小さいが避けられないエネルギー消費の増加が起こる.安静時エネルギー代謝量にはDITが含まれる.続いて,非ふるえ熱産生という特異的な熱産生機構により,体温維持によるエネルギー消費がある.本質的にはすべての細胞で行われる.ふるえは同期性のない筋収縮で熱産生を増加させる反応である.

　そして,運動や労働などの機械的な仕事によって発生するエネルギー消費量がある.このエネルギー量は活動量による個人差がおきやすいものである.激しい運動をした場合,エネルギーの支出はかなり増加する.日本人が1日に必要な推定エネルギー量は表3.5で示した基礎代謝量と身体活動量から導き出された身体活動レベル(PAL)によって算出される(表3.6).実際,日々のエネルギー消費量は身体活動量によって異なり,エネルギー摂取量に影響を与えるため,エネルギー貯蔵の調節が重要なポイントになる.

表3.5 基礎代謝量
(日本人の食事摂取基準(2015年版))

	男　　性		女　　性	
	参照体重(kg)	基礎代謝量(kcal/日)	参照体重(kg)	基礎代謝量(kcal/日)
18～29歳	63.2	1,520	50.0	1,110
30～49歳	68.5	1,530	53.1	1,150
50～69歳	65.3	1,400	53.0	1,110

	男　性 (kcal/日)	女　性 (kcal/日)
18～29歳	2,650	1,950
30～49歳	2,650	2,000
50～69歳	2,450	1,900

表3.6　推定エネルギー必要量の食事摂取基準
（身体活動レベルⅡ＝1.75）

c. エネルギー貯蔵の調節

(1) 満腹中枢と摂食中枢　私たちは普段の生活の中で，空腹を感じて食事をとり，一定の摂食量によって満腹を感じている．これは脳の視床下部による作用の結果である．視床下部の外側核(LH)と腹内側核(VMH)は摂食の調節中枢とされる．LHは食欲を亢進させて摂食を起こさせる中枢（摂食中枢），VMHは満腹感をもたらし，摂食を停止させる中枢（満腹中枢）として知られ，互いに拮抗する2つの制御機構が存在している．エネルギー基質（糖質，脂質，タンパク質）自体の血中濃度，代謝産物，消化管ホルモン，体温，また，食べ物を見るという視覚や味覚といった感覚や，血糖値の低下なども同様に視床下部へのシグナルとなる．つまり，さまざまな因子が直接あるいは間接的な入力となり，摂食の調節にかかわっている．

(2) ホルモンによる調節　エネルギー基質の代謝と熱産生にかかわっているホルモンは，甲状腺ホルモン，アドレナリン，ノルアドレナリンがある．甲状腺ホルモンのチロキシンとトリヨードチロニンは多くの組織の酸素消費量を増大させ，代謝を亢進させる．甲状腺ホルモンが過剰になると，エネルギー代謝が亢進し，体温の上昇，エネルギー基質の消費による体重減少が起こる．アドレナリンとノ

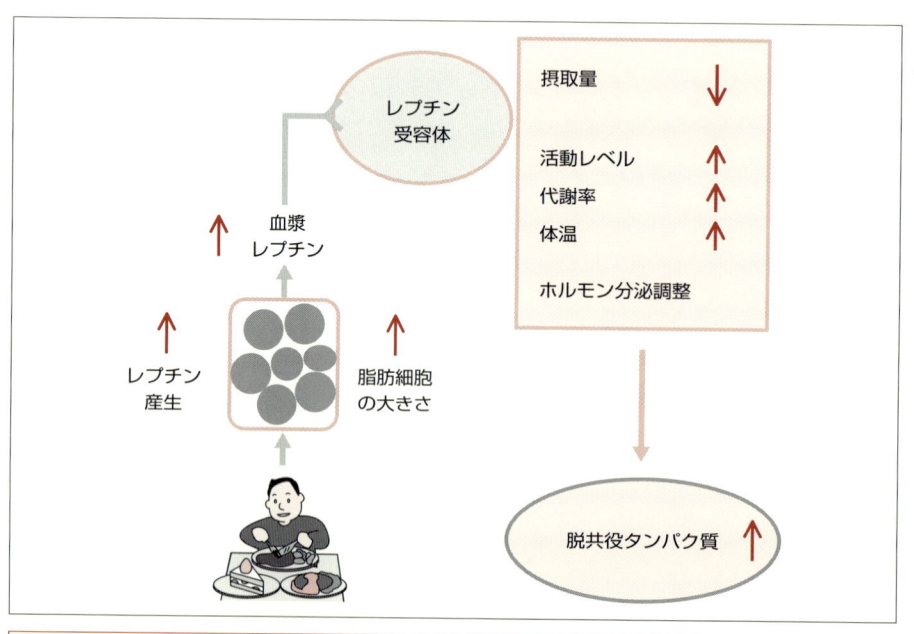

図3.47　エネルギー貯蔵の調節メカニズム

ルアドレナリンは肝臓や筋肉のグリコーゲンを分解し，血中のグルコース濃度を上昇させる．脂肪組織に働いて脂肪を分解させる作用もある．

その他，摂食調節にかかわるホルモンにはインスリン，グルカゴン，コレシストキニンなどさまざまあり，多くのホルモンが細胞，組織，個体レベルでの生命活動およびエネルギー貯蔵の調節に影響を与えるといえる．

(3) 脂肪組織による調節 脂肪組織は，白色脂肪組織 (WAT) と褐色脂肪組織 (BAT) の2つに分けられる．WAT はおもにエネルギー基質である脂肪を貯蔵する器官である．それ以外には，内分泌器官として知られている．脂肪細胞から分泌されるレプチンは，視床下部の受容体に作用し，摂食の抑制と熱産生の増加を引き起こす (図3.47)．レプチンの濃度は脂肪組織重量と比例するといわれている．WAT はレプチンを介して個体のエネルギー貯蔵量を一定に保っている．動物においては，レプチンおよびレプチン受容体が欠損した場合，肥満が起こるが，ヒトの肥満との関係は明確ではない．

一方，BAT は，非ふるえ熱産生の主要臓器として知られている．BAT の細胞にはミトコンドリアが豊富に存在する．このミトコンドリアは脱共役タンパク質 (UCP) またはサーモゲニンと呼ばれるタンパク質によって刺激され，熱を発生させる．UCP の産生は交感神経系のシグナルによって調節される．BAT には交感神経節後線維が分布しており，その興奮や血中ノルアドレナリンの増加により，β_3 アドレナリン受容体を介して脂肪が分解され，それを基質として熱産生が亢進する．また，BAT は体温調節に重要な役割を果たす．これまでに UCP はいくつかのタイプがあることが見いだされた．UCP-1 はミトコンドリア内，UCP-2 はさまざまな組織，UCP-3 は骨格筋，UCP-4 と UCP-5 はおもに脳に発現している．BAT に発現している UCP-1 は寒冷曝露時などの熱産生に重要な働きを有する．

C. 物質代謝の調節：酵素の多彩な働き

酵素とは，生命の基盤をなす化学反応を触媒する生体高分子 (タンパク質) である．酵素は生物が物質を消化する段階から吸収・輸送・代謝・排泄に至るまでのあらゆる過程に関与している．エネルギーや生体高分子の構築単位の供給のための栄養素の分解，これらの構築単位からのタンパク質，DNA，細胞生体膜，細胞，さらには組織の構成，あるいはエネルギーを細胞運動や神経活動，筋肉の収縮の動力源への変換などにバランスのとれた一群の酵素が必要である．酵素は，すべての代謝過程において触媒として働くだけでなく，その高い触媒活性と基質特異性，そして立体特異性によって，細胞内環境および器官内環境をほぼ一定に維持している．この環境維持は，生化学反応の速度を適切に変化させることにより成り立っている．このために，各代謝系において，その律速段階になる反応を触媒する酵素の濃度や，触媒活性などを変化させることが行われる．

(1) **酵素の性質** 多くの酵素は生体内でつくり出されるタンパク質をもとにして構成されている．したがって，生体内での生成や分布の特性，熱やpHによって変性して活性を失う(失活)といった特性などは，他のタンパク質と同様である．酵素は高分子であり，ペプチド鎖は何重にも折りたたまれ，小分子(基質)を結合する活性部位を形成している．活性部位のことを活性中心，あるいは触媒部位と呼ぶ．酵素反応の速度が抑えられる場合を阻害と呼び，そのような作用を有する化合物を阻害剤という．酵素活性の阻害は，細胞の活動を調節するおもな要因の1つであり，また，阻害実験は酵素の反応機構を知るのに役立つ．これらは，抗生物質，制がん剤，殺虫剤に代表される農薬など，広く利用されている．また，酵素量の検査診断，酵素作用を調節する治療薬などに酵素が深くかかわっている．

(2) **酵素の作用機序** 酵素がある反応を触媒する場合，少なくとも10の6乗倍ほど，反応速度を促進させる．酵素は他の触媒と同様に，反応の結果，自らが変化を受けることはない．多くの酵素は非タンパク性の低分子化合物や金属イオンを含んでいて，これらは基質との結合や触媒作用に直接関与している．補欠分子族，補因子，補酵素と名付けられているこれらの因子が反応を助ける．補欠分子族の特徴は，共有結合あるいは非共有結合で酵素タンパク質の構造の中に強固にかつ安定に組み込まれていることである．金属イオンは一般的な補欠分子族である．すべての酵素のおよそ3分の1は金属イオンを含んでおり，金属酵素と呼ばれている．補因子は補欠分子族とよく似た働きをするが，酵素あるいはATPのような基質と容易に解離し得る形で一時的に結合するにすぎない．ここでも，一般的な補因子は金属イオンである．補酵素は繰り返し利用可能な往復運搬体として，また化学置換基転移剤として，置換基の受け渡しを行う．水溶性のビタミンB群は，多くの酵素反応の補酵素として働いている．

また，酵素反応にはさまざまな種類があるが，反応の種類ごとに，酸化還元酵素，転移酵素，加水分解酵素，脱離酵素，異性化酵素，合成酵素などの6群分類されている．

① **酸化還元酵素**(オキシドレダクターゼ)：2種の基質間の酸化還元反応を触媒する
② **転移酵素**(トランスフェラーゼ)：アミノ基やメチル基，リン酸などを他の基質へ転移させる
③ **加水分解酵素**(ヒドロラーゼ)：多糖類やタンパク質などを加水分解する
④ **脱離酵素**(リアーゼ)：基質の加水分解や酸化還元反応を伴わずに，炭素間結合C–Cや炭素–酸素結合C–Oを切断して二重結合を生じる
⑤ **異性化酵素**(イソメラーゼ)：シス–トランス変換などの構造変換反応にかかわる
⑥ **合成酵素**(リガーゼ)：ATPの加水分解と共役して2分子の基質を結合させる

同一の反応でも，異なる酵素により触媒される例は多い．これらをアイソザイム，あるいはアイソエンザイムと呼ぶ．アイソザイムのアミノ酸配列は類似して

図 3.48 ミカエリス・メンテン型酵素の反応速度と基質の関係
K_m は，図に示すように反応の初速度が最大速度の 1/2 になるときの基質濃度として定義され，酵素濃度には依存しない．K_m が高ければ，酵素の基質に対する親和性は低い（K_m 値をより詳細に求める他のプロット法もあるが，ここでは略す）．

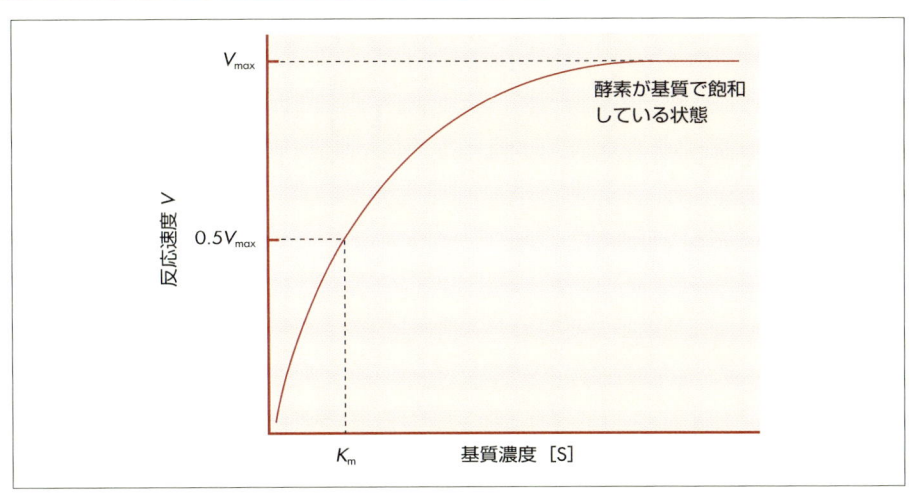

おり，進化の過程でそれぞれの細胞の機能に合うような性質をもつようになったと考えられる．アイソザイムは基質特異性あるいはその活性調節の仕組みが異なっている．

a. 酵素の反応

酵素には2種類の特異性がある．基質特異性と反応特異性である．酵素は，特定の基質を認識し特異的に結合することにより，その触媒活性を発揮する．また，触媒する反応も決まっている．酵素の高い特異性は酵素の高次構造に支えられており，酵素の活性中心は，特定の基質ととくによく結合するような構造であり，基質の特徴的な官能基と結合できるようにアミノ酸側鎖が配置されている．酵素が効率よく触媒として機能するのは，活性中心に特別なアミノ酸残基があるためで，このほかのアミノ酸残基にはない特別な反応性を獲得している．酵素は一般に活性に至適なpHがある．また，反応速度は温度とともに上昇する．しかし，高温ではタンパク質の性質により立体構造が壊れるため，至適温度が存在する．酵素(E)の触媒する反応では，基質(S)が酵素の活性中心に可逆的に結合して，酵素–基質複合体(ES)をつくる．この後，反応が進行して生成物(P)ができ，酵素から離れる．ミカエリスとメンテンが酵素触媒の測定値に基づいて考案したモデルは以下の式で表される．

$$E + S \rightleftarrows ES \rightarrow E + P$$

酵素反応では，基質Sの濃度[S]を増すに連れて反応初速度Vが増加するが，反応系に加える酵素の量を一定にした場合，いくら[S]を高くしてもVはある限度より高くなることはない（図 3.48）．この数値を V_{max} とする．Vの値は飽和する．飽和現象は，触媒反応の特徴であり，触媒に基質が一定の比率で結合することで説明される．基質分子がたくさんあっても，触媒の基質結合部位の量には限りが

あるので，飽和現象が見られる．基質が結合すると酵素は，その立体構造を変化させる．この過程は誘導適合機構と呼ばれる．

ミカエリス・メンテン型酵素は，基質濃度に対し反応速度が双曲線的になることが特徴である．これは，酵素基質複合体ができ，そこから生成物が遊離することを前提としている．K_m（ミカエリス定数）という非常に重要な定数が求められるが，これは酵素反応の最大速度の1/2を与える基質濃度である．

b. 活性調節

酵素の活性は，酵素の合成・分解により酵素量のレベルでも制御されるが，代謝物質やATP/ADPなどの低分子物質（エフェクター）によっても個々の酵素分子のレベルでも活性が調節される．酵素の活性中心とは異なる部位にエフェクターが結合する場合，これをアロステリック部位といい，これにより制御を受ける酵素をアロステリック酵素と呼ぶ．アロステリック調節のほかに，酵素分子自体が共有結合による修飾を受けることによっても活性が制御される．リン酸化は代表的なその例である．

タンパク質のリン酸化は，セリン，トレオニン，またはチロシン残基の側鎖にリン酸エステル結合が形成される．さまざまな特異性のタンパク質リン酸化酵素が存在する．代謝を調節する基本的な方式は，最終産物が増え過ぎるとその代謝経路を止めるというフィードバック制御である．細胞内の代謝は，多数の酵素反応で構成されている．その場合に，経路のすべての酵素を止める必要はない．その経路で最も重要な酵素を止めることが普通である．

一方，酵素量の増減で活性の調節が行われる場合もある．成長期の動物ではタンパク合成に関係する酵素活性が高い．このような長期的な変動に対しては，酵素量が増加して調節が行われる．以上より，多くの酵素が酵素タンパク質のレベルでエフェクターによるアロステリック制御やリン酸化などの修飾による制御を受けるか，あるいは遺伝子レベルでの発現調節が行われている．このような酵素調節機序により，細胞内の代謝がバランスよく維持されている．

D. カルシウム，鉄の代謝とその調節

a. カルシウム代謝

カルシウムは，体内において最も大量に存在するミネラルである．骨の主要な構成成分であるとともに，広範囲の生理反応（筋肉の収縮，ホルモン分泌，神経伝達物質の放出，酵素活性）の調節因子として，大切な生体機能の維持および調節に不可欠な役割を担っている．

(1) 体内での分布

① 骨，歯：体内で保持されているカルシウムの量は，成人女性で920〜1,000 g，成人男性では1,200 gであり，その99％以上がおもにヒドロキシアパタイト

図 3.49 腸管カルシウム吸収機構

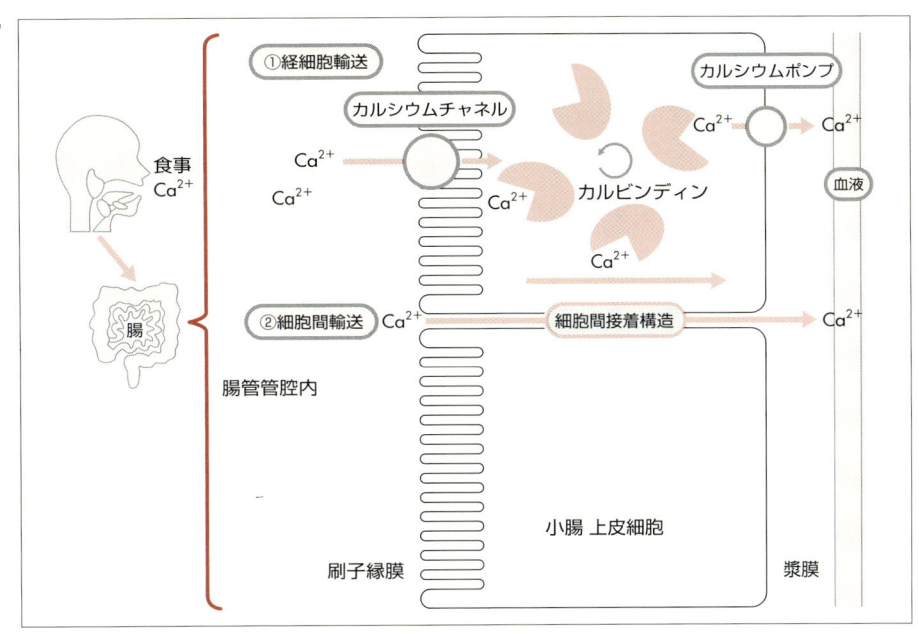

$Ca_{10}(PO_4)_6(OH)_2$ として骨格中に存在する．このことより，骨はカルシウムの貯蔵庫であるといえる．

②**細胞外液カルシウム**：血中および細胞外液のカルシウム濃度は 2.5 mmol/L に維持されている．その約 1/2 はカルシウムイオン(Ca^{2+})として存在し，残りの大部分はアルブミンと結合している．

③**細胞内液カルシウム**：細胞内液のカルシウム濃度は 100 nmol/L であり，細胞外液の約 1/10,000 である．さまざまな刺激(化学的，電気的，機械的)が細胞表面の受容体に加わると，これに応答して，細胞内液のカルシウム濃度は細胞外液の流入や，小胞体などに貯蔵されているカルシウムの放出により上昇する．このカルシウム濃度の上昇が細胞内で起こる特異的反応の情報伝達の引き金となる．

(2) 小腸カルシウム吸収機構(図 3.49)　小腸は生体内でカルシウムを取り込む入り口であり，主要な組織である．消化管でのカルシウムの吸収は，①細胞を通過する機構，②細胞間隙を通過する機構の 2 つの経路により行われている．細胞を通過する機構は刷子縁膜(BB)を横切る細胞内へのカルシウムの流入をカルシウムチャネルが担当し，刷子縁膜側から，漿膜(BL)側への細胞質内のカルシウムの移動をカルビンディンが担当する．漿膜を横切り，細胞外へのカルシウムの排出をカルシウムポンプが担当する．上記経路は活性型ビタミン D_3 により調節されている．

(3) 血中カルシウム代謝調節機構(図 3.50)　生体内には血中のカルシウム濃度を維持するため，複雑な調節機構が存在する．血中カルシウムレベルが低下する

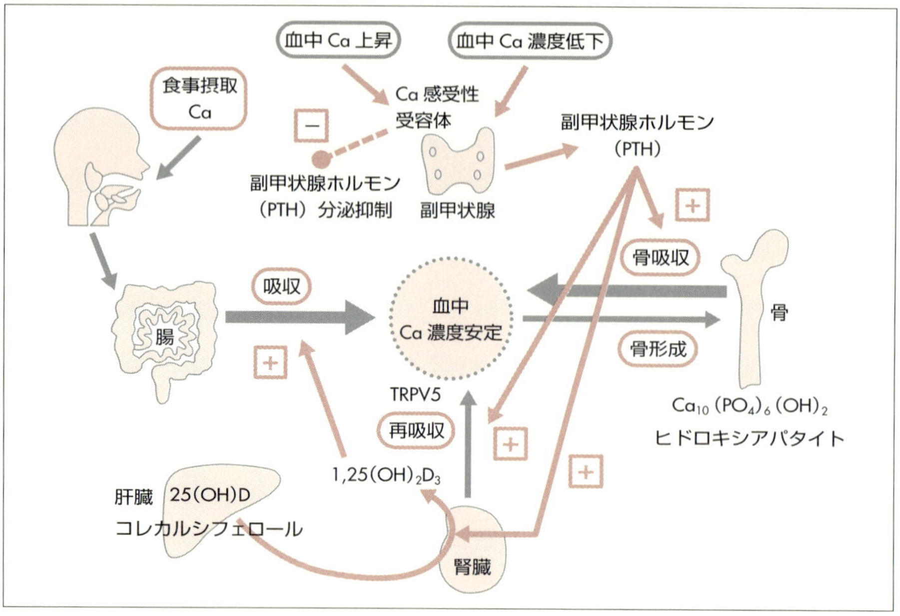

図 3.50 血中カルシウム調節機構

と，副甲状腺から副甲状腺ホルモン(PTH)が分泌される．PTHは骨に働き，骨吸収を促しカルシウムを血中へ遊離する．また，腎臓遠位尿細管に働き再吸収を促進する．さらに，肝臓で変換された25(OH)D(25-ヒドロキシコレカルシフェロール)を腎臓で活性型へ変換させる 1α 水酸化酵素の発現を促進し，結果として活性型ビタミン D_3/カルシトリオール($1,25(OH)_2D_3$)の産生を促す．活性型ビタミン D_3 は腸管カルシウム吸収を促進する(図3.50)．このように生体内カルシウムのバランスが整う．逆に，血中カルシウムが上昇すると，とくに副甲状腺に存在するカルシウム感受性受容体がこれを感知し，副甲状腺ホルモンの分泌，発現を抑制し，PTH-ビタミンD系が抑制され腸管吸収抑制，尿への排泄促進などにより生体内カルシウムバランスが整う．また，甲状腺のからカルシトニンが分泌され，PTH-ビタミンD系が抑制される．

(4) カルシウムと疾病　　カルシウムバランスが乱れるとさまざまな身体的異常が生ずる．原因は種々あるが，慢性的にビタミンD欠乏，カルシウムやリンレベルが減少すると，くる病または骨軟化症につながる．また，カルシウムは骨量が減少し，骨の微細構造が障害された結果，骨折が起こりやすくなった全身性の骨の状態である骨粗鬆症にも大きくかかわる．さらに，カルシウムの尿中排泄が高い場合，腎結石形成につながる．

b. 鉄代謝

　鉄は微量ミネラルに分類されるが，赤血球の中に含まれるヘモグロビンや各種酵素の構成成分であり必須であるが，細胞毒性をおよぼすこともあるので，細胞の要求を満たし，かつ過剰な蓄積を予防するため複雑な調節機構が存在する．

(1) 食事性の鉄の形態　　食物中で鉄はヘム鉄と非ヘム鉄として存在する．ヘム鉄は植物由来の食物から動物源までに存在する鉄の形態であり，ミオグロビンとヘモグロビンの有するポルフィリン構造に鉄が結合している．非ヘム鉄はその他の形態の鉄である．胃内の酸性状態により，上部消化管内腔には，非ヘム鉄も混在する．

(2) 体内の鉄の分布　　体内の鉄の含有濃度はおおよそ 30 ～ 40 mg/kg 体重の範囲にあるが，年齢，性別，組織や臓器によりさまざまである．鉄は，体内分布により，さまざまな形になっている．鉄自体は Fe^{3+} の三価のイオンである場合が多い．赤血球では，ヘモグロビンとして，肝臓，脾臓ではおもにフェリチンとして，筋肉ではミオグロビンとして，骨髄ではフェリチンとして，血漿ではトランスフェリンとして存在する．ほかにミトコンドリアの電子伝達の役割を果たしているシトクロムなどがある．さらに薬物をヒドロキシ化するシトクロム P450，脂肪酸やステロイドを水に溶けやすくするためにヒドロキシ化する鉄硫黄タンパク質などがある．貯蔵されない鉄の大部分が赤血球に見いだされる．貯蔵鉄濃度は性別，体内の鉄代謝の状態によりさまざまである．貯蔵鉄の分布は肝臓がフェリチンとして約 60％を含む．残りの 40％は筋肉組織や細胞内皮細胞に見いだされる．肝臓貯蔵鉄の大部分はフェリチンとして存在し，残りはヘモシデリンである．

(3) 臓器間の鉄交換および再利用システム　　鉄不足の場合には，腸管の鉄輸送体の発現量が増えて，鉄の吸収量を増加させ，貯蔵鉄が回復すると鉄吸収が抑制される．体内貯蔵鉄の状態を伝える物質として，鉄吸収調節因子として，肝臓から分泌されるヘプシジンが存在する．体内のおもな貯蔵鉄プールは肝臓と脾臓である．組織から血中に移行した鉄はトランスフェリンに結合し運搬される．

　老化した赤血球のヘモグロビンは脾臓で分解され，その鉄の多くはヘモグロビン合成に再利用される．

(4) 鉄の吸収　　ヘム鉄に対する特異的な輸送体が小腸上皮細胞に存在することが考えられているが，明らかではない．非ヘム鉄の吸収はフェロキシダーゼ（セルロプラスミン）と共同して取り込みを担う二価金属輸送体が担当する．可溶性細胞内鉄はフェリチンの中に取り込まれるか，銅含有ヘファスチンやフェロキシダーゼとともに存在する金属輸送体により排出される．非ヘム鉄吸収を阻害する物質はフィチン酸，ポリフェノールやタンニンなど数多くのものがある．

(5) 鉄の不足および過剰摂取　　鉄のイオンを利用して酵素を運搬することから，体内の鉄が不足すると，酵素の運搬量が十分でなくなり，鉄欠乏性貧血につながる．過剰な鉄摂取は鉄イオンによる活性酸素種形成につながり，DNA やタンパク質，脂質を破壊することから，生体にとって有害である．高濃度の鉄が蓄積すると，心臓や肝臓に損傷が及ぶことがある．

E. ホルモンによる代謝調節

　ホルモンとは，特定の臓器（内分泌線）でつくられ，血液により運ばれて特定の標的器官で作用し，少量で特異的な効果を発揮するペプチドやステロイドなどである．短期および長期にわたる多くの体内調節系として重要なもので，種々の代謝経路を調節する分子である．ホルモンが欠乏したり，過剰に分泌されると特有な症状が現れる．個々のホルモンの種類，合成や分泌調節機構，その作用を理解することが大切である．

a. ホルモンの分泌場所および種類（表 3.7）

　ホルモンは視床下部，脳下垂体，副腎，膵臓，甲状腺，副甲状腺，性腺（精巣，卵巣），松果体，消化管，胎盤などの内分泌細胞で合成，分泌される．ホルモンの種類はアミノ酸誘導体ホルモン，ステロイドホルモン，ペプチドホルモンの 3 種類に分けられる．

b. ホルモンの合成および分泌

　アミノ酸誘導ホルモンはチロシンやトリプトファンなどの前駆体アミノ酸から合成される．ペプチドホルモンの合成は一般のタンパク質と同じ過程を経る．ステロイドホルモンはコレステロールから合成される．

　アミノ酸誘導体ホルモンやペプチドホルモンは分泌細胞（分泌顆粒）内に蓄積され，一定の刺激があると開口分泌（エキソサイトーシス）される．ステロイドホルモンは細胞膜を自由に通過できるので，合成されると細胞外に漏出し，血中に入る．

c. ホルモンの作用機構

(1) 受容体（レセプター）との結合　　各標的器官に対する特異性は，標的細胞膜上（ペプチドホルモン）あるいは，細胞内（ステロイドホルモン，甲状腺ホルモン）に存在する特異的な受容体と結合して，作用を発揮する．ホルモンに対する標的細胞の感受性は受容体の数とホルモンに対する親和性に依存している．

(2) ホルモン受容体の種類（表 3.8）　　ホルモン受容体は，大きく細胞膜受容体と細胞内受容体に分けられる．細胞膜受容体には，Gタンパク質共役型，イオンチャネル共役型，チロシンキナーゼ共役型などがあり，細胞内受容体には細胞質受容体と核受容体がある．

(3) ペプチドホルモンの作用機構　　ペプチドホルモンは細胞膜を通過することができないが，標的細胞膜表面の受容体に結合し，細胞内に情報が伝わる．

　Gタンパク質共役型受容体と結合するホルモンの場合，ホルモンが受容体に結合すると，受容体と細胞内で接して存在するGタンパク質（GTP結合タンパク質）に情報が伝わる．細胞膜に存在する酵素アデニル酸シクラーゼを活性化もしくは不活性化する．アデニル酸シクラーゼの活性化もしくは，不活性化にはさまざまなGタンパク質が関与している（G_s（促進性）および G_i（阻害性））．この酵素（アデニ

表3.7 おもなホルモンとその生理作用

分泌場所	ホルモン	機能
アミノ酸誘導体ホルモン		
副腎髄質	アドレナリン（エピネフリン） ノルアドレナリン（ノルエピネフリン）	血糖上昇作用（グリコーゲン分解と糖新生促進） 血圧上昇作用
甲状腺	トリヨードチロニン（T_3） チロキシン（T_4）	代謝促進，エネルギー消費増大，タンパク質など
ステロイドホルモン		
副腎皮質	グルココルチコイド類 ミネラルコルチコイド類／アルドステロン	脂肪合成促進 腎遠位尿細管でのナトリウム再吸収を促進し，カリウムの排泄を高める
生殖腺と副腎皮質	エストロゲン類 アンドロゲン類	女性らしさの発達と，月経排卵周期の調節 男性らしさの発達と精子形成に関与．軟骨の発達促進
卵巣，胎盤	プロゲステロン類（黄体ホルモン）	エストロゲンとともに月経排卵サイクルに関与
腎臓	活性型ビタミンD_3，D_2	腸でのカルシウムとリンの吸収促進
ペプチドホルモン		
視床下部	腎皮質刺激ホルモン放出因子（CRF） 性腺刺激ホルモン放出因子（GnRF） 甲状腺刺激ホルモン放出因子（GRF） 成長ホルモン放出因子（GRF） ソマトスタチン	ACTH放出促進 FSHとLHの放出促進 TSHの放出促進 成長ホルモンの放出促進
下垂体前葉	甲状腺刺激ホルモン（TSH） 成長ホルモン（GH，ソマトトロピン） プロラクチン（PRL） 副腎皮質刺激ホルモン（ACTH） 卵胞刺激ホルモン（FSH） 黄体形成ホルモン（LH）	T_3とT_4の放出促進 成長とソマトメジン合成促進 乳汁分泌促進 副腎皮質の肥大，副腎皮質ステロイドホルモン合成 卵胞細胞の成長促進，精子形成刺激 アンドロゲン，エストロゲン分泌促進
下垂体後葉	バソプレッシン（VP） オキシトシン（OT，OXT）	腎遠位尿細管での水再吸収促進，血漿浸透圧の調節 子宮収縮作用
膵臓（A細胞）	グルカゴン	肝グリコーゲンの分解と糖新生によって血糖を上昇させる．脂肪組織での脂肪分解を促す
膵臓（B細胞）	インスリン	血糖の調整．肝グリコーゲン合成および脂肪組織での脂肪合成促進
胃	ガストリン	胃からの胃酸（塩酸）分泌を刺激
十二指腸	セクレチン コレシストキニン（CCK）	膵外分泌の促進と胃酸分泌抑制 肝臓と膵臓を刺激して，消化に必要な化学物質の分泌をおこすとともに胆汁を排泄させる
小腸	胃抑制ペプチド（GIP）	胃液分泌と胃収縮の抑制
副甲状腺	副甲状腺ホルモン（PTH）	血中カルシウム濃度を上昇させる．骨吸収の亢進と同時に骨形成も亢進させ骨代謝を高める
甲状腺	カルシトニン（CT）	血中カルシウム濃度を低下させる．骨吸収を抑制させる

表3.8 ホルモン受容体の分類
VP：バゾプレッシン

細胞膜受容体とホルモンの例		
Gタンパク質共役型	cAMPを介する	ノルアドレナリン（β受容体） ドーパミン（D_2受容体） ACTH放出ホルモン（CRH） 成長ホルモン放出ホルモン（GHRH） ソマトスタチン（成長ホルモン放出抑制ホルモン） 副腎皮質刺激ホルモン（ACTH） 黄体形成ホルモン（LH） 卵胞刺激ホルモン（FSH） 甲状腺刺激ホルモン（TSH） ヒト絨毛性性腺刺激ホルモン（hCG） グルカゴン V_2受容体（VP）
	カルシウム	アドレナリン ノルアドレナリン アンジオテンシンⅡ TSH放出ホルモン（TRH） ゴナドトロピン放出ホルモン（GnRH） V_1受容体（VP）
イオンチャネル型		アセチルコリン（N受容体） GABA（A受容体） 興奮性アミノ酸（NMDA，AMPA受容体）
チロシンキナーゼ型		インスリン インスリン様増殖因子Ⅰ（IGF-Ⅰ）
グアニル型シクラーゼ共役型		ANP（心房性ナトリウム利尿ペプチド）
細胞内受容体とホルモンの例		
ステロイドホルモン		性ホルモン：黄体ホルモン，エストロゲン，アンドロゲン グルココルチコイド：コルチゾール，コルチコステロン ミネラルコルチコイド：アルドステロン
甲状腺ホルモン		T_4，T_3

ル酸シクラーゼ）の活性変化は細胞内 cAMP 濃度を変化させる．cAMP は cAMP 依存性プロテインキナーゼ(PKA)を介して標的タンパク質の機能調節や合成の促進を行う（図3.51）．さらに，細胞膜にあるホスホリパーゼ C(PLC)もまたリン脂質分解酵素の調節を通して，ペプチドホルモンの作用を伝達する．PLC の活性化は細胞膜のホスファチジルイノシトールビスリン酸(PIP$_2$)を，イノシトール三リン酸(IP$_3$)とジアシルグリセロール(DG)へ変換する．細胞内イノシトール三リン酸(IP$_3$)は遊離カルシウムイオン濃度を変化させた結果，カルシウムイオン依存性プロテインキナーゼ(カルモジュリンキナーゼ)の活性変動をもたらす．また，DG は細胞内のタンパク質リン酸化酵素 C キナーゼ(PKC)を活性化させ，標的タンパク質の機能調節や合成の促進を行う（図3.52）．

（4）ステロイドホルモンの作用機構　ステロイドホルモンと甲状腺ホルモンは脂溶性化合物であり，標的細胞の細胞膜を通過することができる．これらのホルモンは分泌後，輸送タンパク質により血中を運ばれる．ステロイドホルモンの受

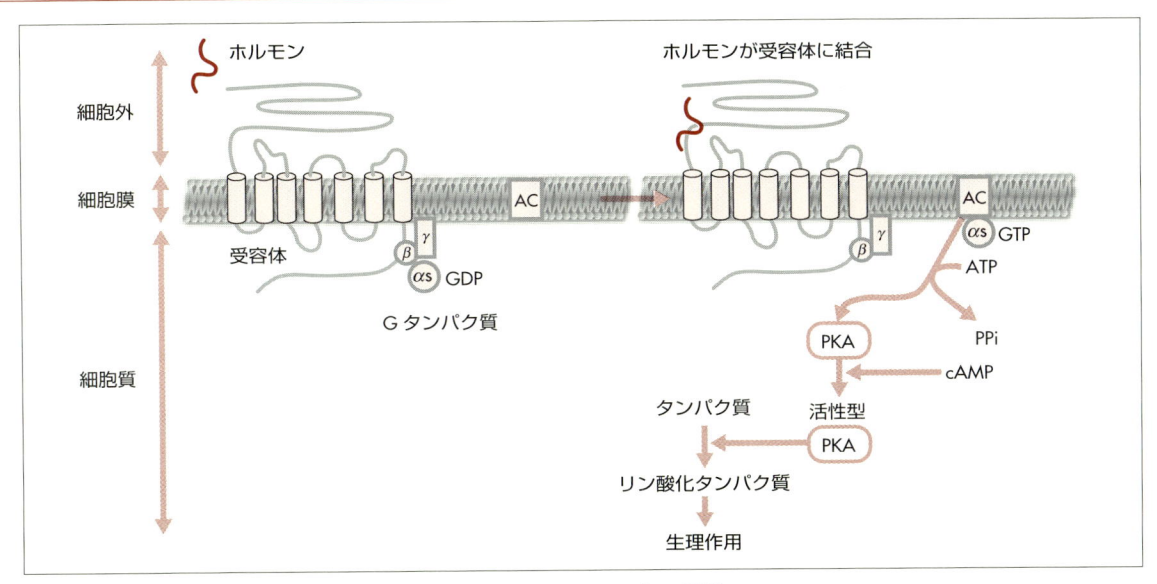

図 3.51　G タンパク質共役型受容体と cAMP を介するホルモンの作用機構
三量体 G タンパク質は α, β, γ の 3 つのサブユニットから構成されている. Gβ と Gγ のサブユニットは常に結合しており, 解離することはない. また, Gα(α サブユニット)には GTP, GDP が結合することができ, GTP が結合することで Gα と Gβγ が解離する. これはホルモンが受容体に結合する刺激により起こる. これにより, アデニル酸シクラーゼ (AC)が活性化され cAMP の濃度が上昇する. cAMP は cAMP 依存性プロテインキナーゼ(PKA) を介してタンパク質をリン酸化し生理作用が起こる.

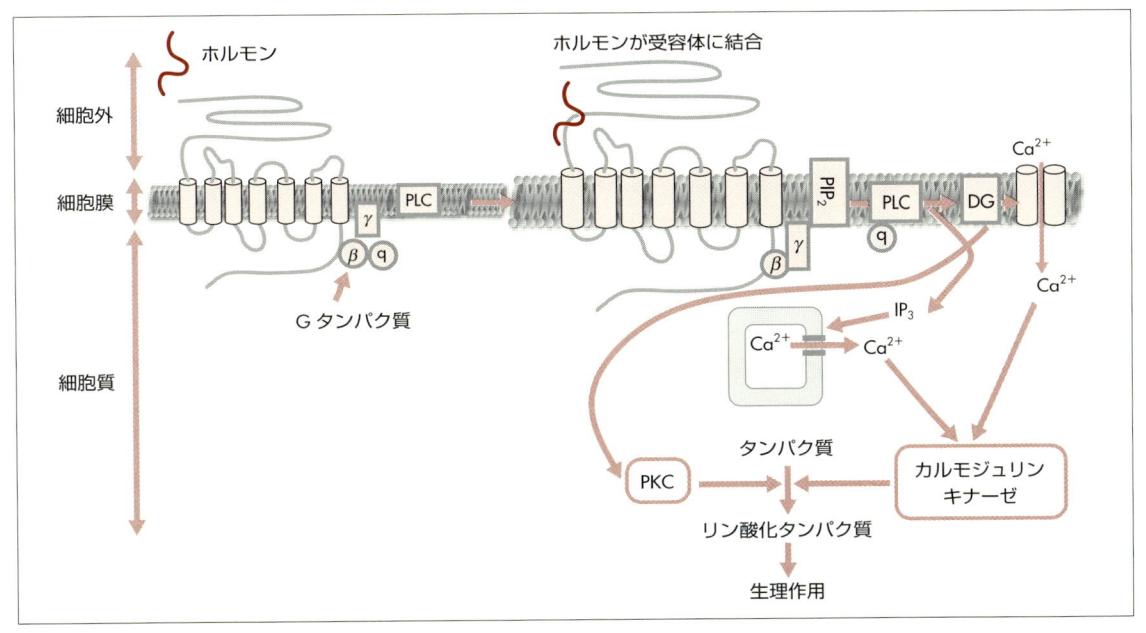

図 3.52　G タンパク質共役型受容体とカルシウム, 介するホルモンの作用機構
Gq の α サブユニットはホスホリパーゼ C(PLC)の活性化にかかわっている. PLC は, 細胞膜のホスファチジルイノシトールビスリン酸(PIP$_2$)をイノシトール三リン酸(IP$_3$)とジアシルグリセロール(DG)へ変換する. IP$_3$ は小胞体からカルシウム流入を促進する. これにより, カルモジュリンキナーゼ(リン酸化酵素)を活性化させる. また, DG はタンパク質リン酸化酵素 C キナーゼ(PKC)を活性化させる. これらを介して介してタンパク質をリン酸化し生理作用が起こる.

3.5　物質代謝の調節

容体は細胞質や核内(核内受容体)に存在しており，ホルモンと受容体が結合した複合体が各タンパク質の鋳型となる DNA に結合すると転写が調節される(図 3.53)．特定のタンパク質の合成調節により，代謝関連酵素や輸送体などが誘導された結果，代謝調節が行われる．ステロイドホルモンの一般的な作用機構を簡略化し図 3.53 に示した．

(5) ステロイドホルモン受容体　ステロイドホルモンの分子レベルでの作用機構は非常に複雑であるが，明らかにされてきている．ステロイドホルモンの作用に重要な因子はホルモン受容体である．ステロイドホルモン受容体はそれぞれ非常に似た構造をもつタンパク質からなっている．アミノ酸の相同性は受容体タンパク質間で，50%以上にも及んでいる．各ステロイドホルモンの特異性は細胞内に存在する受容体を介して発揮される．

d. 視床下部ホルモン

視床下部ホルモンは下垂体ホルモンの分泌を促進する放出ホルモンと分泌を抑制する抑制ホルモンに分けられる．

e. 下垂体ホルモン

脳下垂体前葉から分泌されるホルモンは他の内分泌器官におけるホルモン合成や分泌を刺激する．成長ホルモン，性腺刺激ホルモン，乳腺刺激ホルモン，甲状腺刺激ホルモン，副腎皮質刺激ホルモンが知られている．

視床下部ホルモンは下垂体前葉ホルモンの合成分泌を促し，分泌された下垂体前葉ホルモンは次に各標的器官のホルモン産生および分泌を促す．しかし，下位のホルモンの濃度が高くなったときには，視床下部ホルモンの産生および分泌が

図 3.53　ステロイドホルモンの作用機構

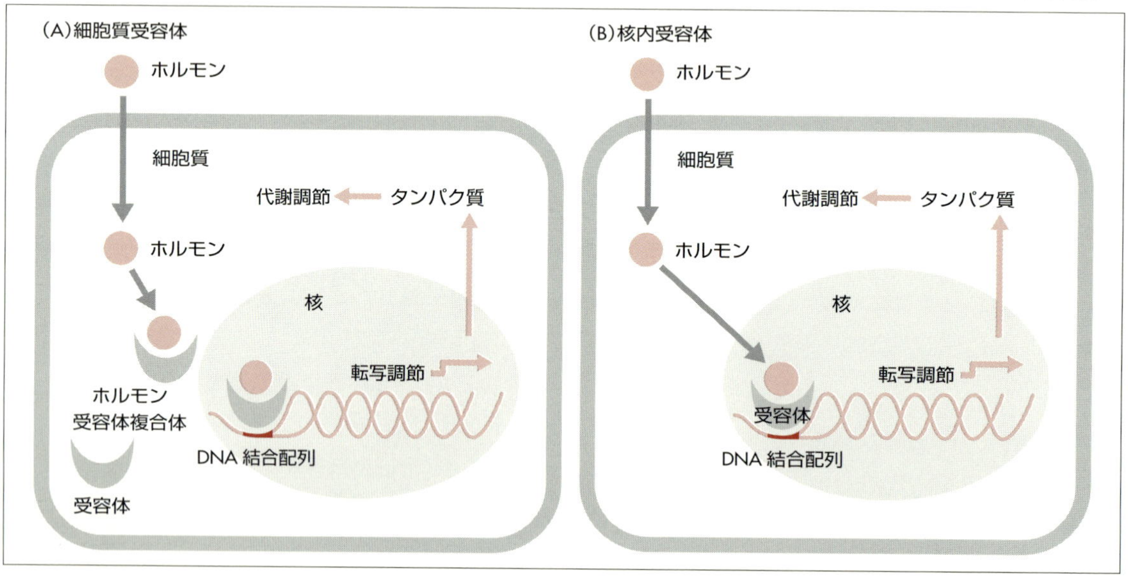

図 3.54　視床下部-下垂体におけるホルモン調節のフィードバック調節機構

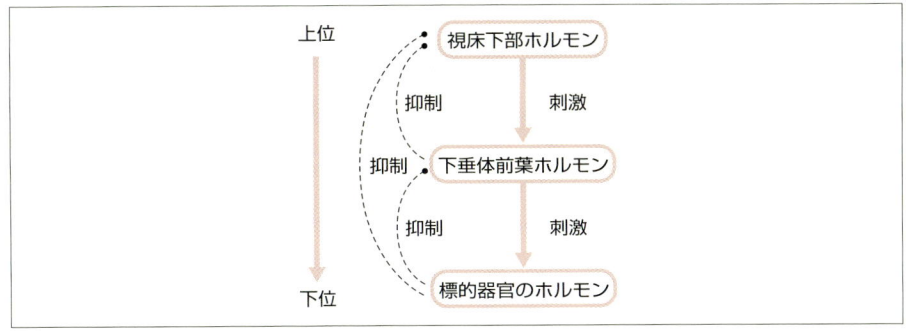

抑制され，この系は抑制される．逆に下位のホルモンが低濃度になると視床下部ホルモンは活性化される（フィードバック調節機構，図 3.54）．

(1) 成長ホルモン(GH)　　GH の作用には，直接作用と間接作用がある．直接作用は GH が骨端組織に作用して，その成長を促す．間接作用は GH が肝臓に作用して肝臓におけるソマトメジンの合成分泌を促進し，これが軟骨組織や全身の成長を促進する作用である．GH はタンパク質合成，糖代謝，脂質代謝，ミネラル代謝などを調節している．GH の過剰により，巨人症，先端巨大症が生じる．欠乏により小人症が起こる．

(2) 性腺刺激ホルモン—黄体形成ホルモン(LH)，卵胞刺激ホルモン(FSH)　　LH は，男女どちらにも生理作用を示す．結合組織の細胞である間質細胞に作用するホルモンで，アンドロゲン，エストロゲンの分泌を促す．その結果，性ホルモンを介した第二次性徴が発達する．女性では，ろ胞の黄体化を促進し排卵を誘発する．男性では，精巣の間質細胞に作用してテストステロンの合成を促す．

　FSH は卵巣の卵胞細胞の成長促進，あるいは精巣のセルトリ細胞における精子形成を刺激する．

(3) プロラクチン(PRL)　　PRL はおもに下垂体前葉のプロラクチン分泌細胞から分泌される．成長ホルモンと構造が似ている．通常，PRL の生理作用は，乳汁産生と分泌を開始，維持する作用に関与する．PRL は妊娠中に発達した乳腺細胞に作用して乳汁分泌を促進する．妊娠中は胎盤から分泌されるエストロゲンが乳腺の発達を促進するとともに，下垂体から PRL の分泌を抑制している．分娩によりそのホルモンは消失するので，PRL が分泌され乳汁の分泌が開始する．

(4) 甲状腺刺激ホルモン(TSH)　　TSH が分泌されないと甲状腺萎縮や機能低下症をきたす．TSH 分泌は視床下部から分泌される甲状腺刺激ホルモン放出ホルモン(TRH)により分泌が促進される．また，甲状腺ホルモンの投与により TRH および，TSH 分泌は減少する．このように視床下部，下垂体と甲状腺ホルモン分泌は相互に調整されている．

(5) 副腎皮質刺激ホルモン(ACTH)　　ACTHは副腎皮質の肥大と副腎皮質ステロイドホルモンの合成を促進する．ACTH刺激が長期間持続すると，グルココルチコイドなどの産生が過剰になる．下垂体および，腫瘍による異所性ACTH過剰によりクッシング症候群が起こる．また，視床下部の副腎皮質刺激ホルモン放出ホルモン(CRH)により分泌が促進される．

(6) 下垂体後葉ホルモン　　下垂体後葉からは，バソプレッシン(抗利尿ホルモン：ADH)とオキシトシンが分泌される．バソプレッシンは腎遠位尿細管に作用して水の再吸収を促進し，尿量を減少させる．結果，尿の浸透圧の上昇が起こる．ADH分泌障害では尿量が極端に増加する尿崩症を生じる．血管収縮作用があり，血圧上昇作用もある．オキシトシンは子宮筋収縮を促す．

f. 甲状腺ホルモン

甲状腺は2つの甲状腺ホルモン，L-チロキシン(L-T_4)とL-トリヨードチロニン(L-T_3)を分泌する．全身のエネルギー代謝や物質代謝，発育および組織の分化調節に重要である．甲状腺ホルモンは標的細胞の細胞核の特異的受容体に結合する．ホルモン-受容体複合体はタンパク質合成を促進させて正の窒素平衡をもたらす．また，発生過程でも重要な調節因子として働き，ヒトの正常な発育にも必要である．胎児期あるいは新生児期の甲状腺機能低下症により，不可逆的な異常，身体発育や知能発育が障害される(クレチン症)．成人では，甲状腺ホルモンの不足により種々の代謝が低下し，精神，身体活動の低下や体温低下などの症状を示す．過剰では(バセドウ病)，基礎代謝亢進に伴い，易疲労感，体温上昇，体重減少，情緒不安定，動悸などの症状を示す．

(1) 構造と分泌　　チロキシン(T_4)は4個のヨウ素を含み，トリヨードチロニン(T_3)は3個のヨウ素を含む．甲状腺にはヨウ素の90%が有機体として存在している．

甲状腺ろ胞内のチログロブリンはT_4，T_3の前駆体で巨大なヨウ素化された糖タンパク質である．分泌刺激があると種々のプロテアーゼやペプチダーゼはチログロブリンを加水分解し，T_4およびT_3は細胞から分泌される．

血中に遊離されたT_4，T_3は，チロキシン結合グロブリン(TBG)に結合し循環し，標的細胞に運ばれる．

下垂体前葉から分泌される甲状腺ホルモン濃度は上述したようにTSH，TRHと相互に調節されている．

g. カルシウム代謝を調節するホルモン

(1) 副甲状腺ホルモン(PTH)　　PTHは84個のアミノ酸からなるペプチドホルモンである．PTHのおもな標的細胞は腎臓，骨であり，おもな作用はカルシウムとリンのバランス維持である．腎近位尿細管におけるリンの再吸収を阻害して尿中排泄を促す(カルシウム代謝については3.5 Da節を参照)．

図 3.55 インスリン受容体とインスリン作用
インスリン受容体はα鎖とβ鎖がジスルフィド結合により連結されている．インスリンが受容体に結合すると，細胞内にさまざまな作用が引き起こされる．

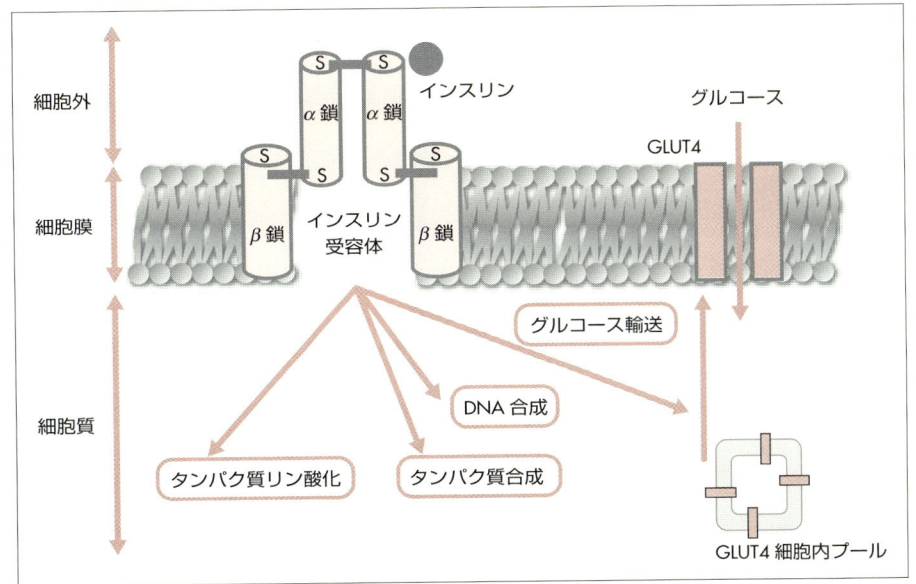

(2) カルシトニン　　甲状腺から分泌され 32 個のアミノ酸からなるペプチドホルモン．カルシウム代謝においては，PTH の補助的役割を果たす．

h. 膵ホルモン

膵臓は内分泌と外分泌の両方の機能を持つ臓器である．膵臓のランゲルハンス島は内分泌腺からなる．インスリン，グルカゴン，ソマトスタチンを分泌している．

(1) インスリン　　インスリンはランゲルハンス島 B 細胞から分泌されるペプチドホルモンである．分子は 2 本のペプチド鎖からなり，A 鎖は 21 個のアミノ酸で N 末端がグリシン，B 鎖はフェニルアラニンを N 末端とする 30 個のアミノ酸からなる（図 3.35 参照）．2 本のペプチドはシステインを介したジスルフィド結合 2 か所で連結している．亜鉛 2 個と六量体を形成しており，分泌されたプロインスリンはインスリンと C 末端ペプチドになる．インスリンの作用は，解糖とグリコーゲン合成の促進，グルコースの細胞内取り込みの促進，糖新生とケトン体合成の抑制，血糖低下などがある．インスリン作用は標的細胞表面にある特異的受容体に結合して起こる．インスリン受容体は，α鎖およびβ鎖から構成されている．インスリン作用は数秒から数分以内に起こる作用（糖輸送活性の促進，タンパク質のリン酸化，酵素活性化あるいは阻害，RNA 合成）と，数時間で起こる作用（タンパク質合成，DNA 合成，細胞増殖）がある（図 3.55）．

(2) グルカゴン　　グルカゴンは，ランゲルハンス島の A 細胞から産生される 29 個のアミノ酸からなるペプチドホルモンである．グリコーゲン分解を促進してグルコースを生成，脂肪分解を促進して遊離脂肪酸を生成するなどエネルギー

3.5 物質代謝の調節

供給を高める．グルカゴンの標的細胞は肝臓であり，肝細胞の細胞膜上にある特異的受容体に結合し，作用が起こる．肝臓では，とくにグリコーゲンを分解してグルコースをつくるホスホリラーゼ活性を高める作用がある．また，解糖系の酵素反応を制御して糖新生を促し結果，血糖値は上昇する．

i. 副腎ホルモン

(1) 副腎髄質ホルモン　副腎髄質かは2つのホルモン（アドレナリンとノルアドレナリン）が分泌される．ともに副腎の細胞内に多数の分泌顆粒を含むクロム親和性細胞で合成されるアミンで，カテコールアミンと総称される．カテコールアミンの約85％がアドレナリンであり，ノルアドレナリンは15％である．作用はおもに，心循環器系，内臓平滑筋，エネルギー代謝に作用する．生理作用は両者で異なり，アドレナリンの血糖上昇作用はノルアドレナリンの約20倍も強い．しかし血圧上昇作用はノルアドレナリンのほうがはるかに強力である．心理的緊張はアドレナリンの分泌を促し，アドレナリンは交感神経末端を刺激して交換神経の興奮を高める．さらに，下垂体前葉を刺激してACTH分泌を促す結果，副腎皮質ホルモンが分泌される．

(2) 副腎皮質ホルモン　副腎皮質ホルモンはコレステロールから合成される（ステロイド系化合物）．糖質コルチコイド，電解質コルチコイド，副腎アンドロゲンの大きく3つに分類される．細胞内の特異的受容体に結合する．

(3) 糖質コルチコイド（コルチゾール，コルチコステロン）　肝臓へのグルコース蓄積量を増加させる．基礎代謝，宿主防衛機能，血圧，ストレス応答に影響する．

(4) 電解質コルチコイド（アルドステロン）　アルドステロン分泌は，レニン・アンジオテンシン系，血中カリウムイオンにより分泌調節を受ける．カリウム濃度が高くなるとアルドステロンが分泌され腎遠位尿細管におけるナトリウムとの交換反応でカリウムの尿中排泄を促す．ナトリウムの再吸収促進により，水も再吸収され細胞外液量が維持される．

j. 消化管ホルモン

胃や十二指腸で合成分泌されるホルモンの総称であり，消化管に流入した飲食物が刺激となり，消化管粘膜中に散在する各ホルモン分泌細胞から血中に分泌される．消化吸収機能は消化管自身が分泌する消化管ホルモンにより調節されている．おもなホルモンはガストリン，セクレチン，CCK/PX（コレシストキニン／パンクレオザイミン）の3種類のペプチドホルモンである．ガストリンは胃酸分泌を促進し，胃の収縮運動を増加させる．胃幽門前庭部に分泌細胞が多数分布．タンパク質，アミノ酸，アルコールが強い刺激物である．セクレチンは膵液分泌作用があり，分泌された炭酸水素塩溶液により十二指腸のpHが弱アルカリ性となる．分泌細胞は小腸上部に分布している．管腔内が酸性になるとセクレチンが分泌される．ガストリン分泌抑制作用もある．

k. 性ホルモン

　脳下垂体の性腺刺激ホルモン(ゴナドトロピン)により性腺と胎盤から分泌されるステロイドホルモンである．アンドロゲンにはテストステロン，アンドロステロンがある．また，卵巣から分泌されるエストロゲン(卵胞ホルモン)と黄体から分泌されるプロゲステロン(黄体ホルモン)がある．

(1) アンドロゲン　　精巣から分泌されるアンドロゲンの作用は，胎生期の性分化，精子形成，副睾丸，輸精管，前立腺，精囊，陰茎などの発育，機能促進，二次性徴を発現，タンパク質合成促進などがある．

(2) エストロゲン　　エストラジオール，エストロン，エステリオールの3種あり，エストラジオールが最も生理作用が強い．エストロゲンの作用は卵胞発育促進，排卵誘導，性周期調節，二次性徴，乳腺発育促進などがある．

(3) プロゲステロン　　子宮内膜を肥厚させ，卵胞が着床しやすい環境を整える．受精卵が着床しないとプロゲステロンやエストロゲンの分泌は低下し，子宮内膜が脱落し，月経が開始する．

F. ビタミンの種類とその働き：脂溶性ビタミン

　ビタミンはラテン語の vita(生命)と amine(窒素を含む化合物)という意味をもっている．ビタミンは糖質，タンパク質，脂質と同様にエネルギー源であり，生体の構成成分ではないが，人の生命維持に必須である．ビタミンは微量であるが，正常な代謝やシグナル伝達や生理機能を維持するのに必要である．またビタミンは体内で合成されないものが多く，合成されても微量であるために，過不足なく食物から摂取する必要がある低分子の栄養素である．現在，人に不可欠なビタミンは13種類あり，大きく脂溶性ビタミンと水溶性ビタミンに分けられる．

　脂溶性ビタミンには，ビタミンA，D，EおよびKが含まれる．水溶性ビタミンには B_1，B_2，B_6，B_{12}，ナイアシン，パントテン酸，ビタミンC，ビオチンが含まれる．脂溶性ビタミンは疎水性であるため，脂質とともに腸管から効率よく吸収される．まず，脂溶性ビタミンについて説明する．

a. ビタミンA

(1) ビタミンAとプロビタミンA　　ビタミンAは総称してレチノイドと呼ばれる．レチノイドは，レチノール，レチナール，レチノイン酸の3種類からなる(これらは動物性食品に含まれる．図3.56)．植物中に含まれるプロビタミンAに相当するのは，α-，β-，γ-カロテンである．

(2) ビタミンAの消化吸収，貯蔵，輸送　　β-カロテンやβ-クリプトキサンチン，それ以外のカロテノイドは小腸粘膜でカロテンジオキシゲナーゼによりレチナールに代謝される．レチナールは還元されレチノールとなる．そして，レチノールはエステル化されキロミクロンに取り込まれ，血中を運搬される(図3.56)．パル

図 3.56 主要なビタミン A と β-カロテンの代謝経路

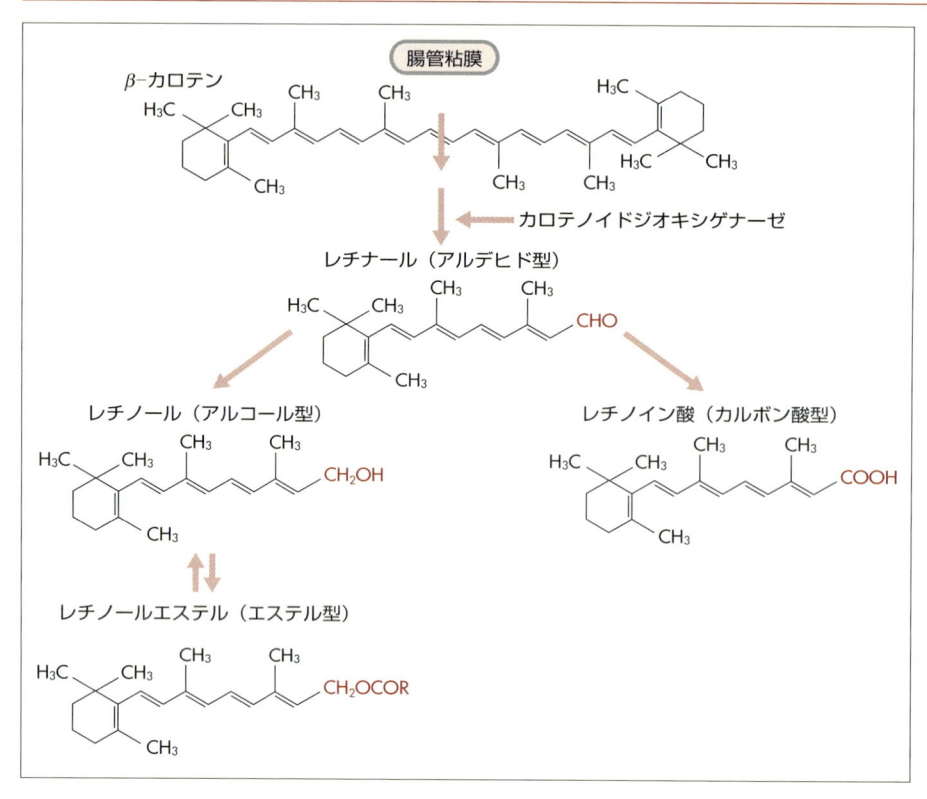

チミン酸レチニルエステルは，加水分解され，血液を介して各種臓器に運ばれる．また，余分なビタミン A は肝臓で脂肪酸エステルとして貯蔵される．

(3) ビタミン A の役割　レチノイドの中には生理学的機能を有するものがある．視覚，細胞の分化と増殖，胚発生，遺伝子発現にかかわることが知られている．

① 視覚とレチノイドとのかかわり：視覚に関する光受容体はロドプシンである．ロドプシンは網膜の桿体に存在し，光感受性のオプシンと 11-cis-レチナールと結合したものである．ロドプシンは光を受容すると 11-cis-レチナールが全 trans-レチナールに異性化し活性状態となり，視神経を興奮させ光を認識させる．このため，ビタミン A 欠乏になると，暗いところでも目が慣れず夜盲症の原因となる．

② レチノイン酸の細胞分化へのかかわり：視覚への作用と同様に重要な働きとして，細胞の分化，増殖がある．レチノイン酸は細胞の分化，増殖を引き起こし，まるでホルモンのように核内受容体と結合して，特定の遺伝子発現を制御することより，タンパク質の合成が調節される．

(4) 欠乏と過剰摂取の危険　ビタミン A 欠乏により，夜盲症が誘発され，欠乏が慢性化すると，眼球乾燥症，角膜軟化症を呈し，失明に至る．また，免疫力の低下が起こり感染症を容易に起こすことが知られている．一方，過剰摂取では，

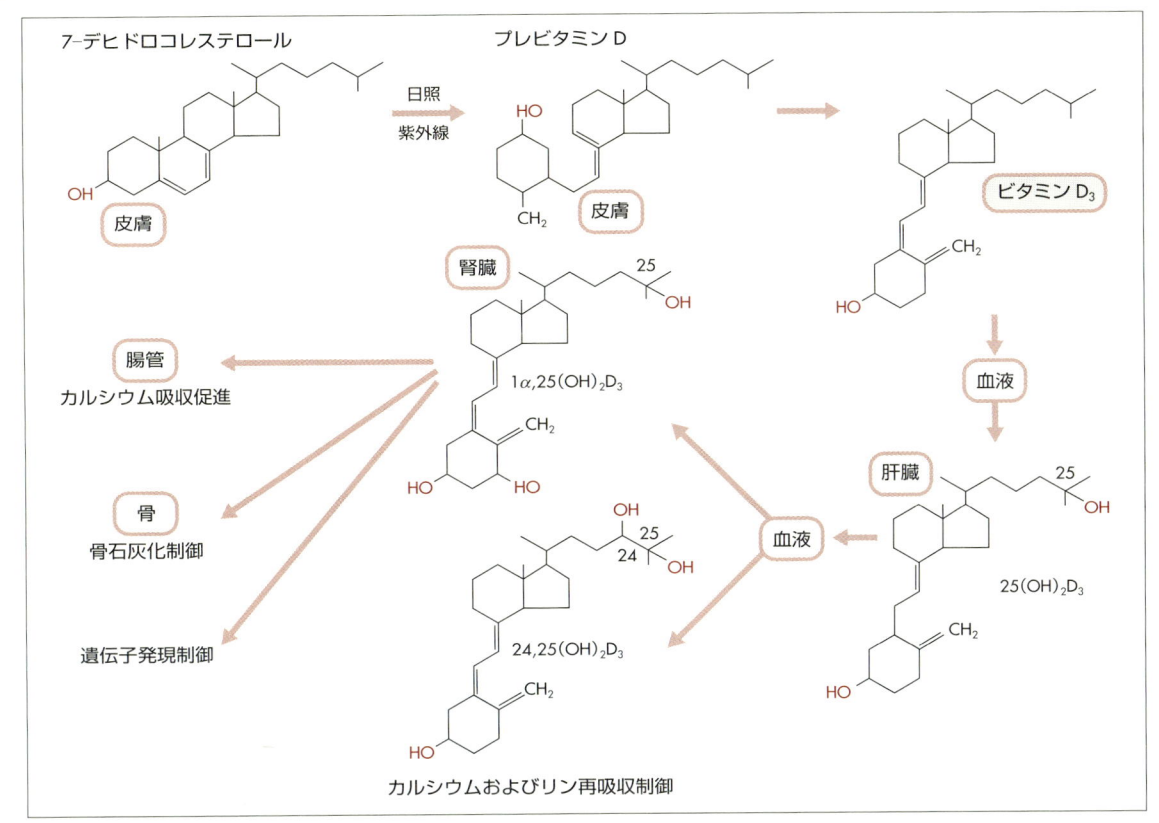

図 3.57 ビタミン D の代謝と作用

代謝されきらずに，中毒症状を起こす．症状としては脳圧亢進症による，頭痛，食欲不振などが上げられる．

b. ビタミン D

(1) ビタミン D の合成と代謝　ビタミン D は皮膚で合成することができる．ビタミン D のプロビタミンである 7-デヒドロコレステロールは皮膚に蓄積しており，紫外線を浴びるとそのエネルギーを利用してプレビタミン D_3 となり，ビタミン D_3 に代謝される(図 3.57)．また，食物より摂取されたビタミン D_2（植物）およびビタミン D_3（動物），皮膚で合成されたビタミン D_3 ともに，肝臓で 25-ヒドロキシラーゼにより，$25(OH)D_3$ になり，血液を介して腎臓へ運ばれて，1α 水酸化酵素により活性型ビタミン D_3 である，$1\alpha,25(OH)_2D_3$ へと代謝される．一方で血中カルシウム濃度の上昇に伴い，1α 位のヒドロキシル化が抑制され 24-ヒドロキシラーゼにより，24 位がヒドロキシル化され，活性型ではない $24,25(OH)_2D_3$ に代謝される(図 3.57)ため活性型ビタミン D_3 濃度は低下する．

(2) ビタミン D の役割

① ビタミン D 代謝とカルシウム恒常性維持：活性型ビタミン D は腸管からのカルシウム吸収を促進する作用がある．また，腎臓より尿中へ排出されたカルシ

3.5 物質代謝の調節

ウムの再吸収を増加させる働きがある．骨においてはカルシウムの動員，沈着にかかわっている．腎臓，骨，腸管でのカルウシム出納により血液中のカルシウム濃度が一定に保たれている．

②ビタミンDと骨代謝：骨はカルシウムの貯蔵庫である．骨の中の骨芽細胞はコラーゲンなどの骨基質となりうるタンパク質を分泌し，自身の分泌したタンパク質に埋まり込み，その外側にカルシウム化合物を沈着させ石灰化していく．このとき，活性型ビタミンD_3は骨芽細胞の石灰化機能をもつ細胞への分化を促進する．このことから，骨の石灰化が活性化される．

③ビタミンDの遺伝子発現制御への作用：活性型ビタミンDは核内受容体と結合し，その複合体が遺伝子上の特異的な応答配列に結合することで，mRNAの発現量を制御する．いわば転写因子の働きをする．腸管では，カルシウム吸収に関与するタンパク質のmRNA合成を促進することが知られている．

(3) 欠乏による，くる病発症と過剰摂取の問題　先に述べたようにビタミンDは骨の石灰化に重要なビタミンである．このためビタミンDが不足すると骨石灰化不全が生じ，くる病を発症する．乳幼児のビタミンDの継続的な不足は著しい骨の変形をきたす．成人においてはとくに出産経験が多く，日光にあまり当たらない女性では骨軟化症を発症することがある．一方，過剰摂取により，体内に蓄積され中毒症を示すことが知られている．ビタミンDはカルシウムの体外への排出を抑制するため，血中濃度が継続的に上昇すると，軟組織へのカルシウム沈着症が発症する．

c. ビタミンE

(1) ビタミンE　ビタミンEとはトコフェロールとトコトリエノールの2つの化合物の総称である．その化学構造は脂肪酸のようにたくさんの炭素のつながりをもち，脂溶性であることが構造からよくわかる．ビタミンEの同族体は8つあり（トコフェロール，トコトリエノールのそれぞれ，$\alpha, \beta, \gamma, \delta$体），植物で生合成される．異なるビタミン型は異なる能力をもつが，生物活性が最も高いのはα-トコフェロールである（図3.58）．

(2) ビタミンEの役割

①過酸化脂質の生成を抑制する：ビタミンEは広く細胞膜に存在している．ビタミンEの主要な作用は抗酸化作用であり，細胞膜や血漿リポタンパク質における活性酸素種生成を防止し，連鎖反応を切断するのに重要である．細胞膜や，リポタンパク質は酸化を受けやすい多価不飽和脂肪酸を豊富に含んでおり，活性酸素が脂肪酸に結合することで，細胞膜の機能は低下し細胞膜は柔軟性を失う．血管の細胞の細胞膜は活性酸素により，過酸化が促進すると，もろくなり動脈硬化症を促進する．このため細胞膜に蓄えられたビタミンEは細胞膜の過酸化を速やかに抑制することで，致命的な血管障害を予防する．膜内で酸化さ

図3.58 ビタミンE（トコフェロール，トコトリエノール）の化学構造

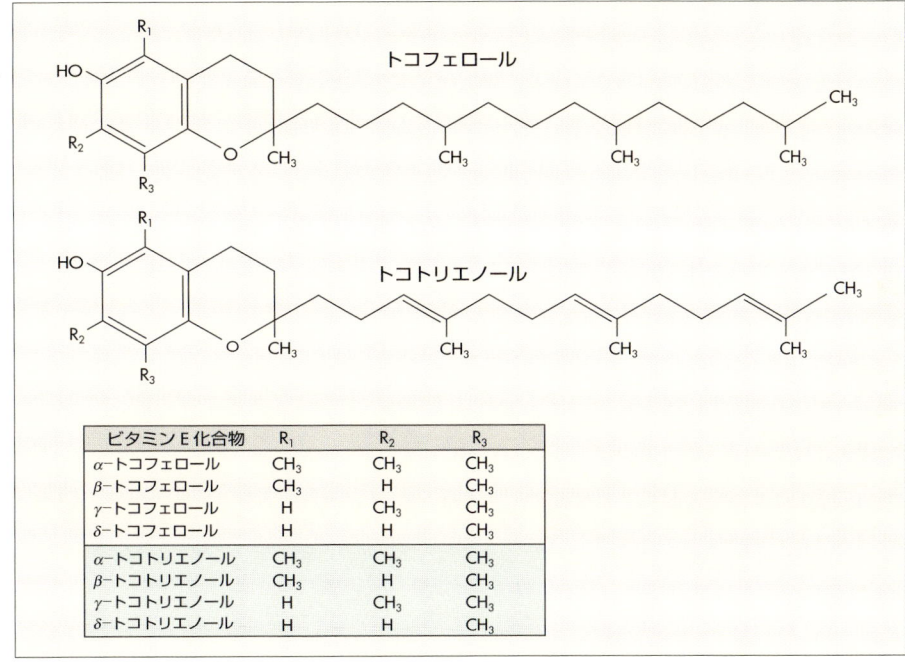

ビタミンE化合物	R_1	R_2	R_3
α-トコフェロール	CH_3	CH_3	CH_3
β-トコフェロール	CH_3	H	CH_3
γ-トコフェロール	H	CH_3	CH_3
δ-トコフェロール	H	H	CH_3
α-トコトリエノール	CH_3	CH_3	CH_3
β-トコトリエノール	CH_3	H	CH_3
γ-トコトリエノール	H	CH_3	CH_3
δ-トコトリエノール	H	H	CH_3

れたビタミンEラジカルは血漿中のビタミンCにより還元化され，ビタミンEに戻る．

②**ビタミンEの吸収と輸送**：ビタミンEは脂肪とともに小腸細胞から吸収される．その後キロミクロンに取り込まれて，リンパ管へ分泌され，肝臓へ運ばれる．肝臓ではα-トコフェロールが優先的にα-トコフェロール転移タンパク質と結合して，末梢組織へ輸送される．

(3) **ビタミンE欠乏症**　ヒトのビタミンE欠乏症は知られていないが，重度の脂肪酸吸収不良やある種の慢性肝障害などの患者ではビタミンEの吸収と輸送が障害されることから，神経や筋肉の細胞膜に障害が出ることが知られている．また，ビタミンE欠乏患者の赤血球膜は活性酸素による過酸化を受けやすく，細胞膜がもろくなって，容易に溶血性貧血を起こすことが知られている．

d. ビタミンK

(1) **ビタミンK**　ビタミンKには3つの化合物が存在する．緑黄色野菜に多く含まれる，ビタミンK_1（フィロキノン），納豆に含まれ，腸内細菌によっても合成される，ビタミンK_2（メナキノン），合成品であるビタミンK_3（メナジオンとメナジオール二酢酸）がある．これらの合成品は代謝され，フィロキノンとなる（図3.59）．

(2) **ビタミンKの役割と血液凝固**

①**グルタミン酸カルボキシル化の補酵素としての役割**：血液凝固因子であるプロトロンビンや骨基質タンパク質であるオステオカルシンの生成にはビタミンKが必要である．ビタミンKは補酵素としてビタミンK依存的カルボキシラー

図 3.59 ビタミン K 類の化学構造式

フィロキノン：緑黄色野菜に多く含まれる（ビタミン K_1）

メナキノン：腸内細菌によってつくられる（ビタミン K_2）

メナジオール：合成化合物（メナジオン）

メナジオール二酢酸：合成化合物（アセトメナフトン）

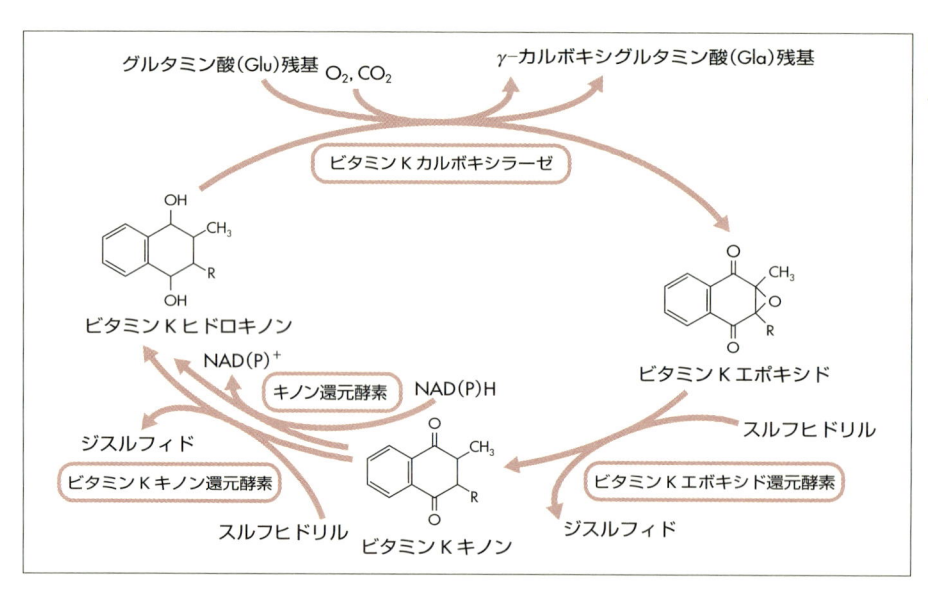

図 3.60 ビタミン K サイクルとビタミン K 依存性カルボキシル化

ゼに作用する．プロトロンビン前駆体（グルタミン酸残基をもつ）は γ-カルボキシル化されて，γ-カルボキシグルタミン酸（Gla）に変わると（Gla 化），カルシウムと結合可能になり，膜に結合しやすくなる（図 3.60）．そしてフィブリンの産生を促進する．フィブリンと血小板が凝集することで出血を止めるため，ビタミン K が不足すると止血作用が低下する．

②**骨代謝とのかかわり**：先に述べたようにオステオカルシンは骨基質であり，Gla 化されている．オステオカルシンは骨の石灰化に重要なタンパク質であり合成が減少することは骨質の低下につながる．ビタミン K は骨形成においても必要である．

(3) ビタミン K 欠乏症　　明らかなビタミン K 欠乏症は成人ではまれである．しかしながら，新生児や乳児のビタミン K 欠乏性出血症がある．これは母乳に含まれるビタミン K 不足が原因と考えられている．

G. ビタミンの種類とその働き：水溶性ビタミン

　水溶性ビタミンは水に溶けやすく，油脂に解けにくい性質をもつビタミンである．ビタミン B 群とビタミン C が水溶性ビタミンである．水溶性ビタミンは過剰にとっても，体内での蓄積はごくわずかで，大部分は尿中へ排泄される．このため欠乏症にならないように，食事より一定量を摂取する必要がある．水溶性ビタミンのおもな役割は補酵素としての機能であり，エネルギー代謝(ビタミン B_1, B_2, ナイアシン)，アミノ酸代謝(ビタミン B_6)，核酸代謝(ビタミン B_{12}, 葉酸)，酸化還元反応(ビタミン C)に関与する．

a. ビタミン B_1

(1) ビタミン B_1 の役割　　ビタミン B_1(チアミン)はエネルギー産生でも，とくに糖質代謝において重要な働きをしている．チアミンは体内に取り込まれて，リン酸化を受け，チアミン二リン酸(TDP)(＝チアミンピロリン酸(TPP))となる．TDP は酸化的脱炭酸反応を触媒する以下の 3 つの酵素複合体を調節する補酵素として働く．これらの反応が最終的に ATP の産生にかかわる．TDP を必要とする酵素には，①ピルビン酸デヒドロゲナーゼ(解糖系とクエン酸回路のあいだとをつなぐ)，②α-ケトグルタル酸デヒドロゲナーゼ(クエン酸回路に含まれる)，③トランスケトラーゼ(ペントースリン酸回路に必要)がある(図 3.61)．

(2) チアミン欠乏症　　チアミン欠乏症は次の 3 つの異なる症状を引き起こす．①慢性抹消神経炎である脚気(心不全，浮腫を伴うことがある)，②栄養不良の慢性アルコール患者で見られるウェルニッケ脳症，③ピルビン酸デヒドロゲナーゼの活性の低下による乳酸とピルビン酸の蓄積で引き起こされる乳酸アシドーシス，である．

b. ビタミン B_2

(1) ビタミン B_2 の代謝と生理学的役割　　ビタミン B_2(リボフラビン)は腸管で吸収され補酵素であるフラビンモノヌクレオチド(FMN)とフラビンアデニンジヌクレオチド(FAD)へと代謝される(図 3.61)．これらの代謝産物の活性部分がビタミン B_2 である．FMN はビタミン B_2 の ATP 依存的リン酸化により生成される．また，FAD はさらにもう 1 分子の ATP の AMP(アデノシン一リン酸)部分が FMN に転移し

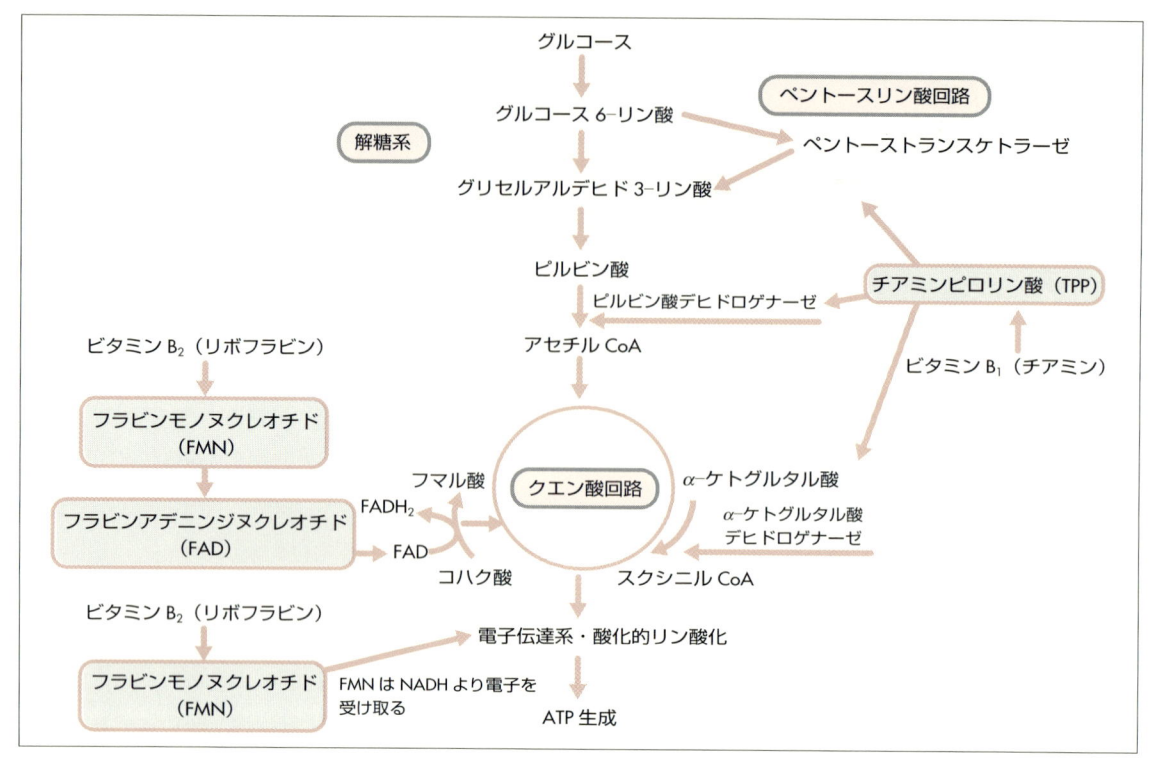

図3.61 エネルギー産生に重要なビタミンB_1, B_2の補酵素としての働き

て生成される．FADおよびFMNは多くの脱水素酵素の補酵素として働く．たとえばFADはクエン酸回路においてコハク酸からフマル酸への代謝時に水素を受け取り，$FADH_2$となり，電子伝達系に送られ，ATP合成に利用される．FMNは糖質代謝の電子伝達系の最初の部分で作用する．FADおよびFMNの材料となるビタミンB_2の欠乏は，電子伝達系，酸化的リン酸化，ATP産生に支障をきたす．このように，ビタミンB_2はエネルギー代謝において必須である．

(2) ビタミンB_2欠乏症　ビタミンB_2欠乏に見られる症状は，全身性の倦怠感，眼精疲労，舌・口唇炎である．進行すると，口角炎，口角症，脂漏皮膚炎といった特徴的な症状を示す．ビタミンB_2の栄養状態は，血中リボフラビン，FMN，FAD濃度および赤血球グルタチオンレダクターゼの活性で評価できる．

c. ナイアシン

(1) ナイアシンの役割　ナイアシンはニコチン酸およびニコチンアミドの総称である．動物性食品，植物性食品に広く含まれている．人の体内ではトリプトファンより合成され，トリプトファン60 mgから1 mgのナイアシンが合成される．ナイアシンは補酵素型のNADおよびNADPに代謝され，この2つは多くの酸化還元反応で電子受容体，水素供与体として働く（図3.62）．

(2) ナイアシン欠乏症　ナイアシンの欠乏はペラグラの発症を引き起こす．症

図3.62 ナイアシンと生合成される補酵素としてのNAD$^+$,NADP$^+$

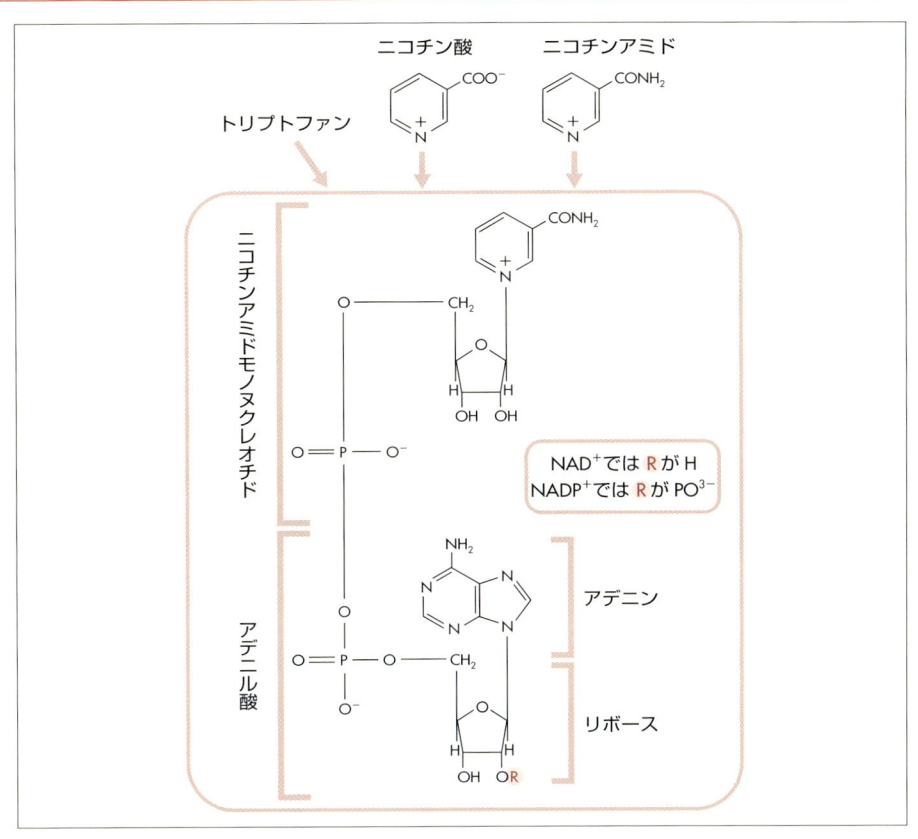

状は全身性の倦怠感，食欲不振，体重減少，貧血などの一般症状に加えて，特徴的な症状は光過敏性皮膚炎である．ペラグラの症状が進行すると，下痢，痴呆症を呈することもある．また，ナイアシンの過剰投与は有毒であるとされ，血管拡張，顔面赤色症と，皮膚過敏症を引き起こす．また，ニコチン酸とニコチンアミドの両方の過剰摂取では肝臓障害を引き起こす報告もある．

d. ビタミンB_6

(1) ビタミンB_6の代謝と生理学的役割　ビタミンB_6は1種類の物質から構成されているのではなく，ピリドキシン，ピリドキサール，ピリドキサミンとそれぞれの5′-リン酸エステルの6種類の化合物からなる．活性型補酵素はピリドキサール 5′-リン酸（ピリドキサールリン酸，PLP）である（図3.63）．ビタミンB_6は筋肉中にPLPの形で多く存在している．その大部分はグリコーゲンホスホリラーゼと結合している．飢餓時に貯蔵グリコーゲンが枯渇した際に，PLPは遊離し，アミノ酸からの糖新生時に肝臓や腎臓でおもに利用される．PLPはとくにアミノ酸代謝，とくにアミノ基転移と，脱炭酸にかかわる多く酵素の補酵素として働く．たとえば，脳内ではグルタミン酸から合成される神経伝達物質のγ-アミノ酪酸がある．γ-アミノ酪酸の合成反応においてはグルタミン酸脱炭素酵素にPLPが補酵素とし

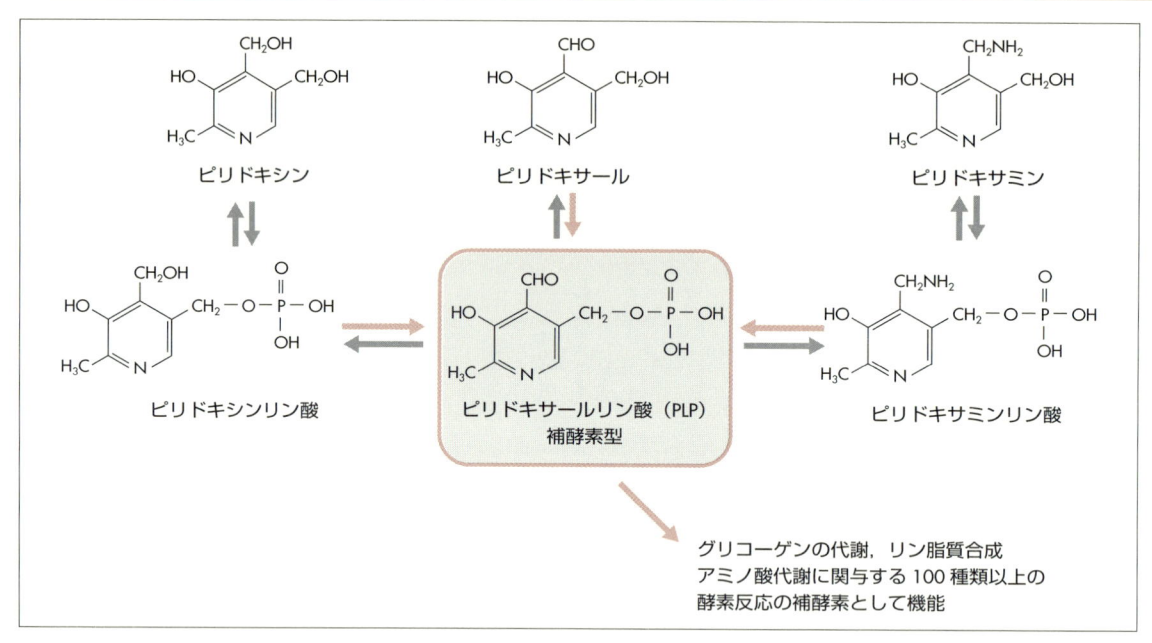

図 3.63 ビタミン B_6 の化学構造

て作用する必要がある．

(2) ビタミン B_6 の欠乏症　通常の食生活では欠乏症に至ることはまれであるが，欠乏症の症状としては先に述べたように，痙攣を起こす．そのほかには皮膚炎，貧血，アミノ酸代謝異常などが上げられる．

e. ビタミン B_{12} と葉酸

(1) ビタミン B_{12}　ビタミン B_{12} は，シアノコバラミンと呼ばれる化学物質である．金属のコバルト (Co) を含み，赤い色をしている．またビタミンの中では最も分子量が大きく，63 個もの炭素をもつ．胃の壁細胞より分泌される糖タンパク質 (内因子) と結合して回腸から吸収される．結合しなかったビタミン B_{12} は吸収されず，糞便中に排泄される．このため，胃切除をした患者ではビタミン B_{12} に糖タンパク質が結合できないため，吸収阻害が起こる．

　吸収された B_{12} はシアン (CN) 部分がアデノシル基に変換され，アデノシルコバラミンになる．アデノシルコバラミンはメチルマロニル CoA ムターゼの補酵素として働く．また，シアン部分がメチル基に変換されたメチルコバラミンはメチオニン合成酵素を触媒する．欠乏症には，DNA 合成障害，巨赤芽球性貧血があり，これらはビタミン B_{12} 欠乏による葉酸代謝異常と深くかかわっている．

(2) 葉酸　葉酸 (folic acid) という名前はホウレン草の葉 (folic はラテン語の葉を意味する) の中にある酸性の物質として見つけられたことに起因する．葉酸の活性型はテトラヒドロ葉酸 (THF) であり，THF は 1 炭素単位 (ホルミル基，メチル基，ホルムイミノ基，ホルミル基) を分子内の決まった位置に付加もしくは架橋する．これらは，

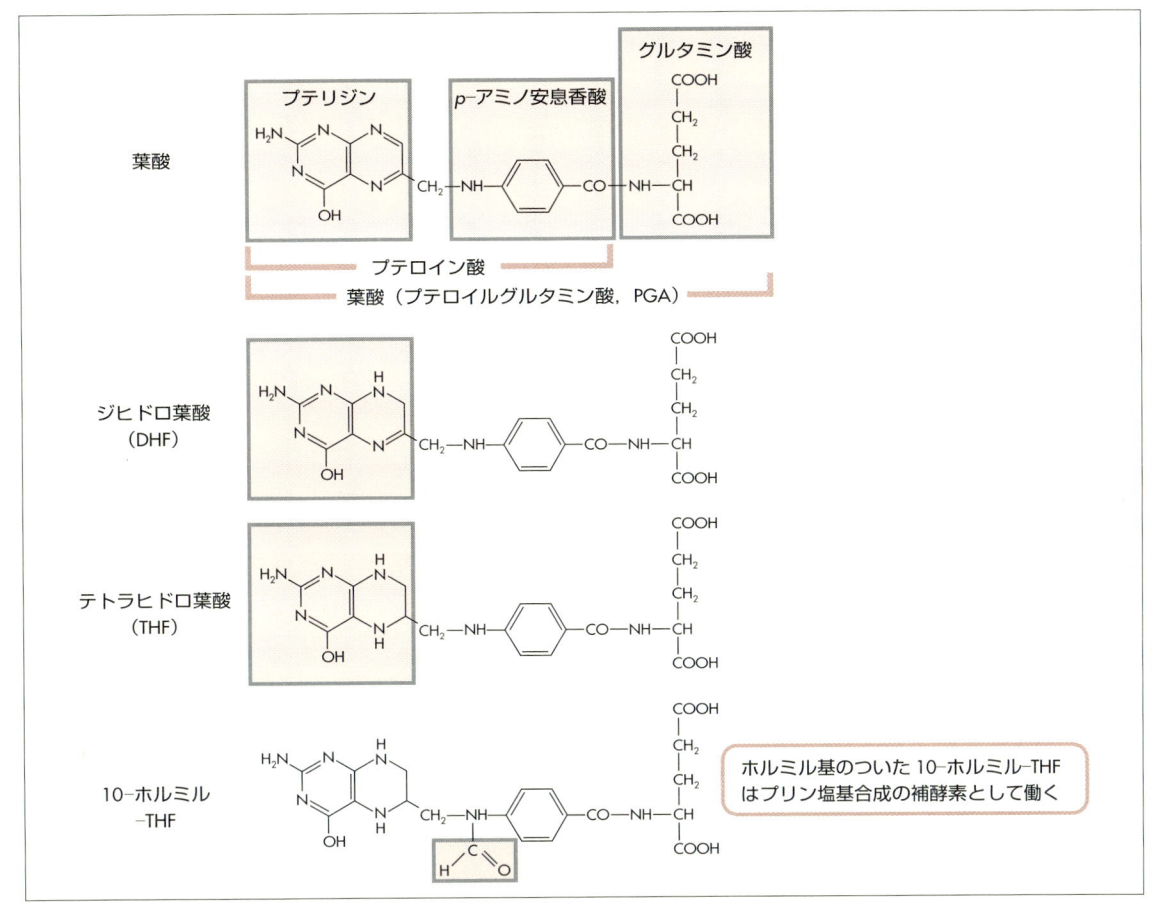

図 3.64　葉酸の化学構造

DNA 合成，プリン塩基の合成になくてはならない．葉酸は，生体内では 2 個以上のグルタミン酸が結合したポリグルタミン酸型でも存在している．欠乏により，DNA 合成障害，骨髄細胞に悪影響をおよぼすことで，赤血球の分化異常を引き起こし，巨赤芽球性貧血を引き起こす（図 3.64）．

f. パントテン酸

パントテン酸は補酵素 A（CoA）や，脂質合成に必須であるアシルキャリアータンパク質の構成成分である（図 3.65）．また，アセチル CoA の構成成分でもある．これらはさまざまな栄養素の酵素反応の補酵素となるため，枯渇してはならない．しかしながら，材料となるパントテン酸はさまざまな食品に広く含まれており，腸内細菌によっても合成されるため，欠乏症は通常起こらない．

g. ビオチン

ビオチン（ビタミン B_7）は，さまざまな食品に広く含まれている．また，腸内細菌が合成して分泌するため，通常は欠乏症になることはない．ただし，生卵の白身の部分に多く含まれるアビジンはビオチンとの結合が強く，腸管で吸収されな

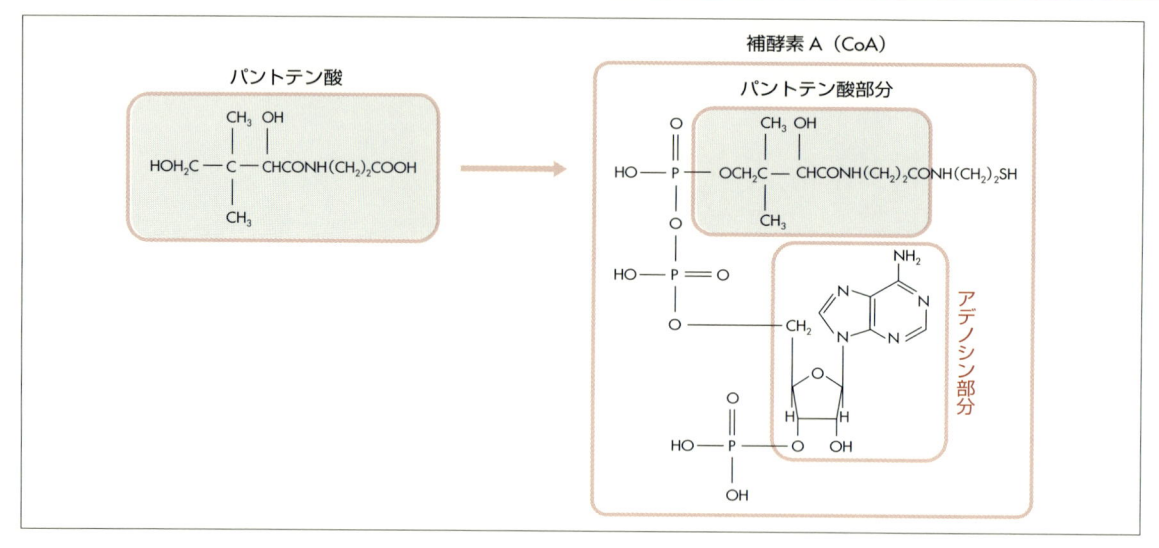

図 3.65 パントテン酸より合成される補酵素 A(CoA)

い．このため大量の生卵を摂取するとビオチンが体内で不足する可能性がある．ビオチンは，いくつかのカルボキシラーゼの補酵素としての働く．

h. 抗酸化物質としてのビタミン C

ヒト，霊長類，モルモットなどは，ビタミン C(アスコルビン酸)を合成できない．ビタミン C は活性酸素種の消去を行う強力な還元物質，すなわち抗酸化物質である．ビタミン C は非ヘム鉄をヘム鉄に還元化することで腸管からの鉄吸収を促進する．また，ビタミン C はとくに銅含有ヒドロキシラーゼおよび，鉄含有ヒドロキシラーゼの補酵素として働く．酵素によるヒドロキシル化反応のあいだに酸化される銅，鉄を還元化し活性型に戻る．コラーゲンの合成にはリシンおよびプロリンのヒドロキシル化反応が重要である．このためビタミン C は必須である．ビタミン C 欠乏症としては壊血病がある．症状としては，皮膚の変化，毛細血管がもろくなる，歯肉炎，骨折などがあげられる．多くの症状はコラーゲン合成の低下が引き金となる．

H. 遺伝情報の伝達と発現

a. 物質代謝の流れと遺伝子発現

物質代謝の流れは，前述したように，糖質，脂質，アミノ酸代謝の相互関連やエネルギーの需要供給に基づく調節など，生体のさまざまな過程で生じているが，これらの調節は，おもに各種酵素タンパク質の誘導を介して行われている．各種のビタミンやホルモンは，遺伝子発現を介して酵素タンパク質などを誘導し，物質代謝の流れを調節している．物質代謝の基本的な理解には，各種ホルモンやビタミンが，どのような機序により酵素タンパク質などの遺伝子発現を調節してい

図 3.66 セントラルドグマ

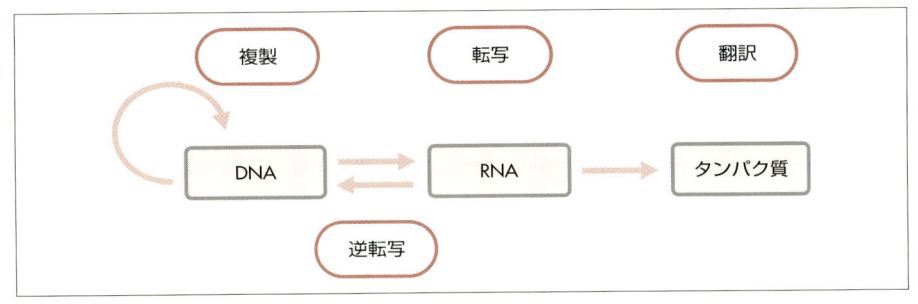

b. セントラルドグマ：遺伝情報の流れ

　遺伝子発現の流れは，セントラルドグマという概念で表現される．セントラルドグマとは，1958 年にワトソンとクリック（DNA の二重らせん構造を発見した科学者）らによって提唱された，分子生物学の基本概念である（図 3.66）．この中で，生物の遺伝情報の流れはすべて DNA → RNA →タンパク質の順に一方的であり，例外はあり得ないとされていた．しかし，1970 年代に一部のウイルスにおいて RNA から DNA が合成されるという現象が発見（逆転写酵素の発見）されたこと，また高等真核生物において，翻訳（RNA →タンパク質）の前にスプライシングと呼ばれる過程が存在することも明らかとなり，この結果セントラルドグマの概念は一部修正を余儀なくされた．なおセントラルドグマの概念の分子機構を解明する過程で，mRNA，tRNA，遺伝暗号などが発見あるいは解明され，遺伝子発現が明らかにされた．

c. DNA 複製とその機構

　DNA 複製は，細胞分裂に先立って二本鎖 DNA が複製され倍加する過程のことである．複製された DNA は細胞分裂において 2 つの娘細胞に分配され，遺伝情報を引き継いでいく．DNA の場合"半保存的複製"という方式がとられる．DNA を複製する機構は，開始，伸長ならびに終結の 3 つの反応に分けられる．通常，複製は極めて高い精度で行われるが，10^{-9} 程度の割合でミスを生じるとされる（ただし，細胞が有する DNA 修復系により修復されるのでとくに問題にはならない）．しかしながら紫外線や放射線，化学物質によって DNA が損傷を受け，突然変異が生じることもある．

d. 遺伝子の転写機構

　真核生物の遺伝子は大きく 2 つの領域から構成されている．1 つは構造遺伝子と呼ばれる DNA から RNA へと転写される領域で，アミノ酸をコードする領域（エキソン）とアミノ酸をコードしない領域（イントロン）からなる．遺伝子には読み始めと読み終わりの部分があり，RNA ポリメラーゼ II によって読み始め部分から読み終わり部分まで転写される．イントロンは転写されたあと，スプライシング

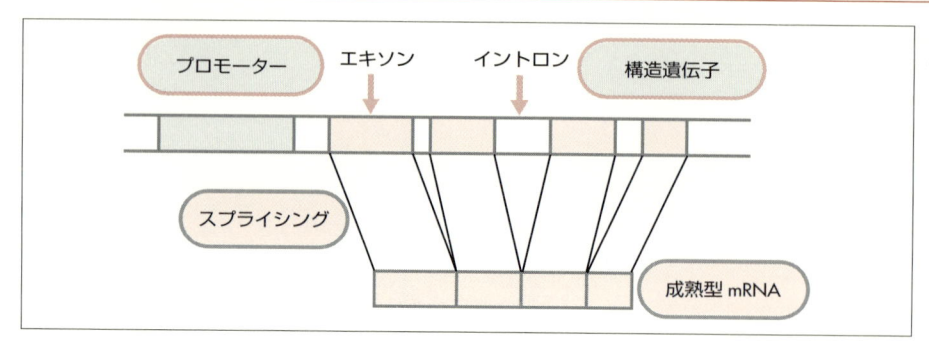

図 3.67　真核生物遺伝子の構造とスプライシング

（RNA 修飾）と呼ばれる機構によって除去され，最終的にアミノ酸をコードする領域のみからなる成熟型の mRNA が形成される（図 3.67）．他方，構造遺伝子の上流には，プロモーターと呼ばれる領域があり，TATA box や CCAAT box と呼ばれる特異配列が存在する．TATA box は RNA 合成を触媒する RNA ポリメラーゼの結合に必須の部位であり，CCATT box は転写の効率を調整に関与する部位である．プロモーターが支配している転写の効率を促進あるいは抑制する塩基配列のことをそれぞれエンハンサーあるいはサイレンサーと呼ぶ．一方，これらの DNA 構造を認識して特異的に結合するタンパク質の存在（転写調節因子）が知られており，これらのタンパク質はその特異的配列（シスエレメント）への結合を介して遺伝子の発現を巧みに調節している．

e. 遺伝暗号

遺伝暗号とは，DNA に記された遺伝子配列情報とそれが指定するタンパク質のアミノ酸配列情報との対応規則のことである．実際に高等真核生物では DNA 上の情報は RNA に転写され，この RNA がいくつかのプロセスを経て mRNA となり，mRNA のもつ塩基配列情報がタンパク質のアミノ酸配列情報に変換される．したがって，遺伝暗号とはコドンとアミノ酸との対応関係であるともいえる．なお，コドンとは各アミノ酸に対応する 3 つの塩基配列のことでとくに mRNA の塩基配列を指す．DNA 配列において，3 塩基の組み合わせであるトリプレットが，1 個のアミノ酸を指定する対応関係が存在する．この関係を遺伝暗号という（図 3.68）．ほぼすべての遺伝子は厳密に同じコードを用いることから，しばしば基準遺伝コードと呼ばれる．ただし，これにも例外が存在し，たとえばヒトではミトコンドリア内のタンパク質合成は基準遺伝コード以外の変形コードを用いている．

f. 栄養素は遺伝子の発現を促す

ビタミン A やビタミン D などの脂溶性ビタミンは，副腎皮質ホルモンなどのステロイドホルモンと同様の機構で遺伝子の転写を促進する．すなわちこれらビタミンは標的臓器に達すると細胞膜を通過し（脂溶性であるため脂質二重膜を容易に通

図 3.68 遺伝暗号表
AUG はメチオニンをコードする配列であり，翻訳の開始を示す開始コドンでもある．UAA, UGA, UAG は翻訳の終了を示す終始コドンである．
(B.L.Genes, Ⅲ, 1987 による)

		第2塩基			
		U	C	A	G
第1塩基	U	UUU, UUC Phe / UUA, UUG Leu	UCU, UCC, UCA, UCG Ser	UAU, UAC Tyr / UAA, UAG TERM	UGU, UGC Cys / UGA TERM / UGG Trp
	C	CUU, CUC, CUA, CUG Leu	CCU, CCC, CCA, CCG Pro	CAU, CAC His / CAA, CAG Gln	CGU, CGC, CGA, CGG Arg
	A	AUU, AUC, AUA Ile / AUG Met	ACU, ACC, ACA, ACG Thr	AAU, AAC Asn / AAA, AAG Lys	AGU, AGC Ser / AGA, AGG Arg
	G	GUU, GUC, GUA, GUG Val	GCU, GCC, GCA, GCG Ala	GAU, GAC Asp / GAA, GAG Glu	GGU, GGC, GGA, GGG Gly

過できる），細胞内に存在する特異的受容体と結合する．ビタミンと結合した受容体は核内へ移行し，標的遺伝子上流のプロモーター領域に存在する特異的配列に結合してその転写を促進する．これらビタミンのほか，三大栄養素を含め多くの栄養素がさまざまな組織において直接的あるいは間接的に遺伝子の転写を制御することが知られている．

3.6 薬物とアルコールの代謝

　薬物は一部の生体由来のものを除いて，本来生体に存在しない生体異物である．生体異物である薬物はそのまま排出される場合もあるが，大部分は生体において代謝を受け排出される．これらの代謝にかかわるおもな臓器は肝臓である．これらの生体異物の代謝を理解することは薬物・有害な環境汚染物質の作用を理解するうえで重要である．また食品成分でありエネルギー源としても利用されるアルコール（エタノール）もおもに肝臓で代謝される．過剰のアルコールの摂取は生体に急性または慢性の障害を与える．アルコールの代謝を理解することは短期的・長期的に生じるアルコールの作用を理解するうえで重要である．

A. 薬物・生体異物の代謝

　生体異物である化合物はおもに肝臓で2段階の代謝を受ける．まず，モノオキシゲナーゼによる酸化反応である．2段階目はグルクロン酸，硫酸，グルタチオンなどによる抱合化反応である．いずれも水溶性を増し，異物の排出を促進す

抱合反応	供与体	酵素名	対象物
グルクロン酸抱合	UDPグルクロン酸	グルクロノシルトランスフェラーゼ	芳香族化合物，ステロイド類などの多くの化合物
硫酸化	3'-ホスホアデノシン 5'-ホスホ硫酸	スルホトランスフェラーゼ	アリルアミン，フェノールなど
グルタチオン抱合	グルタチオン	グルタチオン-S-トランスフェラーゼ	ある種の薬物，発がん物質

表3.9 抱合反応に関係する酵素

る傾向がある．しかし，1段階目の反応は毒性や変異原性を増加する場合もあり，必ずしもすべてが「解毒」反応とはいえない．それぞれの反応に関与する酵素を第1相酵素および第2相酵素と呼ぶ．

a. 1段階反応

　この第1相酵素はヘム酵素であるモノオキシゲナーゼである．この酵素は還元型が一酸化炭素と反応して450 nmに特異的な吸収を示すためシトクロムP450と呼ばれている．この酵素には非常に多くの種類が存在する．この酵素を表すのにCYPという略号が使われる．これに続くアラビア数字がファミリーを示し，そのあとの大文字のアルファベットはサブファミリーを，最後の数字は個々の酵素を示す．CYP1A1はシトクロムP450ファミリー1のなかのサブファミリーAの1番目の酵素を示している．この酵素群は通常，ミクロソーム画分に存在し，とくに肝臓に大量に存在する．補酵素としてNADPHを用いて以下の反応を触媒する．

$$NADPH + H^+ + O_2 + RH \rightarrow NADP^+ + H_2O + ROH \quad \text{（RHは生体異物）}$$

　この反応により化合物にヒドロキシ基が導入され親水性が増加し，排出が促進する．一方，シトクロムP450はヒドロキシ化以外にもエポキシ化，脱アミノ化，過酸化などの多くの反応も触媒し，かえって毒性や変異原性を増加させることが知られている．また，この一群の酵素は薬物の投与により誘導されることが知られ，特定の医薬品（たとえばフェノバルビタール）の投与で増加し，他の薬物の代謝を促進する場合があり，薬物相互作用に関係する．

b. 2段階反応

　疎水性が強い化合物は脂質に蓄積し，排出が困難であるため親水性の生体化合物を結合し親水性を増し排出を促進する．この反応を包合化と呼ぶ．

　ウロン酸回路で生成されるUDPグルクロン酸，活性硫酸(3'-ホスホアデノシン 5'-ホスホ硫酸)，グルタチオン(γ-グルタミルシステイニルグリシン)などが包合反応に用いられる．表3.9にこれらの反応に関する酵素をあげておく．これらの第2段階酵素による代謝ではほとんどの化合物は水溶性が増し排出が促進される．

図3.69 アルコール(エタノール)の代謝

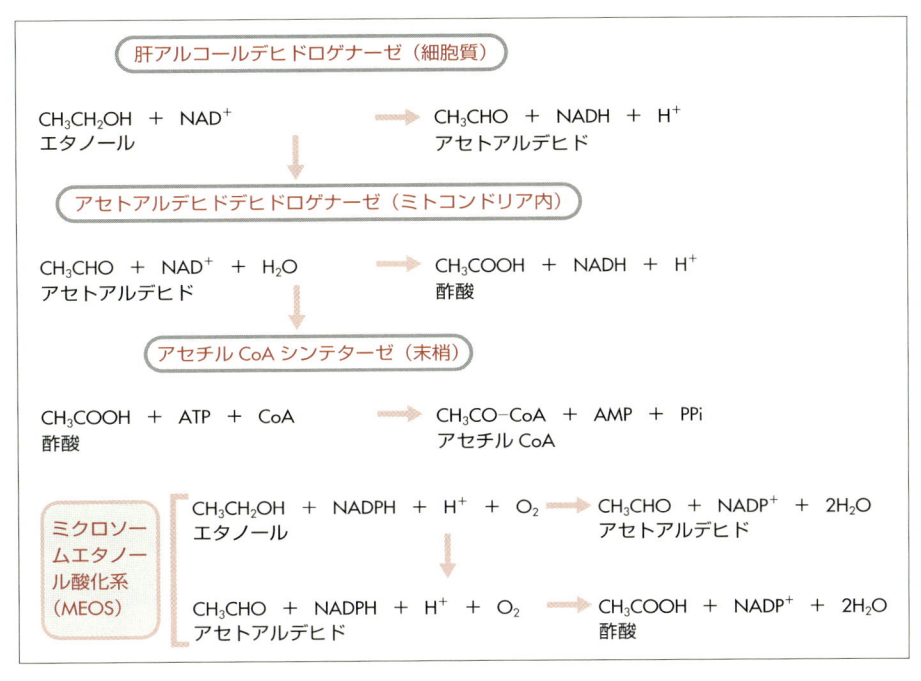

肝アルコールデヒドロゲナーゼ(細胞質)

$CH_3CH_2OH + NAD^+ \rightarrow CH_3CHO + NADH + H^+$
エタノール　　　　　　　　　アセトアルデヒド

アセトアルデヒドデヒドロゲナーゼ(ミトコンドリア内)

$CH_3CHO + NAD^+ + H_2O \rightarrow CH_3COOH + NADH + H^+$
アセトアルデヒド　　　　　　　酢酸

アセチルCoAシンテターゼ(末梢)

$CH_3COOH + ATP + CoA \rightarrow CH_3CO-CoA + AMP + PPi$
酢酸　　　　　　　　　　　　アセチルCoA

ミクロソームエタノール酸化系(MEOS)

$CH_3CH_2OH + NADPH + H^+ + O_2 \rightarrow CH_3CHO + NADP^+ + 2H_2O$
エタノール　　　　　　　　　　　　　　アセトアルデヒド

$CH_3CHO + NADPH + H^+ + O_2 \rightarrow CH_3COOH + NADP^+ + 2H_2O$
アセトアルデヒド　　　　　　　　　　　酢酸

B. アルコール(エタノール)の代謝

　アルコールは適量の摂取によっては食欲増進,ストレス解消などに役立っている.しかし,過剰の飲酒は健康管理上の大きな問題となる.急性のアルコール中毒や長期摂取による脂肪肝,肝硬変が生じる.これらの問題を理解するためにアルコールの代謝としてエタノールについて説明する.

　エタノールは胃および小腸上皮から吸収される.一部は胃でも代謝されるが大部分は肝臓で代謝される.肝臓のアルコールデヒドロゲナーゼにより酸化されアセトアルデヒドとなる.このとき NAD^+ が酸化剤として利用される.この生じたアセトアルデヒドはミトコンドリアに入り,アセトアルデヒドデヒドロゲナーゼにより酢酸に代謝される.酢酸はさらにアセチルCoAシンテターゼによりアセチルCoAとなりクエン酸回路で代謝される.その際ATPが消費されAMPが生成する.ほとんどのエタノールはこの反応で代謝されるが,一部は前述のCYPによるミクロソーム中のエタノール酸化系(MEOS)でアセトアルデヒドから酢酸に代謝される.以上の反応を図3.69に示す.

　エタノールは低レベルの血中濃度では,抑制系神経に対して神経抑制効果があるため気分が高揚する.血中濃度が上昇すると運動器や意識を司る神経系にも抑制がかかり酩酊を生じる.エタノールの中間代謝物質であるアセトアルデヒドは顔面紅潮,頭痛や悪心などを引き起こす.肝臓のアセトアルデヒドデヒロゲナーゼには,ほとんど活性をもたない遺伝多型が存在する.ヘテロタイプの遺伝子多

型の場合はアセトアルデヒドの代謝が弱く，酒に弱い体質となる．また不活性型のホモ遺伝子多型の場合はほとんど酒が飲めない．日本人はヘテロ型が半数近く存在し，アルコールに弱い原因になっている．また不活性型のホモ遺伝子多型が5〜10%程度存在するので，飲酒には十分注意が必要である．活性型のホモ遺伝子多型の場合は，毒性のあるアセトアルデヒドを迅速に代謝できるため，頭痛や悪心などを示しにくいが，エタノールの神経系の作用には関係しない．アルコール依存症になるのはこのタイプの遺伝子多型の場合が多い．

　大量の飲酒習慣によりMEOSは亢進する．CYPはアセトアルデヒドにも作用する．そのため酔いにくくなるが，アルコール要求量が増加し，栄養失調，アルコール依存症などを併発するようになる．

　エタノールの代謝でのNADHの生成とともに細胞質に生じた水素イオン(H^+)，リンゴ酸-アスパラギン酸シャトルを介してミトコンドリアの電子伝達系に入り，NADH + H^+ 1 molあたり3 molのATPを生じる．アセトアルデヒドから生じる水素イオンは直接電子伝達系に入り，さらにアセチルCoAがクエン酸回路により12 molのATPが生じる．しかし，酢酸からアセチルCoAが生じるときにATPがAMPに分解され2分子のATPが消費されることになるので，エタノール1 molから生じるATPは3 + 3 − 2 + 12 = 16 molである．エタノールは1 gあたり7.1 kcalのエネルギーとなる．アルコールはグルコースの発酵によって生じるが，アセチルCoAに代謝され，呼吸商も0.7であることから糖質よりも脂肪とよく似ている．

　アルコールの摂取により細胞質とミトコンドリア内でのNADH/NAD^+比が上昇する．その結果，短期的にはピルビン酸から乳酸の合成が進み，ピルビン酸が減少するため糖新生系が抑制され血糖が低下する．そのためアルコールの摂取により食欲の増進が生じる．さらにNAD^+の枯渇によりグリセロール3-リン酸デヒドロゲナーゼの抑制により中性脂肪の合成に必要なグリセロール3-リン酸の生成が促される．ミトコンドリア内においてもNAD^+が減少し，NAD^+を必要とするクエン酸回路および脂肪酸のβ酸化が抑制され，脂肪酸の分解が抑制される．さらにエタノールの代謝で生じたアセチルCoAの蓄積により，脂肪酸の合成が促進される．その結果，脂肪合成が促進される．肝臓で合成された中性脂肪はVLDLとして血中に分泌されるが，それ以上に肝臓の脂肪合成が高まってくると脂肪肝になる．蓄積した脂肪の酸化は肝炎，肝硬変の原因となる．さらに，必要エネルギーの大部分をアルコールから得ている場合は相対的にタンパク質，糖質の摂取が減少し，さらに葉酸およびビタミンB_1の吸収阻害，ビタミンB_6の排出促進，ビタミンAおよび亜鉛の欠乏を生じる場合がある．

　空腹時はエタノールの吸収が促進され，血中エタノール濃度が急上昇する．また空腹時には脂肪酸のβ酸化が進んでおり，NADH/NAD^+比が高まりアルデヒ

ドデヒドロゲナーゼによるアセトアルデヒドの分解が滞り，早くかつ長く酔いやすい．また空腹時には血中の遊離脂肪酸が上昇している．この状態でのアルコールの摂取は，脂肪酸とエタノールがエステラーゼによりエチルエステルを生じる．このエチルエステルは心臓や膵臓に蓄積し，心臓病や膵炎を引き起こす．また，脂肪含量の多い食事とアルコールの摂取でも生じる．

アルコール飲料はエネルギー源となり，脂肪合成を促進することを理解する必要がある．

3.7 免疫機能

A. 免疫とは？

免疫とは「疫を免れる」ことを意味する．すなわち細菌やウイルスなどの病原微生物（病原体）に対抗し自らの体を守る防御機能である．免疫機能が破綻してしまうと，弱い病原体に対しても抵抗力がなくなり死に至ることもある．また逆に特定の抗原に過剰に反応しても不都合が生じる．花粉症で悩む人も多いが，その原因は花粉に対し免疫細胞が過剰に反応するためである．

免疫を司る細胞および生理活性物質は多種多彩である．この節では病原体が体内に侵入した場合，生体の中でどのような免疫反応が起こるのか解説する．

抗原：広義では免疫細胞を刺激する物質．T細胞レセプターまたはB細胞レセプターにより認識されるタンパク質．ここでは受容体をレセプターと表現する．

B. 病原体は皮膚から直接体の中に侵入することはできない

「病原体は生体の至る所から侵入できる」と思っている人もいるかもしれない．

図 3.70 補体による細胞傷害性作用

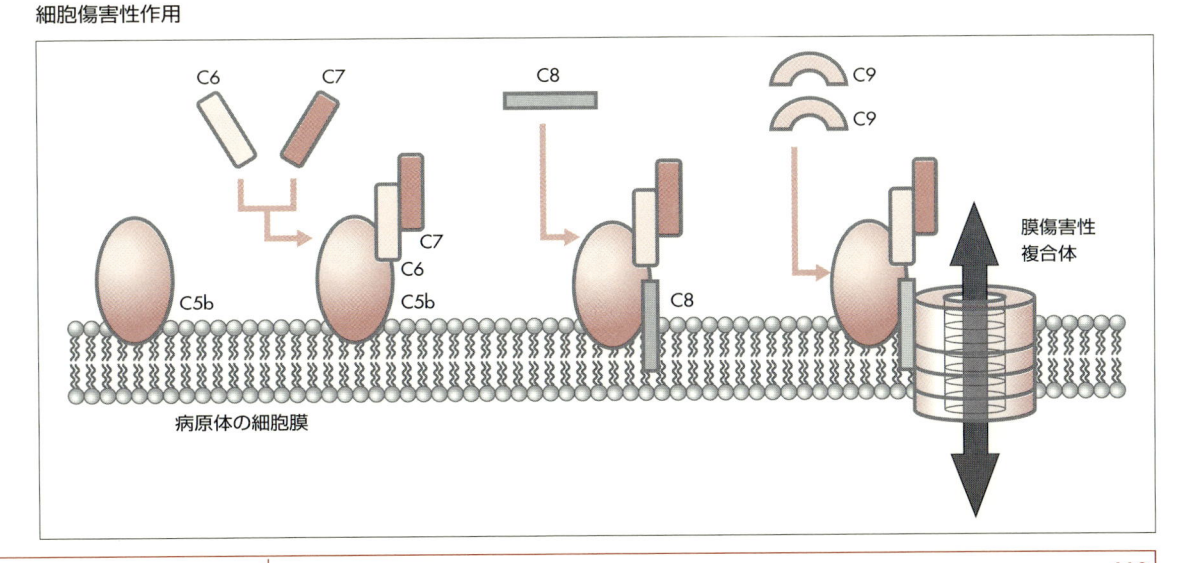

しかし，答えは No である．皮膚は，物理的な障壁となっており病原体の侵入を阻止している．多くの病原体は，外界と接している鼻咽頭，消化管，肺，生殖−尿路の上皮細胞から侵入する(図 3.70)．病原体が侵入してきても，粘液中には細菌壁成分を分解するリゾチームが存在し，気管では上皮細胞での繊毛運動による侵入阻止，胃では強力な酸である胃酸といった生体の物理化学的バリアが待ちかまえている．

C. 連鎖反応で細菌を破壊する補体

皮膚・粘膜の物理化学的バリアを突破した病原体は，次に体液中の非特異的な防御因子との戦いとなる．その相手は，補体である．補体は，血清中に含まれる殺菌因子であり，抗体の防御作用を"補完"するという意味から"補体"と名付けられている．補体系は 13 種類の補体成分と 6 つの調節タンパク質から構成されている．

微生物表面において C3b と B 因子の結合が促進し C5 転換酵素である C3, Bb3b が形成され，C5 を C5a と C5b に分解する．C5b がいったん細菌壁に結合すると，C6 そして C7 が分子集合し安定な C5bC6C7 複合体を形成する．そこに C8 が結合し，最後には C9 の重合化が起こり，円筒状の膜傷害性複合体が形成される(図 3.70)．膜傷害性複合体は細菌内外液の流通を自由化することにより細菌の溶解を引き起こす．このように補体は，お互いの連鎖反応により生体防御反応を司る．細胞溶解作用に加え，補体には，マクロファージや好中球などの機能を亢進させる細胞賦活作用，そして細菌に補体成分が結合することにより食細胞が取り込みやすくするオプソニン作用を有する．

抗体：抗原に特異的に結合する物質．免疫グロブリンとも呼ばれる．

D. 病原体を食べる食細胞

液性成分である補体による排除機構に加え，病原体を食べる性質を有する食細胞による排除が始まる．代表的な食細胞としては好中球とマクロファージがある．好中球やマクロファージの表面には補体レセプター(CR1, CR3)や IgG レセプター(FcγR I, II, III)があり，これが，補体と結合してオプソニン化された病原体を識別し接着する．そして，食細胞膜が病原体を覆いつくし，膜が融合して病原体を貪食した食胞が細胞質内に形成される．接着と同時に細胞膜の NADPH オキシダーゼの活性化が起こり，食胞内部にはスーパーオキシドアニオン($O^{2-}\cdot$)が生成される．$O^{2-}\cdot$はさらに還元されて H_2O_2 がつくられ，一重項酸素($^1O_2$)やヒドロキシラジカル($OH\cdot$)が発生して殺菌効果を発揮する(図 3.71)．好中球は寿命が短いがその殺菌力は強く，炎症局所に遊走因子であるケモカインの作用を受けてすばやく多数出現し細菌の貪食を行う．マクロファージはゆっくり出現し，消化能力は弱いが，長くその場にとどまっており，寿命が長いため，慢性炎症時にい

図3.71 食細胞による殺菌作用

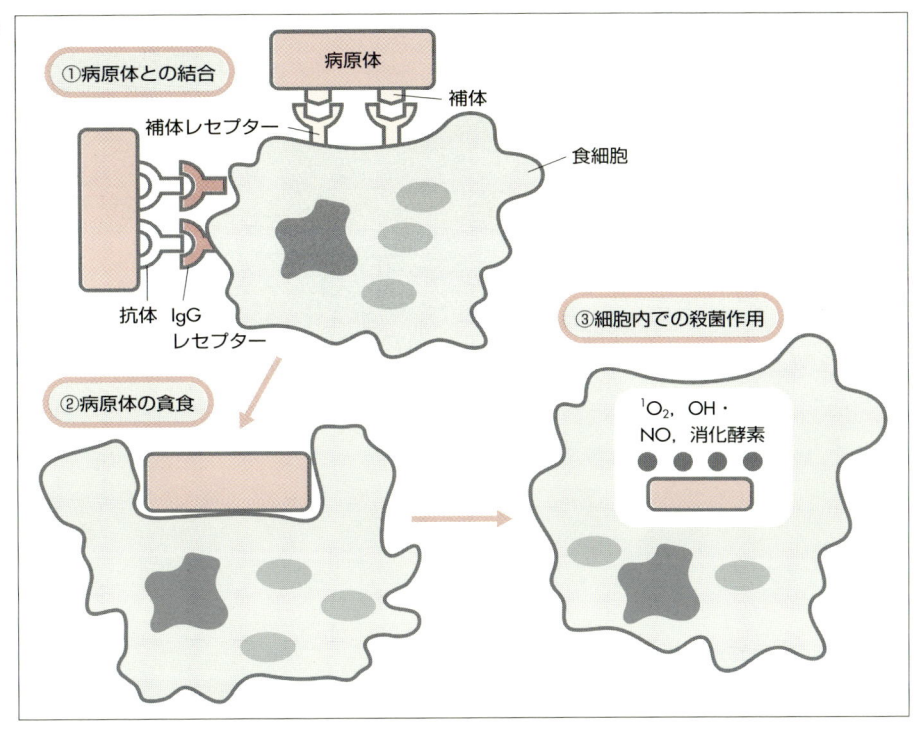

①病原体との結合
病原体
補体
補体レセプター
食細胞
抗体 IgG レセプター

②病原体の貪食

③細胞内での殺菌作用
$^1O_2$, $OH\cdot$, NO, 消化酵素

つまでも存在するという特性をもっている．怪我のため膿（うみ）がたまることがあるが，それは微生物と戦った食細胞である好中球の死骸である．

E. 異物の侵入に迅速に対応できる最前線のリンパ球集団

病原体の排除には，最終的には免疫学的記憶機能を有するT細胞やB細胞の誘導が必要である．これら細胞集団は，病原体に対する戦闘能力は非常に高いが，十分な戦力を獲得するまでの準備期間が長いのが短所である．では，補体・食細胞といった防御機構とT細胞・B細胞による防御機構とのあいだをうめる免疫細胞は何か．それは，ナチュラルキラー(NK)細胞，$\gamma\delta$型T細胞，$CD5^+$ B細胞である．それら自身は獲得免疫とは異なり持続する免疫にはつながらないが，早期の感染防御のみならず，後期の獲得免疫の分化（細胞性免疫／体液性免疫）を方向づける重要な役割を担っている．

F. 獲得免疫を司るT細胞とB細胞

病原体を排除するために初期防御反応が感染症の免疫応答は，まず病原体の抗原が抗原提示細胞の細胞表面へ提示されることから始まる．抗原や，抗原をとらえた樹状細胞は，輸入リンパ管を通って所属リンパ節に入り，傍皮質領域で出会ったT細胞に抗原の情報を提示する．T細胞は病原体を直接認識することができず，

表3.10 抗体サブクラスの特徴

免疫グロブリン(Ig)	特徴
IgG	血清中で最も多く存在する．胎盤を通じて胎児に送られ，防御機能を果たす
IgM	通常，五量体として存在する．最初にIgM抗体がつくられ，その後抗体のタイプはIgG抗体に変化する（クラススイッチ）
IgA	血清型IgAと分泌型IgAが存在するが，ほとんどは分泌型IgAで，腸管などの粘膜粘液で重要な役割を果たす
IgE	I型アレルギーを引き起こす抗体サブクラスである
IgD	詳細な機能は不明

　病原体を認識するためには病原体抗原を分解した小さなペプチドをMHCクラスIまたはIIに結合した複合体を認識する必要がある．図3.72に示す経路で外来性抗原はMHCクラスII上に提示されCD4$^+$T細胞が感作を受け，一方，細胞内に存在する病原体由来の抗原はMHCクラスI上に提示されCD8$^+$T細胞が感作を受ける．

感作：リンパ球が一度接触した抗体に対し，反応できるようになること．

　大部分の病原体は食細胞や補体などの非特異的防御機構により排除され，感染症などの病気を起こすことはまれである．しかし自然免疫から逃れて一定以上の微生物が侵入し感染が起こると獲得免疫による免疫応答が起こる．自然免疫と異なり獲得免疫が誘導されるまでには数日以上が必要で，抗原特異的なTおよびB細胞が分化増殖しエフェクター細胞となる．獲得免疫において司令塔的役割を果たすCD4$^+$T細胞がTh1ヘルパーT細胞に分化誘導された場合はマクロファージを活性化して，細胞内に存在する病原体を排除し，CD8$^+$細胞傷害性T細胞の増殖を促す．またTh2ヘルパーT細胞はリンパ組織でインターロイキン(IL)-4，IL-5，IL-13などのB細胞増殖因子およびB細胞分化因子を産生して感作B細胞を抗体産生細胞まで分化させ病原体の排除を行う（図3.73）．抗体の生体防御作用としては抗原エピトープを認識して病原体に結合することにより不活化する．マムシに噛まれたときの処置として抗血清を投与するが，これはマムシ毒素に対する抗体を投与し，多数の抗体がマムシ毒素に結合することにより，その毒素の生理機能を打ち消すことによる．抗体は，5つのサブクラスに分類され，それぞれの特徴を表3.10に示す．

　獲得免疫の特徴は，無数の抗原に対応できることと免疫学的記憶が存在することである．病原体由来の抗原は無数にあるが，なぜ多数の抗原に対応ができるのであろうか．T細胞およびB細胞が非自己抗原を認識する受容体はT細胞レセプターおよびB細胞レセプターと呼ばれている．B細胞レセプターは抗体分子であり，特異的な抗原を細胞表面に発現している抗体分子を介し認識すると，細胞分裂を起こし同じ抗原を認識する抗体分子を多量に産生する．T細胞およびB細胞が無数の抗原に対応できるしくみは，遺伝子再構成にある．通常，生殖細胞以外の体細胞は，遺伝子自体が変化することはない．しかし，T細胞およびB細胞レ

図 3.72　抗原提示機構
外来性抗原は抗原提示細胞に取り込まれファゴソーム内にとどまる．そこに消化酵素を含むリソソームが融合しファゴリソソームが形成され，抗原の分解が起こる．小胞体内で合成されたMHCクラスⅡ分子はCLIPという分子が結合しており，抗原ペプチドが結合できない状態にある．MHCクラスⅡは小胞体を通過してエンドソームに達すると，そこで消化酵素の働きでCLIPがはずされ，外来性抗原由来の抗原ペプチドが結合し，細胞表面へと輸送され，$CD4^+$細胞への抗原提示を行う．
一方，ウイルス抗原やがん抗原などの内因性抗原はユビキチン(Ub)が結合し，そのユビキチン化した抗原はプロテアソームにより分解される．分解されたペプチドはTAPと呼ばれる小胞体に発現するトランスポーターにより取り込まれ，MHCクラスⅠ分子と結合する．その後，MHCクラスⅠ/抗原ペプチド複合体は細胞表面に輸送され，$CD8^+$細胞に抗原提示を行う．

図 3.73　ヘルパーT細胞による免疫調節作用
IL：インターロイキン，IFN：インターフェロン

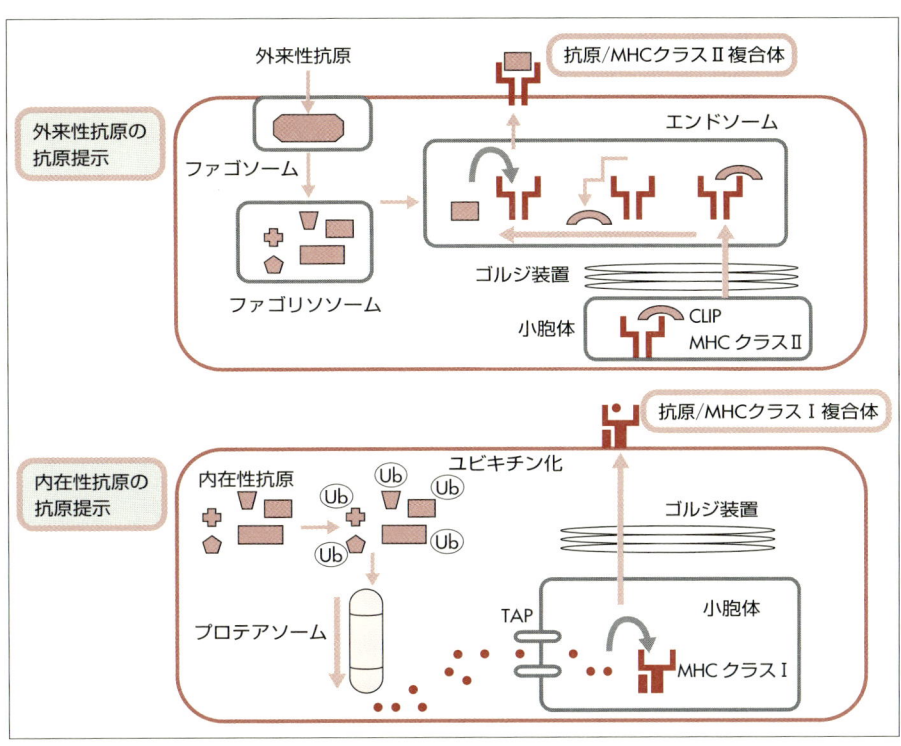

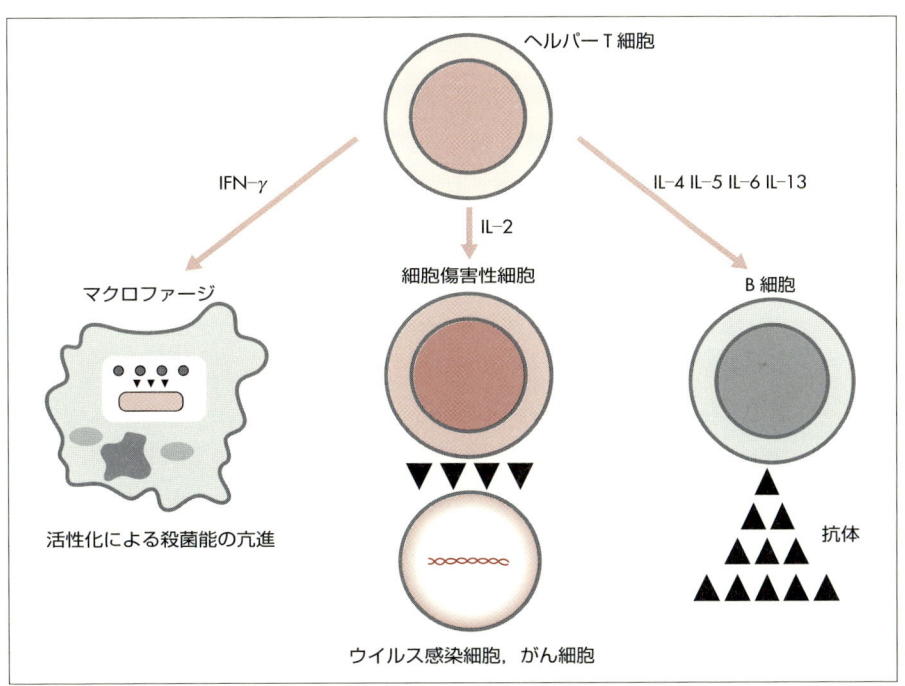

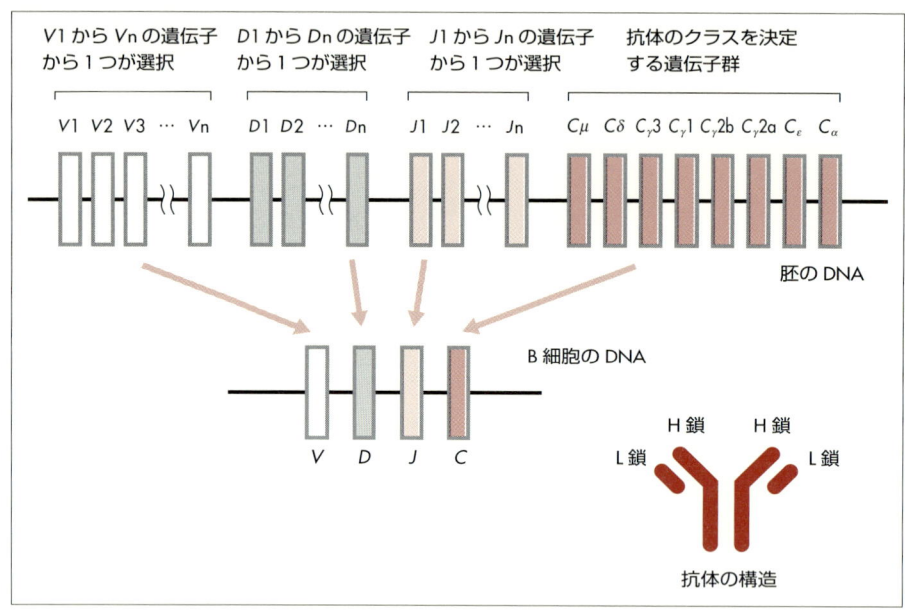

図3.74 抗体の構造と遺伝子再構成

セプターは遺伝子の再構成が起こる．たとえば，抗体のH鎖を構成する遺伝子はV, J, D, C遺伝子より構成される．図3.74に示すように，V, D, J, C遺伝子は複数個存在し，それぞれから1種類ずつの遺伝子が選択される．L鎖も複数の遺伝子より構成されるので，その多様性は(H鎖の種類)×(L鎖の種類)の数となり，さらに，また遺伝子再構成以外にも多様性を生む機構が存在し，最終的には10^{10}個以上の抗原に対応できるとされている．日本人で唯一ノーベル生理医学賞を受賞したのは利根川博士であるが，その受賞の対象となった発見は「無数の抗原に対し，なぜ抗体は反応できるか」を解明したことである．

T細胞およびB細胞の活躍により病原体の排除が終了すれば，免疫反応は終息していく．これまで活躍していたT細胞やB細胞が，1つ，また1つと減っていく．しかしながら，病原体と戦ったリンパ球は完全には消失しない．これは一度戦った相手（微生物抗原）を覚えておき，同じ病原体が再び生体に侵入したときに，迅速に対応するため一部の細胞は消失せずに休眠状態に入る．このような細胞をメモリー（記憶）細胞という．2回目の免疫応答は，すぐに対応ができ，かつ応答が強いのが特徴である．

G. アレルギーとは

現在アレルギーには4つのタイプがあることが知られている．ここではI型およびIV型アレルギーに絞り解説をする．

「花粉症で鼻水が止まらない」という人がいる．まさしくこれが，I型アレルギー反応である．アレルゲン（アレルギーを引き起こす抗原）が粘膜に入ると，アレルゲン

図3.75 Ⅰ型アレルギー発症機序

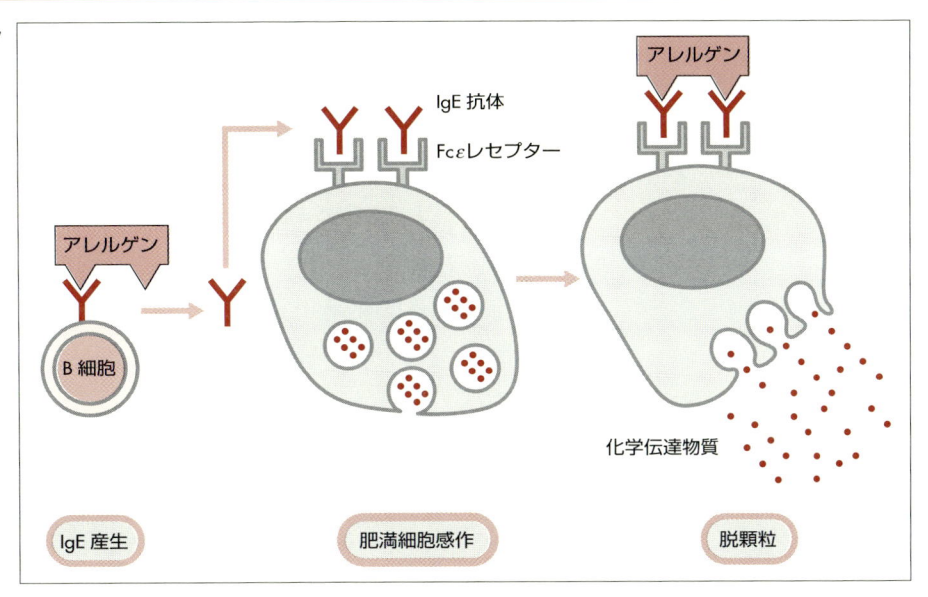

に特異的な IgE 抗体が結合する．粘膜には IgE に対する受容体を発現する肥満細胞が存在し，アレルゲン/IgE 複合体はこの受容体を介して結合する．すると IgE 受容体からのシグナルが入り，肥満細胞の活性化が起こり，ロイコトリエンやプロスタグランジンなど多数の生理活性物質が細胞外に放出される（図3.75）．これらの液性因子により粘膜組織では粘液の分泌亢進，平滑筋の収縮，血管透過性の亢進が起こる．これらの現象は，個体レベルでは血圧の低下，気道の収縮，そして粘液の増加による気道の狭窄といったアナフィラキシーショック症状を引き起こす．「スズメバチに刺されると危険」といわれているが，これは一度ハチに刺されるとその人はハチ毒素の対する IgE 抗体がつくられ，2 回目に刺されるとハチ毒素に対するⅠ型アレルギー反応が生体内で起こり，血圧の急激な低下そして気管の狭窄による呼吸困難をもたらし重篤な症状をきたすためである．

　Ⅳ型アレルギー反応は遅延型過敏症と呼ばれる．言葉のとおり，抗原感作から遅れてアレルギー反応が見られるものである．代表的なものとして，ツベルクリン反応がある．結核に感染したことがあるか検査するために，皮下に結核抗原を摂取し，48 時間後に発赤（硬血）の大きさを測定するものである．発赤がある程度以上大きければ，結核抗原に対し免疫を獲得していることを示している．そのしくみは，結核の予防接種により結核抗原に反応する T 細胞が存在すれば，結核抗原を皮下接種すると T 細胞が抗原に反応しサイトカインを放出，サイトカインにより活性化したマクロファージが炎症反応を引き起こし発赤が起こる，というものである．Ⅳ型アレルギーに関与するのは主として T 細胞およびマクロファージといった細胞性免疫のため抗原接種から反応が出現するのには時間を要するのが

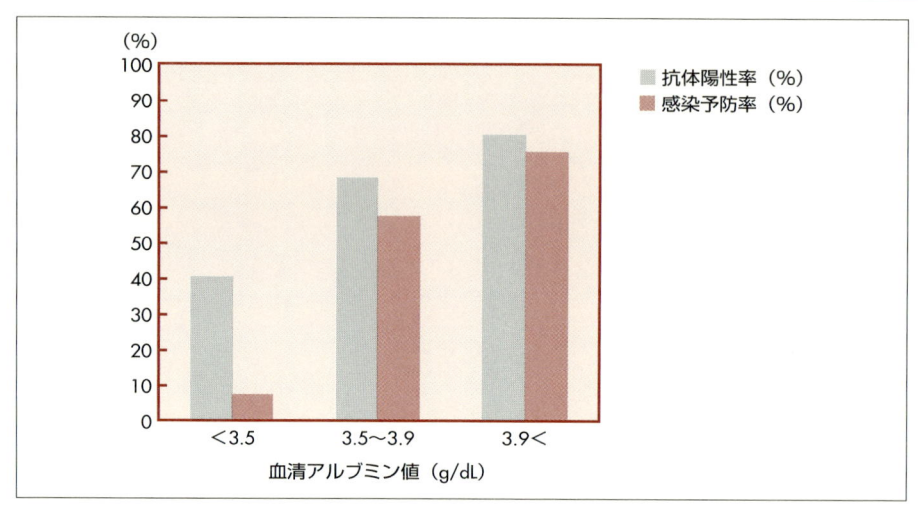

図 3.76 低栄養とワクチンによる免疫との関係

特徴である．

H. 栄養と免疫機能

　低栄養状態は，感染症の罹患および死亡率に深く関与していることが知られており，それはとくに子どもにおいて問題となっている．世界的に見れば，年間約 10 億人の子どもが死亡しているが，多くの場合感染症が潜在的な死亡原因となっている．また，感染症は免疫機能とのかかわりが深く，低栄養により免疫機能が低下し，それが引き金となり感染症にかかりやすい状態を招き，子どもの死因の約 50％に低栄養が関与しているとされている．では，いったい低栄養状態に陥ると免疫機能はどのように変化していくのであろうか．これまで，アジアやアフリカ地域において精力的に低栄養と免疫機能および感染症に関する研究が行われてきた．開発途上国で問題となっている主とした低栄養状態は，タンパク質とエネルギー摂取不足であり，クワシオルコルやマラスムスが知られている．タンパク質・エネルギー栄養不良に陥ると，胸腺，脾臓およびリンパ節の萎縮が起こる．血中の T 細胞および単球数の減少，CD4/CD8 細胞比（ヘルパー T 細胞／細胞傷害性 T 細胞比）の減少が起こり，また機能的な面でもリンパ球を刺激した場合の増殖反応が低下する．一方，病原体に対する抗体を産生する B 細胞の数は低栄養状態でも比較的保たれ，さらに血中の抗体レベルも著明な低下は認められない．低栄養状態の影響は，抗体産生を司る液性免疫に比べ，T 細胞を中心とする細胞性免疫に強く現れるようである．ただ，ワクチンを接種して特異抗体を産生させる場合にはヘルパー T 細胞の関与が必要なので低栄養状態の影響を受ける．

　低栄養状態は発展途上国に限定された問題ではなく，先進国においても，とくに高齢者や入院患者で大きな栄養学的問題となっている．毎年，インフルエンザ

表 3.11 低栄養および肥満における免疫機能の変化

栄養状態	補体価	NK細胞活性	抗体面	サイトカイン	T細胞サブセット	リンパ球増殖反応
タンパク質・エネルギー栄養不良	↓	↓	↓→	↓	↓	↓
肥満	↓→	↓	→	↓	→	↓

↓ 低下, → 変化なし
[横越英彦, 免疫と栄養, p.186, 幸書房(2006)一部改変]

が猛威を振るい高齢者が死亡する例が見受けられる．発症を防ぐ手段の1つとしてワクチンの接種があるが，この効果も栄養状態により左右される．図3.76は老人福祉施設に入所している高齢者にインフルエンザ予防接種を施し，栄養状態との関連を示したものである．血清アルブミン値が3.9 g/dL以上の栄養状態がよい者に比べ，血清アルブミン値が3.5 g/dL以下の栄養状態が悪い者は，予防接種によりインフルエンザに対する抗体ができた者の割合が半減し，予防率に関しては抗体陽性率以上に著しく効果がなくなることがわかる．

肥満は疫学的にも動脈硬化性疾患などに対して危険率を高めることが知られており，また，術後の感染の頻度が高く，一般的に免疫機能は低下すると考えられている．肥満者では，血中の抗体レベルが正常でも，リンパ球増殖反応が低下する．表3.11は低栄養および肥満における免疫機能の変化を示したものである．

> 1) 解糖系は糖質からエネルギーを産生するときの起点となる反応であり，生体内のあらゆる組織で活発に起こっている．
> 2) クエン酸回路(TCA回路)は酸素を消費してエネルギーを産生する回路である．
> 3) 糖新生とは，肝臓および腎臓において，糖原性アミノ酸，乳酸，グリセロールなどの糖以外の物質からグルコースを合成することである．
> 4) 食事から糖質が体内に入ると，大部分は各組織で利用されるが，一部はグルコース重合体であるグリコーゲンとして肝臓や筋肉に蓄えられる．
> 5) 脂肪酸の合成は，アセチルCoAを出発物質として行われる．
> 6) 脂肪組織に貯蔵されたトリアシルグリセロールは，とくに空腹時には，ホルモン感受性リパーゼにより脂肪酸とグリセロールに分解され，血液中に分泌される．
> 7) 脂肪酸は細胞内で最終的にはミトコンドリアに運ばれ，酸化されてエネルギーを産生する．この酸化をβ酸化と呼ぶ．
> 8) 心筋や骨格筋は，ケトン体をエネルギー産生に用いることができる．

9）小腸で吸収された脂質はキロミクロンというリポタンパク質としてリンパ系に分泌される.
10）コレステロールは細胞膜の主要構成成分として，またビタミンD，胆汁酸，ステロイドホルモンの前駆体として必須な脂質である.
11）生体からの唯一のコレステロール排泄経路は，肝臓においてコレステロールを胆汁酸へと異化し，これを胆汁として小腸に分泌する経路である.
12）生体内では合成できず，食事から摂取する必要のあるアミノ酸を必須アミノ酸と呼ぶ.
13）アミノ基転移反応はアミノ基窒素をグルタミン酸に転換する反応である.
14）アミノ酸異化で生成したアンモニアの大部分は，肝臓の尿素回路によって尿素に変換された後，尿中に排泄される.
15）アミノ酸は，タンパク質合成の材料となり，アミノ酸の炭素骨格はグルコースや脂質の合成に用いられ，また酸化されてエネルギー源として利用される.
16）タンパク質の翻訳は，mRNAにリボゾームが結合して，mRNA上のコドンに従ってアミノ酸を結合することから開始される.
17）酵素は，生物が物質を消化する段階から吸収，輸送，代謝，排泄に至るまであらゆる過程に関与している.
18）ホルモンとは，特定の臓器でつくられ，その標的器官において作用する.
19）ホルモン受容体は，細胞膜受容体と細胞内受容体に区別される.
20）ビタミンは，生命維持に必須の栄養素である.
21）特定の脂溶性ビタミンには，遺伝子の発現を促す作用がある.
22）免疫とは，細菌やウイルスなどの病原体に対抗し，自らの体を守る防御機能である.
23）低栄養状態は免疫機能を低下させる.

4. 生体のエネルギー

　ヒトを含めた動物は，他の生物が合成した栄養素(糖質，脂質，タンパク質)を利用して，代謝によってその物質を変化させ，その過程で ATP を獲得する．生体内で起こる代謝も化学反応の一つであり，この反応を効率よく行うためにさまざまな酵素が働いている．本章では，生命活動の維持に必要な栄養素の摂取とその代謝によって獲得される生体エネルギーとしての ATP について，また，その合成と分解が常に連動して進行していることを理解する．

　生物は，細胞内の多くの装置が作業を繰り返すことによって，生命活動を維持している．この生命活動の主たるエネルギー源は食事より摂取する栄養素である．栄養素に含まれる化学エネルギーを生体が利用可能なエネルギー供与体，すなわちアデノシン三リン酸(ATP)に変化させたり，生体内の高分子化合物を分解することによって ATP を産生する過程を異化という．一方，ATP を消費して生命活動に必要な生体構成成分や生理活性物質を合成する過程を同化という．異化と同化をあわせて代謝といい，これらは動的平衡状態に維持されている．

4.1 エネルギーの変化

　生体内のエネルギーは，特定の生化学反応に伴うエネルギーの変化によって平衡状態が保たれている．反応系で起こる全エネルギー変化のうち，仕事に利用できるエネルギーを自由エネルギー変化(ΔG)という．ΔG が 0 のとき，反応系は平衡となり，反応系に含まれる各成分の量的変化は起こらない．反応物質の濃度がすべて 1.0 mol/L であるときの ΔG^0 を標準自由エネルギー変化という．生化学反応における標準状態は，pH = 7.0 と定められており，このときの標準自由エネルギー変化は $\Delta G^{0'}$ と表される．

　物質が変換される際に自由エネルギーが放出される変化を発エルゴン反応といい，逆の変化を吸エルゴン反応という．生体内においては，発エルゴン反応と吸

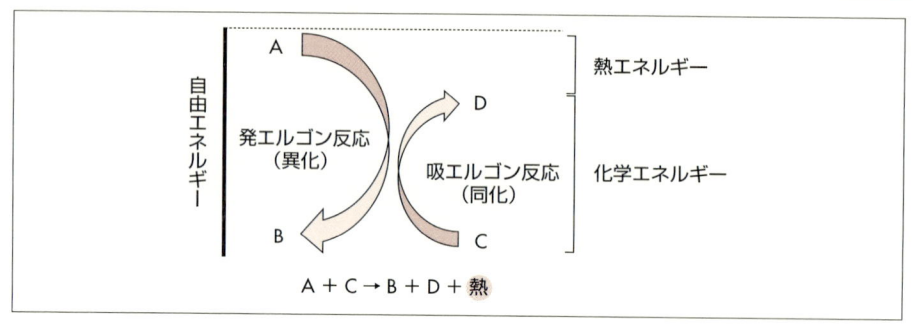

図4.1 発エルゴン反応と吸エルゴン反応の共役

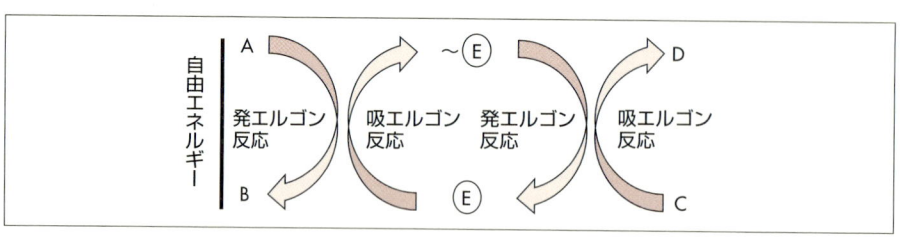

図4.2 高エネルギー中間体化合物を介する発エルゴン反応から吸エルゴン反応への自由エネルギーの移行

エルゴン反応は共役している．たとえば，図4.1に示すように，物質AからBへの変化に伴ってエネルギーの放出が起こり，そのエネルギーを物質CがDへ変換するのに必要なエネルギーとして利用する形で共役している．すなわち，前者が発エルゴン反応，後者が吸エルゴン反応である．吸エルゴン反応は独立して存在することはなく，全体の変化としては発エルゴン的である"発エルゴンと吸エルゴンの共役系"の一部として存在する．発エルゴン反応は，物質の分解あるいは酸化過程の異化のことであり，吸エルゴン反応は合成過程の同化のことである．図4.1の反応が左から右へ進行した場合，全体の反応としては自由エネルギーの一部を熱として放出する．

　発エルゴン反応を吸エルゴン反応に共役させるもう1つのしくみは，発エルゴン反応の際に高エネルギー化合物が合成され，この高エネルギー化合物を吸エルゴン反応に利用することにより，発エルゴン過程から吸エルゴン過程に自由エネルギーを移行させることである．図4.2では，～Ⓔはエネルギーポテンシャルの高い結合をもつ化合物（高エネルギー中間体）を意味し，Ⓔはそれから生じるポテンシャルの低い結合をもつ化合物を意味する．この反応での～Ⓔは，反応成分A，B，C，Dと構造的に関連していなくてもよい．生体内における高エネルギー中間体（～Ⓔ）のうち最も大切なものはATPである．

4.2 高エネルギー化合物

　代表的な高エネルギー化合物であるATPは，生体内において非常に重要な役

図 4.3　ATP の役割

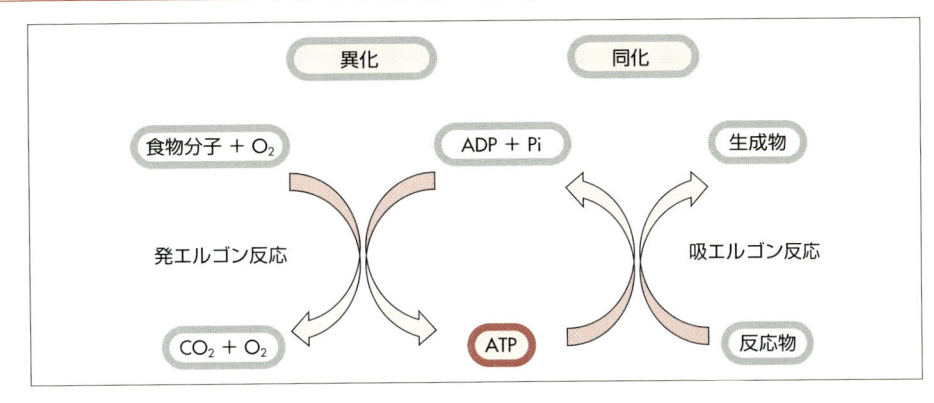

図 4.4　ATP の構造

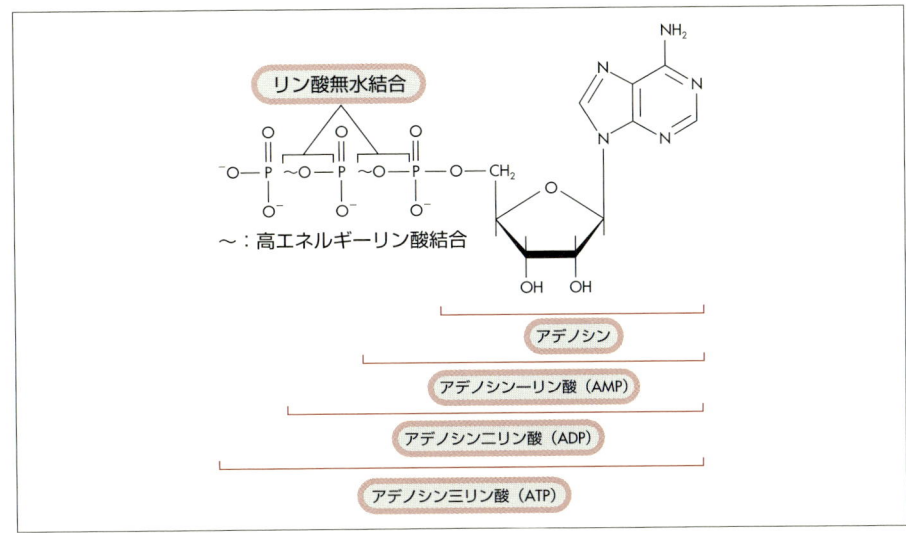

割を担っている．多様な吸エルゴン反応のために，ATP の加水分解によって生じる自由エネルギーが供給されている．すなわち，食物分子の分解によって得られたエネルギーを用いて，アデノシン二リン酸 (ADP) とリン酸 (Pi) より ATP が合成されるのである (図 4.3)．この ATP のエネルギーを用いて，生体分子の生合成，膜の能動輸送，筋収縮，神経の興奮などを行っている．

　ATP はアデニン，リボース，3 個のリン酸基からなる (図 4.4)．ATP は，分子内の 2 つのリン酸基がリン酸無水結合でつながっており，この結合が高エネルギーリン酸結合である．ただし，これは自由エネルギー変化が大きいのであって，リン酸基のリン酸無水結合の結合エネルギーが一般の化合物と比べてとくに大きいわけではない．生体内での各種リン酸化合物の加水分解に伴う標準自由エネルギー変化 ($\Delta G^{0'}$) のうち，ATP の $\Delta G^{0'}$ を境界として，値が低いものを低エネルギーリン酸化合物群，高いものを高エネルギーリン酸化合物群に分ける (表 4.1)．ATP の $\Delta G^{0'}$ が中位であるため，ATP はエネルギーの転移において重要な役割を果た

表 4.1 生体内の代表的なリン酸化合物の加水分解における標準自由エネルギー変化

	リン酸化合物	$\Delta G^{0'}$	
		kcal/mol	kJ/mol
低エネルギー群	グリセロール 3-リン酸	-2.2	-9.2
	グルコース 6-リン酸	-3.3	-13.8
	フルクトース 6-リン酸	-3.8	-15.9
	グルコース 1-リン酸	-5.0	-20.9
高エネルギー群	ATP → ADP + Pi	-7.3	-30.5
	ATP → AMP + PPi	-7.7	-32.2
	クレアチンリン酸	-10.3	-43.1
	1,3-ビスホスホグリセリン酸	-11.8	-49.3
	カルバモイルリン酸	-12.3	-51.4
	ホスホエノールピルビン酸	-14.8	-61.9

す．ATP は絶えず消費されては再生され，その代謝回転は非常に速く進む．このため，ATP は生体内の多くの反応においてエネルギーを供給するのに便利な"生体エネルギー通貨"といわれる．

ATP 以外にも，別の塩基をもつヌクレオチド(グアノシン三リン酸(GTP)，シチジン三リン酸(CTG)，ウリジン三リン酸(UTG))のリン酸無水結合も高エネルギーリン酸結合であり，細胞内の特定の反応に関与している．また，ピロリン酸(PPi)も高エネルギー結合である．クレアチンリン酸は，クレアチンキナーゼの作用で ATP から合成され，筋細胞や神経細胞における高エネルギーリン酸の貯蔵化合物と考えられる．

4.3 ATP の産生

生体内では，いろいろな生化学反応に伴って産生される ATP のエネルギーを利用して生命の維持に役立てている．その産生は，基質レベルのリン酸化と酸化的リン酸化によって行われる．

A. 基質レベルのリン酸化

リン酸化合物のうちで，ATP よりも $\Delta G^{0'}$ が大きい高エネルギー化合物は，酵素反応によって ATP を合成することができる．解糖系とクエン酸回路では，その中間代謝物が分解されるときに遊離するエネルギーから ATP を合成する．このような反応を基質レベルのリン酸化という．その供給源は 2 つある．

a. 解糖系

1,3-ビスホスホグリセリン酸から 3-ホスホグリセリン酸の反応と，ホスホエノールピルビン酸からエノールピルビン酸の反応で ATP を産生する．したがって，1 mol のグルコースから 2 mol のピルビン酸を生じる一連の反応中で，差し引き

図4.5 電子伝達系のしくみ

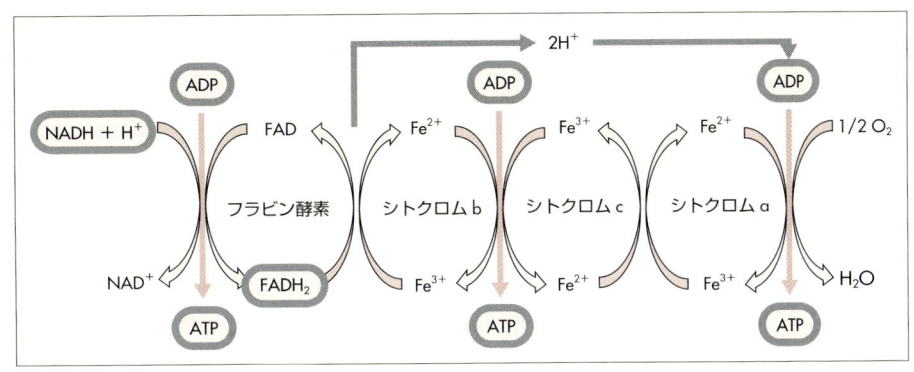

2 mol の ATP を産生することになる.

b. クエン酸回路

スクシニル CoA からコハク酸の反応で GTP が産生され，それが ATP に変換される．したがって，1 mol のピルビン酸がアセチル CoA に変換された後，クエン酸回路を一回りするあいだに，1 mol の GTP を産生することになる．

B. 酸化的リン酸化

ミトコンドリア内膜で行われる電子伝達系を利用して ADP とリン酸から ATP を産生する酸化的リン酸化は，基質レベルのリン酸化よりも効率よく ATP を合成する．酸化的リン酸化では1回の化学反応で生じた水素イオン(H^+)が一連の反応において最後に酸素と結合して水となる過程で，複数個の ATP が産生される．電子伝達系での電子伝達と ATP の合成は，水素イオンの膜輸送を介して共役しており，電子供与体（NADH と $FADH_2$）の酸化に伴う ATP の産生（ADP のリン酸化）がなされる（図4.5）．この系において，1 mol の NADH あるいは $FADH_2$ からそれぞれ 3 mol と 2 mol の ATP が産生されることになる．

4.4 酸化還元反応にかかわる酸化還元酵素

生体内でのエネルギーの獲得と放出は，おもに酸化還元反応によって行われている．酸化とは電子を失うこと，還元とは電子を得ることであり，これらは相伴って起きる反応である．したがって，酸化は常に電子受容体（酸化剤）の還元を伴い，還元は常に電子供与体（還元剤）の酸化を伴って，両者のあいだで電子が移動する．

酸化還元反応に関する酵素を酸化還元酵素と呼び，酸化酵素，脱水素酵素，酸素添加酵素，ペルオキシダーゼに分けられる．

a. 酸化酵素（オキシダーゼ）

酸素を電子受容体として基質を酸化する酵素の総称である．シトクロムオキシ

ダーゼ，キサンチンオキシダーゼなどがある．シトクロムオキシダーゼは，ミトコンドリア内の電子伝達系の最終酵素で，シトクロム c から電子を受け取り酸素分子に受け渡して水を生成する．

$$4 \text{シトクロム } c^{2+} + 4H^+ + O_2 \rightarrow 4 \text{シトクロム } c^{3+} + 2H_2O$$

b. 脱水素酵素（デヒドロゲナーゼ）

脱水素反応を触媒する酵素の総称であり，補酵素として NAD(NADH) か NADP(NADPH$_2$)，FAD(FADH$_2$) を利用する．乳酸デヒドロゲナーゼ，アルコールデヒドロゲナーゼなどがある．乳酸デヒドロゲナーゼは，嫌気的解糖系の最終酵素で，ピルビン酸が NADH から電子を受け取って乳酸を生成する．

$$\text{ピルビン酸} + NADH + H^+ \rightarrow \text{乳酸} + NAD^+$$

c. 酸素添加酵素（オキシゲナーゼ）

酸素を基質分子へ直接取り込む反応を触媒する酵素の総称である．フェニルアラニンヒドロキシラーゼ，シトクロム P450，ホモゲンチジン酸ジオキシゲナーゼなどがある．フェニルアラニンヒドロキシラーゼは，フェニルアラニンをチロシンへ変換を触媒する．これは，テトラヒドロビオプテリンの電子供与によるモノキシゲナーゼ反応である．

d. ペルオキシダーゼ

過酸化水素や過酸化物を還元することにより基質の酸化を触媒する酵素の総称である．グルタチオンペルオキシダーゼ，カタラーゼなどがある．グルタチオンペルオキシダーゼは，活性酸素を除去する抗酸化酵素として，還元型グルタチオン(GSSG)から電子を失い酸化型グルタチオン(GSH)を生成する反応を伴って，過酸化水素や脂質ペルオキシドを還元して，水やヒドロキシ脂質を生成する．

$$2GSH + H_2O_2 \rightarrow GSSG + 2H_2O$$

1）エネルギー源となるのは，糖質（炭水化物），脂質，タンパク質の三大栄養素である．
2）生体内エネルギーは，特定の生化学反応に伴うエネルギー変化によって平衡状態が保たれている．
3）生体内では，発エルゴン反応と吸エルゴン反応は共役している．
4）生物は高エネルギー化合物である ATP のエネルギーを利用して，生命を維持している．
5）酸化的リン酸化とは，ミトコンドリア内膜で行われる電子伝達系を利用して ADP とリン酸から ATP を産生することである．
6）酸化とは電子を失うこと，還元とは電子を得ることである．

5. 生体成分の生化学

5.1 体液，血液，尿

A. 体液とその組成

ヒトの体液は，細胞外液と細胞内液に分類されるが，一般には細胞外液のことをいう場合が多い．細胞外液には，血液(血漿)やリンパ液のように管を通して体内を循環する脈管内液と，細胞間を満たす組織間液がある．成人男性では体重の約60%が水分であり，そのうち，細胞外液は20%を占め，その内訳は，脈管内液が5%，組織間液が15%である(図5.1)．

細胞外液は細胞を育てるための場であるため，その塩類組成は，海水とよく似ており，陽イオンとしてナトリウムイオン，陰イオンとして塩化物イオンや炭酸水素イオン(HCO_3^-)が多く含まれている．一方，細胞内液は細胞基質として，さまざまな代謝の場となっており，陽イオンとしてカリウムイオン，陰イオンとして塩化物イオンや炭酸水素イオンが多く含まれている．これらの電解質のバランスは一定に保たれ，細胞内外環境の浸透圧を維持している．また，一般的に，細胞内は細胞外に比べて負に荷電している(静止膜電位)．

図5.1 生体内水分量（ライフステージ別）

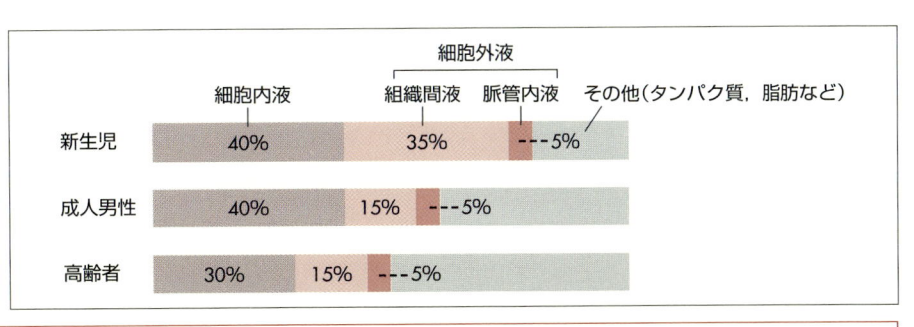

	細胞内液	組織間液	脈管内液	その他(タンパク質，脂肪など)
新生児	40%	35%	5%	
成人男性	40%	15%	5%	
高齢者	30%	15%	5%	

細胞外液：組織間液，脈管内液

B. 血液の成分

血液は赤血球，白血球および血小板からなる有形成分(血球)と，それらを浮遊させている血漿(けっしょうばん)と呼ばれる液体成分とからなっている(図5.2)．体重に対する血液の割合は7.7%であり，そのうち有形成分は40〜45%，液体成分は55〜60%である．

有形成分の大部分は赤血球(450万〜500万個/mm^3)であり，ほかに白血球(4,000〜9,000個/mm^3)と血小板(15万〜30万個/mm^3)がある．液体成分は91%の水と7%の(血漿)タンパク質(そのうちアルブミン56%，グロブリン40%，フィブリノーゲン数%)と約1%のミネラル，および微量の脂質や糖質からなる．血液のpHは厳格に維持されており，pH 7.4である．単球は血管から組織に入りマクロファージになる．

C. 血液の働き

血液は体内を循環し，種々の物質の輸送を行い，内部環境の調節に働いている．また，含まれる成分は生体防御や止血機構にも重要な役割を果たしている(表5.1)．

(1) 物質の運搬　肺から取り入れられた酸素は，赤血球内のヘモグロビンと結合し，各組織に運ばれる．また，各組織から肺への二酸化炭素の運搬を助ける．

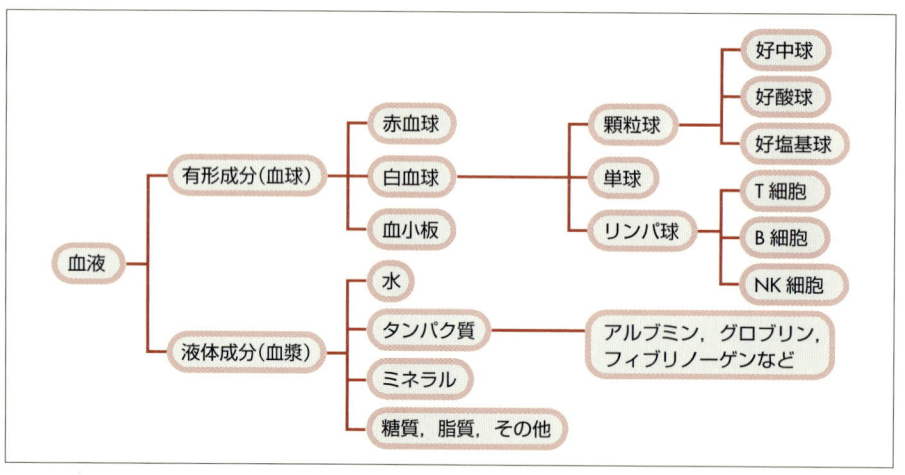

図5.2　血液の成分

表5.1　血液の働き

働き	内容	関与する血液成分
物質の運搬	酸素，二酸化炭素，栄養素，老廃物の運搬	赤血球，血漿
内部環境の調節	pH，浸透圧，体温の調節	血漿
情報の伝達	ホルモン，サイトカインなどの運搬	血漿
生体防御	感染防御，免疫応答	白血球，血漿
止血機構	血液凝固作用	血小板，血漿

消化管で吸収された栄養素や体内で産生された除去すべき代謝老廃物を，腎臓，肝臓，肺，皮膚，腸管に運ぶ．

(2) 内部環境の調節　循環する血液中の二酸化炭素を肺から排泄し，腎臓から酸やアルカリを排泄することにより血液中の酸塩基平衡を維持し，常に血液のpHを7.4に保っている．また，タンパク質（アルブミン）やナトリウム濃度による浸透圧により，血液と組織間の水分の出入りも調節されている．さらに，発汗や利尿により体温も調節されている．

(3) 情報の伝達　種々の内分泌腺や組織から分泌されたホルモンやホルモン様生理活性物質は，血中に入り全身に運ばれ，標的組織で種々の作用をし，生体の恒常性を維持している．

(4) 生体防御　血中には，細菌やウイルスなどの病原体を貪食する食細胞（好中球やマクロファージ）や抗体（液性免疫），リンパ球（細胞性免疫）が循環しており，常に非自己的物質から生体を防衛するシステムが備わっている．

(5) 止血機構　血液には，血小板や各種の凝固因子が含まれており，血小板凝集とフィブリン凝塊の形成による素早い止血機構が発揮される．

D. 血球の生成と働き

循環血液中の血球は絶えず新しいものと入れ替わり，恒常性が保たれている．新しい血球は骨髄にある多能性幹細胞が，種々の造血因子により細胞分裂を開始し，分化・増殖することにより作られる（図5.3）．

a. 赤血球の機能と代謝

赤血球は直径 7.5〜8.5 μm の扁平な中くぼみ円盤状で，細胞質内にヘモグロビンを含み，酸素と二酸化炭素を運搬する．赤血球は高い柔軟性をもち，狭い毛

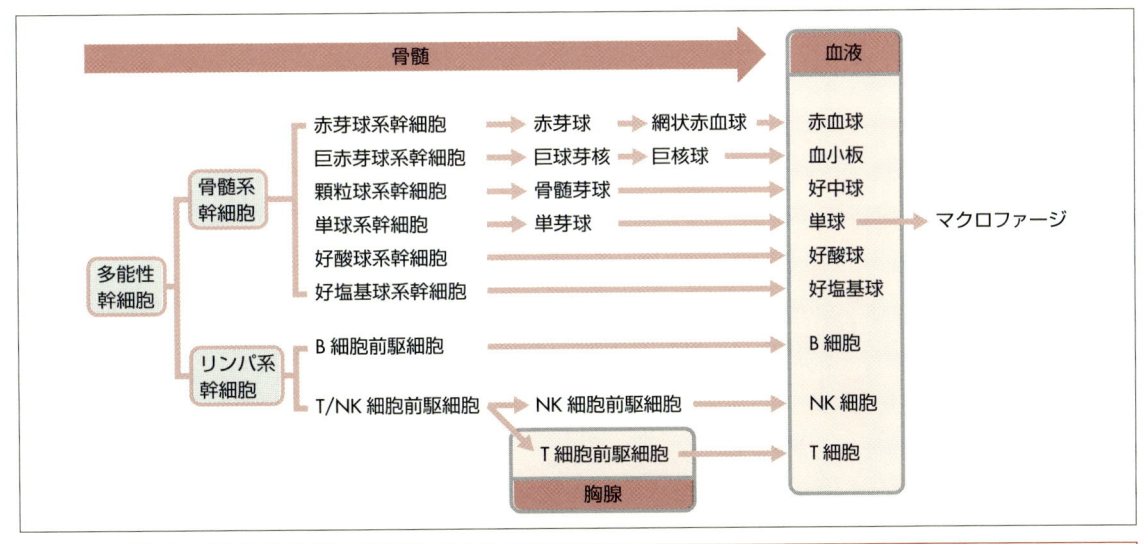

図5.3　血液細胞の分化

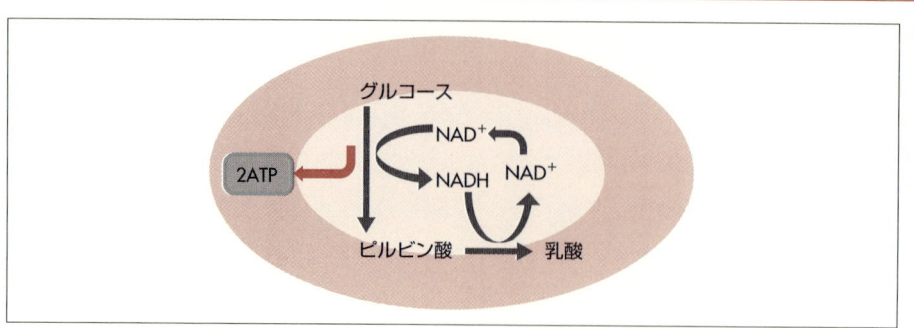

図 5.4 赤血球中のエネルギー産生系

細血管内でも変形しながら移動することができる．赤血球の数は，健常男子 410〜530 万個 /mm³，女性 380〜480 万個 /mm³ であり，ヘモグロビン濃度は健常男子 14〜18 g/dL，女性 12〜16 g/dL である．

骨髄中の幹細胞から赤芽球ができ，脱核が起こり網状赤血球を経て，成熟赤血球となる．成熟赤血球ではタンパク質合成系やミトコンドリアを完全に失っているため，嫌気的解糖系によりエネルギー(ATP)を得て細胞内の恒常性を維持している(図 5.4)．また，ペントースリン酸系により産生された NADPH は還元剤として，赤血球膜の安定化に関与している．しかし，増殖することはなく，寿命は約 120 日である．

寿命が来た赤血球はおもに脾臓の網内系組織により貪食・破壊される．破壊された赤血球中のヘモグロビンのグロビンタンパク質はアミノ酸へ分解され，タンパク質合成に再利用される．一方，ヘモグロビンのヘムはビリルビンに変換され，鉄は三価鉄(Fe^{3+})として切り離される．遊離した鉄は，トランスフェリンと結合して血中を運ばれ，骨髄でヘモグロビンの合成に再利用される．ビリルビンは不溶性であるため，いったんアルブミンと結合し，血中を運ばれ，肝臓でグルクロン酸を抱合(抱合ビリルビン)し，水溶性となり胆汁中に排出される(図 5.5)．

胆汁成分として腸管に排出された抱合ビリルビンは，腸内細菌によりウロビリンになり，大部分は便として体外に排泄されるが，一部は腸から再吸収されて肝臓に運ばれ，再び胆汁に混ざって腸管に排出される．

b．白血球の分類と機能

白血球は無色で核と細胞質を備えた真の細胞であり，形態や機能が異なった数種類の細胞種の集団である．白血球の数は，健常人で 4,000〜8,000 個 /mm³ で，急性炎症や感染症などで著増し，それぞれが協調して生体防御に働いている．白血球は大別して細胞内に顆粒をもつ好中球，好酸球および好塩基球と，顆粒をもたない単球およびリンパ球の 5 種類からなる(表 5.2)．

c．血小板と止血機構

血小板は直径 2〜3 μm の無核の扁平な細胞で，骨髄巨核球の細胞質が数珠状の突起を伸ばし，一部がちぎれて生成される．8〜10 日間全身を循環したあと，

図 5.5 貪食・破壊された赤血球中のヘモグロビンの代謝

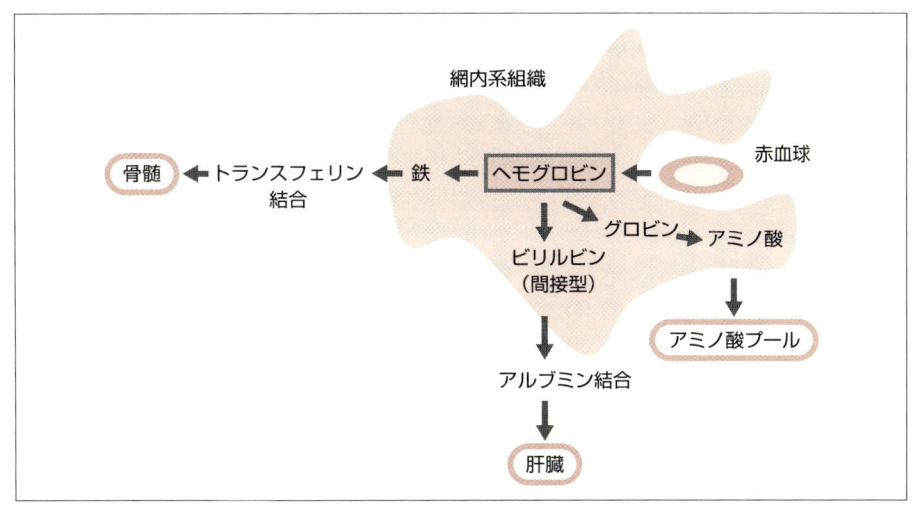

表 5.2 白血球の種類とその機能

白血球の種類		白血球百分率(%)	機能
顆粒球	好中球	40～70	細菌類の捕食・殺菌作用
	好酸球	2～4	寄生虫や虫卵の障害，アレルギー反応の制御
	好塩基球	0～2	ヘパリン，ヒスタミン顆粒，アレルギー反応に関与
単球		3～6	免疫の初期，抗原提示，マクロファージとなる
リンパ球		25～40	抗体の産生，免疫システムの制御，異物攻撃

脾臓で破壊される．血小板の数は，健常人で 15 万～35 万個／mm^3 で，血管壁が損傷したときに集合し，その傷口を塞ぎ止血する作用をもつ．

血管壁が損傷し剥離したあと，露出した内皮下の結合組織に血小板が接触すると，そのコラーゲン繊維に粘着し，次いで活性化し凝集反応を起こす．この際，血小板にはカルシウムが流入し，脱顆粒が起こり ADP やセロトニンが放出され，他の血小板が活性化される．また，活性化された血小板からは，種々の物質が放出され，凝集塊は肥大し血液の凝固は促進される(一次血栓)．さらに，フィブリノーゲンが結合し，さらにフィブリンとなり二次血栓となり止血は完了する．

E. 尿の生成

血液は腎臓に送られ，①濾過，②再吸収，③分泌の過程を経て，尿が形成される(図 5.6)．血液中の水と溶質は腎糸球体で濾過され，その濾過(原尿)量は約 180 L／日にもなるが，尿細管でほとんど再吸収されるため，排泄尿量は少量の 0.5～2 L となる．

a. 濾過

血液は輸入細動脈から糸球体に入り，濾過され，ボウマン嚢に集まり原尿となる．糸球体基底膜のスリットの穴の大きさは約 5 nm であり，半径 1.8 nm 以下(分

図 5.6 尿の生成

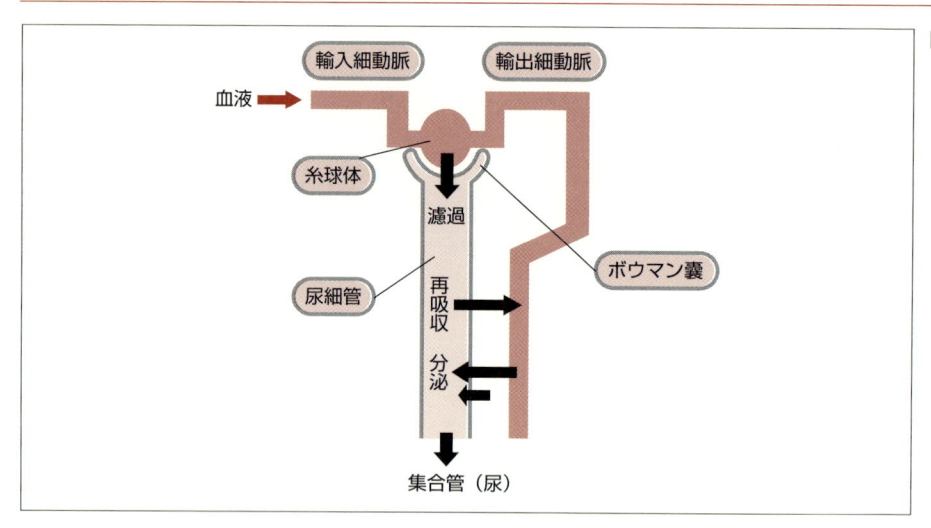

子量 10 kD 以下)の分子(血漿に溶解した低分子物質やペプチド)は自由に通過する．半径 4.4 nm 以上(分子量 70〜80 kD 以上)の分子は通常，通過できない．半径 1.8〜4.4 nm の分子は，一部だけが通過できる．また，基底膜のスリットが陰性に荷電しているため，陰性に荷電した分子(例；アルブミン，半径 3.4 nm，分子量 66 kD)は同じ半径の中性分子よりも通過しにくい．また，血漿タンパク質に結合した低分子も通常，通過しない．

b. 再吸収

尿細管では，糸球体濾過液中の水や多くのミネラル(Na^+, Cl^-, Ca^{2+}, Mg^{2+} など)，有機物質(HCO_3^-, D-グルコース，L-アミノ酸，尿酸，乳酸，ビタミン C，ペプチド，タンパク質など)が再吸収される．また，再吸収されない物質は尿細管で分泌される物質とともに尿として排泄される．

(1) ナトリウムイオン(Na^+)の再吸収 Na^+ と Cl^- は，濾過液の中で最も多く含まれ，近位尿細管で約 80% が再吸収される．残りはヘンレ係蹄と遠位尿細管で吸収されるが，遠位尿細管の Na^+ の再吸収はアルドステロン(副腎皮質ホルモン)の調節を受けている．

(2) 水の再吸収 水は，近位尿細管で約 70〜80% が Na^+ の再吸収のときに浸透圧勾配により再吸収される．残りの 20〜30% は，ヘンレ係蹄と遠位尿細管および集合管で再吸収され尿が生成される．この際，尿量を決めているのが集合管での再吸収であり，バソプレシン(下垂体後葉ホルモン)の調節を受けている．

(3) グルコースの再吸収 グルコースは糸球体の基底膜を自由に透過するので，濾過液と血漿のグルコース濃度は同じである．また，グルコースは近位尿細管でほとんど完全に再吸収されてしまうため，尿中には排泄されない．しかし，糖尿病のように血糖値が 180 mg/dL(10 mM)を超えると近位尿細管での再吸収能の限

度を越えるため，グルコースが尿中に出てくる(尿糖検出).

(4) タンパク質の再吸収　糸球体基底膜のスリットをすり抜けたアルブミンやその他のタンパク質は，近位尿細管で受容体介在のエンドサイトーシスにより尿細管細胞に取り込まれ，リソソームで消化され，アミノ酸として再吸収される．しかし，血漿タンパク質濃度が通常より高く上昇したり，基底膜の篩(ふるい)に異常が生じた場合は，受容体の結合量を超え，タンパク尿となり，尿中にそのまま排泄される(タンパク尿検出)．

c. 分泌

生体にとって不要な代謝物や異物である薬物などは，糸球体で濾過され尿として排泄されるが，さらに尿細管にも分泌され効率的に体外に排泄される．これら尿細管に分泌される物質には，パラアミノ馬尿酸(PAH)やフェノールレッドのような指示薬やシュウ酸，尿酸，馬尿酸のような内因性物質，ペニシリンやバルビタールのような薬物，そして，硫酸，グルクロン酸，グルタチオンを含む抱合物質などがある．

一方，H^+やアンモニア，また，K^+は尿細管細胞内でつくられ，尿細管腔に分泌される．

5.2 栄養代謝にかかわる器官と臓器

摂取した栄養素は各器官により代謝され，体液や血液，尿などの生体成分となる．栄養代謝を理解するうえで重要な器官は消化器系，泌尿器系および内分泌器系であろう．栄養代謝は肝臓を中心として，消化吸収では肝臓，膵臓が深く関与し，老廃物の排泄や体液の調節では腎臓が重要な働きをしている．一方，エネルギー代謝や種々の栄養素の相互利用や変換の統合し，その調節を行っているのが下垂体や甲状腺，また膵臓などの内分泌器である．

A. 消化器系臓器

食物を摂取・消化し，消化された栄養素を吸収する過程に関与する臓器を消化器系臓器(図5.7)という．これらは，①食物を消化しながら運搬する消化管と，②消化を助けるさまざまな物質を分泌する消化腺からなる．食物は口から消化管内に入り，消化された栄養素は，消化管を通して体内に吸収され，残余は糞便として肛門から排泄される．そのため消化管は，体外と考えられている．消化を助けるための種々の消化酵素を含む消化液が消化管の中に分泌されるが，これは外分泌といわれる．

図 5.7 消化器系臓器

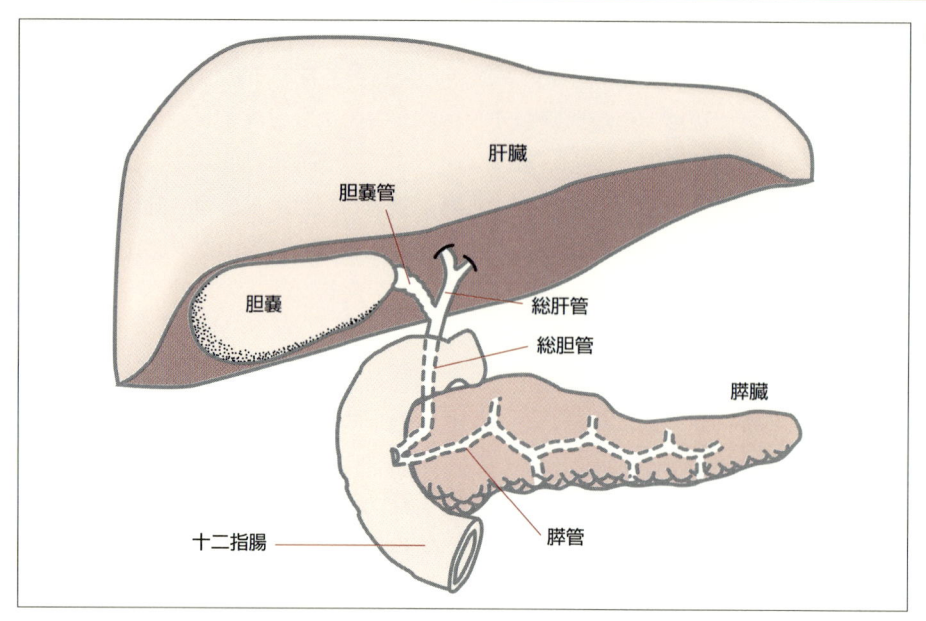

a. 肝臓

　肝臓は，消化管に胆汁を分泌する消化腺である．しかし肝臓は，体内に取り込まれた栄養素を始め種々の物質の代謝の場として，生体の恒常性の維持に重要な働きをしている臓器である．

(1) 胆汁の生成　　胆汁は肝臓でつくられ，電解質，胆汁酸塩，コレステロール，レシチン，ビリルビン，ジグルクロン酸化合物，ステロイドホルモン，薬物などが含まれている．また，脂肪の消化にとって，胆汁酸塩は不可欠である．

　肝臓では，コレステロールからコール酸とデオキシコール酸（一次胆汁酸塩）がつくられ，これらはタウリンまたはグリシンと結合し結合胆汁酸塩として胆汁中に分泌される．また，ビリルビンや薬物，ホルモン，毒物などを酸化・還元・抱合などにより，分解・無毒化し，一部を胆汁に排泄する(図5.8)．

　胆汁は胆嚢に貯蔵され，脂肪の分解物の刺激により十二指腸粘膜からコレシストキニンが分泌されると胆嚢は収縮し，十二指腸に分泌される．

(2) 代謝と貯蔵　　消化管から吸収された水溶性の栄養素は血管に入って門脈を通り，肝臓に運ばれる．そのため，肝臓ではそれらの栄養素からさまざまな代謝物がつくられ，また貯蔵される．その結果，①グルコースの合成と分解，②グリコーゲンの合成と分解，③フルクトースの代謝，④アルブミン合成，⑤脱アミノ基反応，⑥尿素の生成，⑦脂質やコレステロールの合成，⑧リポタンパク質の合成と分泌，⑨ケトン体生成，⑩ビタミンの活性化と貯蔵，⑪金属の貯蔵，など代謝や貯蔵の中心的役割を果たしている．

図 5.8 膵液分泌の調節

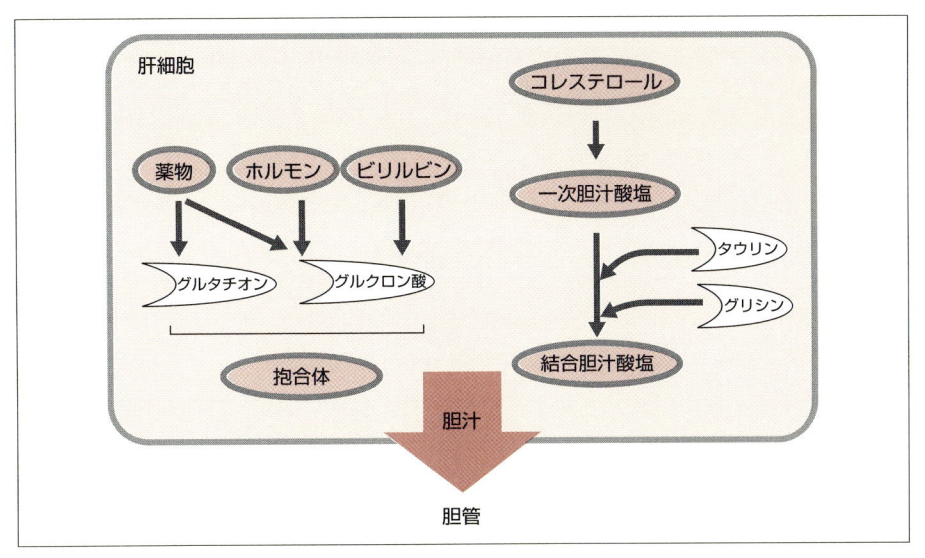

c. 膵臓

(1) 外分泌腺としての膵臓　膵臓は，膵液と呼ばれる消化酵素と電解質を含んだアルカリ性の液体を分泌する外分泌腺である．また，その中にランゲルハンス島と呼ばれる島状の細胞が散在する内分泌腺でもある．膵臓の中には膵液を十二指腸に運ぶ膵管が通っており，途中で胆汁を運ぶ胆管と合流している．

　膵液のおもな役割は，① HCO_3^- を中心としたアルカリにより，胃からの塩酸を中和すること，②胃から運ばれた食塊を膵酵素により，さらに消化することである．膵液中にはタンパク質分解酵素であるキモトリプシンやトリプシン，糖質の分解に働くアミラーゼ，脂質の分解に働くリパーゼなど 3 大栄養素に対するすべての消化酵素が含まれている．この消化酵素の多くは活性をもたない前駆体として分泌され，これが胃液中のペプシンや小腸上皮の刷子縁に存在するペプチダーゼの働きで部分分解され，活性をもった酵素となる．

　膵液の分泌は，迷走神経とセクレチンとコレシストキニン (CCK) によるホルモン性の機構により調節されている．十二指腸粘膜にある S 細胞は，食塊中の H^+ 濃度の上昇に反映してセクレチンを内分泌する．セクレチンは，膵臓の HCO_3^- 分泌を促進し，胃酸の分泌を抑制する．一方，十二指腸粘膜にある I 細胞は，タンパク質や脂肪の分解物の刺激により，CCK を内分泌する．CCK は胆嚢を収縮させ，膵酵素の分泌を促進する (図 5.9)．

(2) 炭水化物代謝と膵臓 (ランゲルハンス島)　膵臓のランゲルハンス島 (膵島) では 3 種類の細胞 (A，B，D 細胞) が同定されており，その内，島の 15 ～ 20% はグルカゴンを分泌する A 細胞 (α 細胞)，60 ～ 70% はインスリンを分泌する B (β) 細胞，5 ～ 10% はソマトスタチンを分泌する D (δ) 細胞からなる．これらのホルモンは

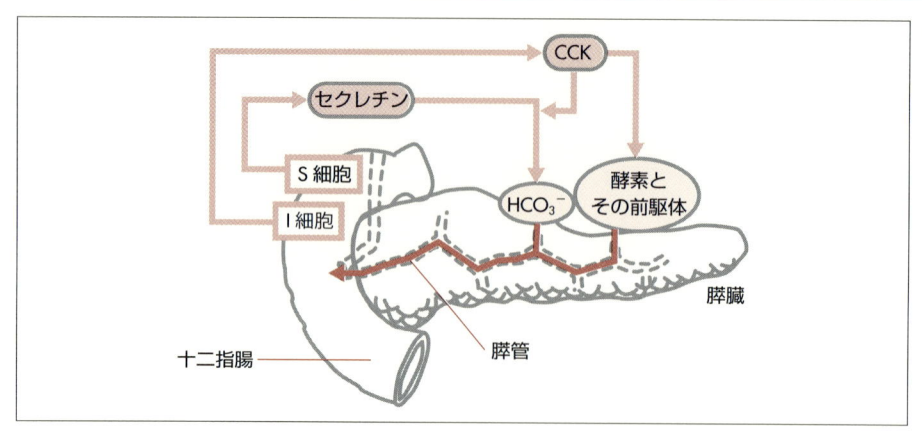

図5.9　胆汁の生成
CKK：コレシストキニン

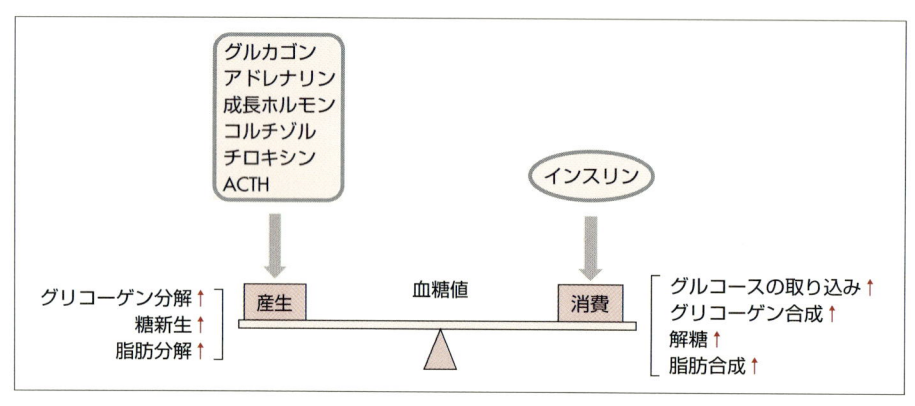

図5.10　血糖値の調節
ACTH：副腎皮質刺激ホルモン

門脈を経由し，肝臓に運ばれ，全身を循環する．

　グルコースは，最も重要なエネルギー担体であり，脳や赤血球はその血中濃度にほとんどのエネルギーを依存している．この血中グルコース濃度（血糖値）は，グルコースの産生と消費により調節され，その調節を担っているのはインスリンとグルカゴンやアドレナリンである（図5.10）．

B. 泌尿器系（腎臓）

　腎臓は体液の浸透圧や体液量さらに体液 Na^+ 濃度を調節し，血圧の維持に深く関与している．

a. 体液浸透圧と体液量の調節

　発汗や不感蒸泄，排尿などが増加し，細胞外液水分量が減少し細胞外液の浸透圧が異常に上昇すると，視床下部にある浸透圧受容器が感知し，「渇き」を覚え，飲水行動を起こすとともに，下垂体後葉から抗利尿ホルモン（バソプレシン）を分泌し，腎集合管に作用して水の再吸収を促進し，尿への排泄を抑制する（図5.11）．一方，浸透圧に変化がなくても血液量が減少すると，心房にある圧受容器が感知し，バソプレシンの分泌を促進し水の再吸収を促進する．

図 5.11 体液浸透圧の調節

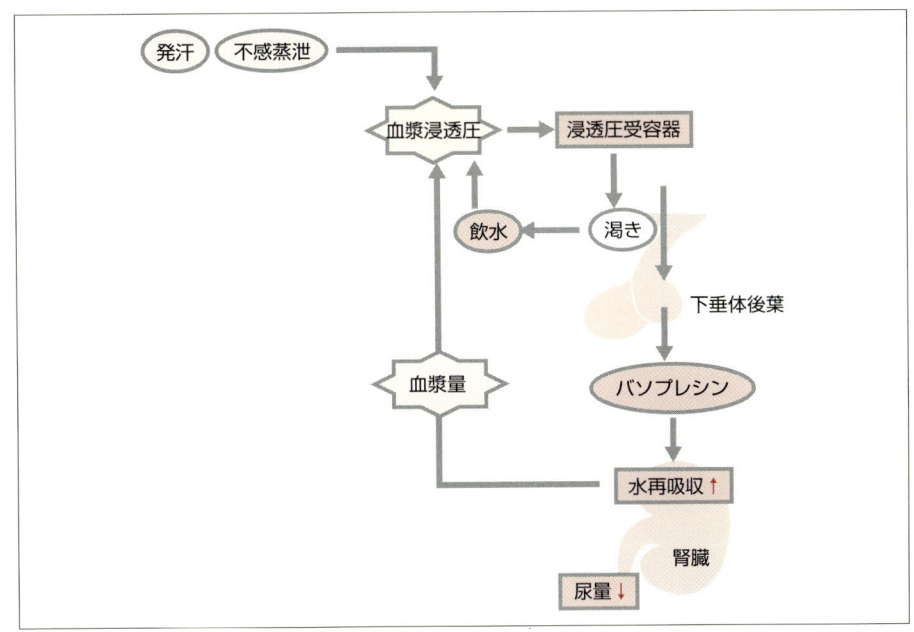

図 5.12 レニン・アンジオテンシン・アルドステロン系による体内 Na$^+$ 量の調節

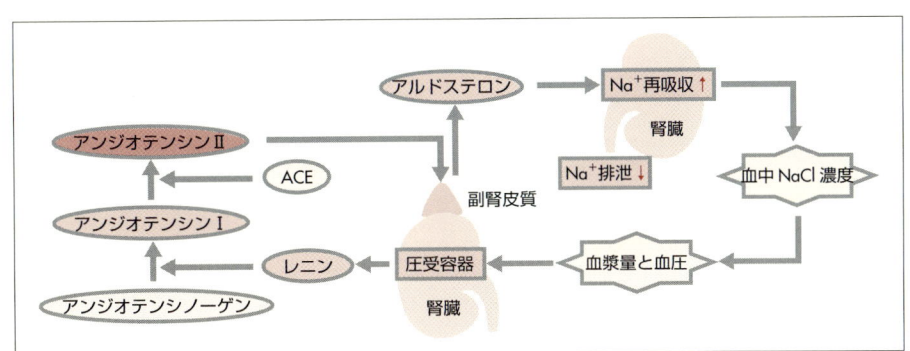

b. 体液 Na$^+$ 濃度と体液量の調節

Na$^+$ は主要な細胞外イオンであり，毎日 10 g 前後の Na$^+$ が吸収されている．細胞外液中の Na$^+$ 濃度の上昇は，細胞外液量の変化を引き起こすため，Na$^+$ は体外に排泄されなければならない．これは水分の調節と同様におもに腎臓からの排泄量の調節で行われている．血中の Na$^+$ 濃度が上昇するとそれにしたがい浸透圧の上昇が起こる．次いで，上記の「渇き」とバソプレシンの分泌が起こる．その結果，血液量が増加し，血圧が上昇する．これを腎臓糸球体に流れ込む動脈壁にある傍糸球体装置の圧受容器が感知し，顆粒細胞からのレニン（下記）の分泌を抑制する．その結果，腎臓での Na$^+$ の再吸収が抑制され，尿への排泄が促進される．また，血液量の増加により心房からは心房性ナトリウム利尿ホルモンが分泌され，腎臓での Na$^+$ の再吸収を抑制し，尿への排泄を促進する．

(1) レニン・アンジオテンシン・アルドステロン系（図 5.12）　　レニンは，血中

5.2 栄養代謝にかかわる器官と臓器

のアンジオテンシノーゲンに作用し，アンジオテンシンIを生成する．アンジオテンシンIはアンジオテンシン変換酵素(ACE)の作用により，アンジオテンシンIIになり，副腎皮質に作用し，アルドステロンを分泌させる．アルドステロンは腎臓に働きNa^+の再吸収を促進する．その結果，血中Na^+濃度が上昇し，次いで血漿量が増加し血圧は上昇する．

---

1) 体液は，細胞外液と細胞内液に分類される．成人男性では体重の約60%が水分であり，そのうち細胞外液が20%を占める．
2) 血液の働きは，物質の運搬，内部環境の調節，情報の伝達，生体防御，および止血機構などである．
3) 循環血液中の血球は絶えず新しいものと入れ替わり，恒常性が保たれている．
4) 赤血球の細胞質内は，ヘモグロビンを含み，酸素と二酸化炭素を運搬する．
5) 白血球は，急性炎症や感染症で増加し，生体防御に関与している．
6) 血液中の水と溶質は腎糸球体で濾過される．
7) 栄養代謝は肝臓を中心に消化吸収では肝臓と膵臓が深く関与している．
8) 腎臓は体液の浸透圧や体液量を調節し，血圧の維持に関与している．

6. 臨床の生化学

　これまで，摂取した栄養素が通常どのように代謝され，血液などの生体成分に反映されているかをみてきたが，ここでは，それらの異常により起こる疾患へのしくみをみる．臨床栄養学の基礎となる重要な部分である．

6.1 生化学検査と栄養評価

　私たちは食物から種々の栄養素を得て，生命を維持している．これらの栄養素は不足しても過剰になっても生体に影響をおよぼし，成長・発達の障害や疾患の原因となる．そのため，個人や集団の栄養状態を評価・判定し，栄養療法や栄養指導による栄養の介入を行うことは，疾患の治療ばかりでなく予防の観点からも重要なことである．

　近年の栄養障害では，とくに高齢者のやせと，年齢を問わず肥満が問題となっている．高齢者においては，慢性的な摂取不足によるタンパク質・エネルギー栄養障害(PEM)のリスクが高くなっており，要介護高齢者の多くはPEM状態であるため，改善すべき重要課題となっている．これは，摂取エネルギーの不足を補うために，脂肪組織の分解と体タンパク質を材料とした糖新生の亢進が起こるためである．

　一方，肥満は，体脂肪が過剰に蓄積された状態をいうが，虚血性心疾患や高血圧症，動脈硬化症などの脳心血管系疾患や糖尿病などの病態基盤であると考えられるようになり，メタボリックシンドローム(内臓脂肪症候群)の概念が生まれた．そのため，2008(平成20)年4月からは，このメタボリックシンドローム対策として，「特定健康診査・特定保健指導」事業が始まった．

　ヒトの栄養状態を調べる方法には，臨床診査(身体所見)や身体計測，臨床検査，食生活調査などがある(表6.1)．それぞれの検査から必要な項目を選び，それぞれの評価基準に従い，全体的な栄養状態の評価を行うことが重要である．

栄養評価法		項目
臨床診査		視診，触診，問診
身体計測		体成分（身長，体重，体脂肪量，内臓脂肪断面積），BMI，皮厚，腹囲など
臨床検査	生理学検査	エネルギー代謝量，筋タンパク質量，骨塩量など
	生化学検査	尿，血液中生化学指標，血中栄養素量など
	免疫学検査	総リンパ球数，免疫反応など
食生活調査		食事摂取調査，食品摂取頻度調査など

表6.1 栄養評価に用いられる項目
BMI : body mass index

A. 生化学検査

生化学検査では，尿中や血中の成分を測定して栄養状態を判定している．

a. 尿検査

腎臓では，血液の①濾過や②再吸収，さらに③分泌を行い，血漿成分のうち，必要なものは血中に戻し，不必要なものは尿として排泄している．そのため，尿成分は血漿成分を反映しているが，外界環境や生体内の変化に対応して変化するため，変動も大きい．そのため，それらの影響を考慮しなければならない．また，採取して時間が経つと細菌が繁殖して成分が変化するため，採取直後の尿を測定することが重要である．

(1)尿タンパク質 糸球体基底膜のスリットをすり抜けたアルブミンやその他のタンパク質は，近位尿細管で受容体介在のエンドサイトーシスにより尿細管細胞に取り込まれ，リソソームで消化される．しかし，基底膜の篩（ふるい）に異常が生じると，濾過されるタンパク質量が受容体の結合量を超え，タンパク尿となり，尿中にそのまま排泄される．健常人の場合，尿タンパク質の60％以上がアルブミンであり，その量は30 mg未満である．一方，腎機能に障害があると，アルブミン尿として検出される(表6.2)．

(2)尿ケトン体 ケトン体とは，アセトン，アセト酢酸，β-ヒドロキシ酪酸の総称である．飢餓状態や糖質摂取不足の場合に，糖質の代わりに脂質がエネルギー源となると，脂肪酸の代謝産物として肝臓で生成され，血中に放出される．アセト酢酸，β-ヒドロキシ酪酸は肝臓以外の脳や筋肉組織で代謝されるが，産生量が過剰になると尿中に放出されるようになる．糖尿病が進行すると，細胞は飢餓状

分類	随時尿 (μg/mg クレアチニン)	24時間蓄尿 (mg/24時間)
正常	< 30	< 30
微量アルブミン尿	30～299	30～299
顕性アルブミン尿	≥ 300	≥ 300

表6.2 アルブミン尿の定義（米国糖尿病学会）

図 6.1 肝臓における
ケトン体の生成

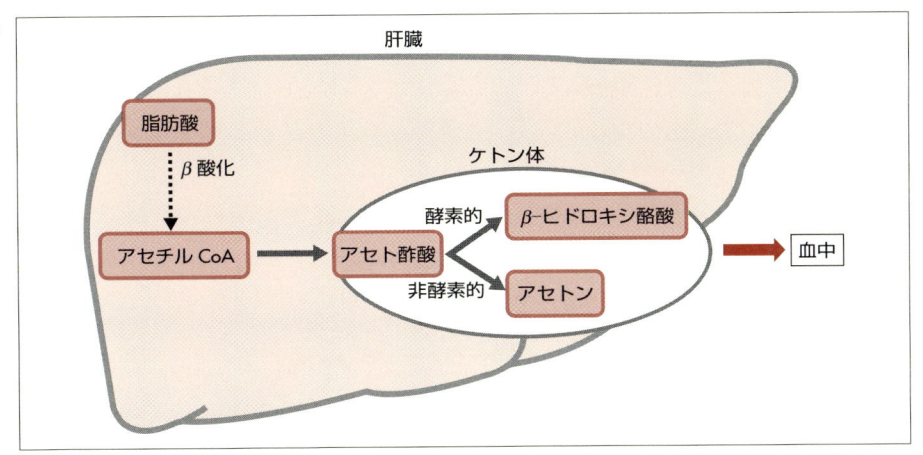

図 6.2 筋肉における
クレアチニンの生成

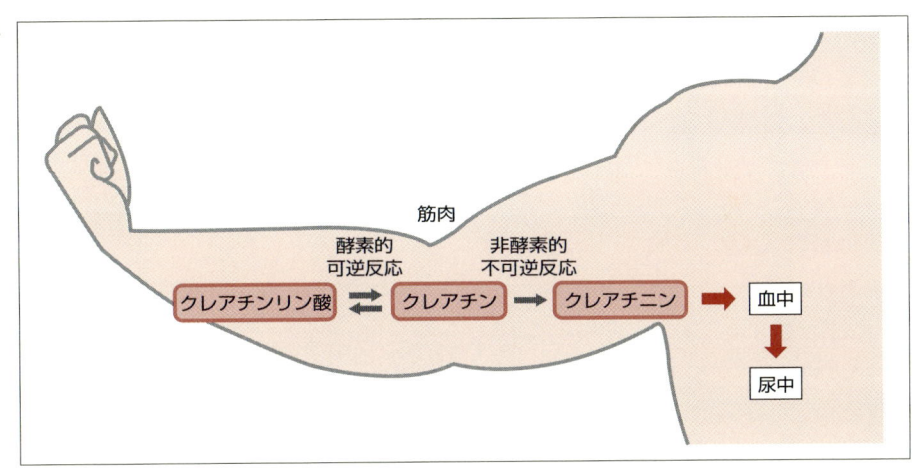

態となり，大量のケトン体が産生され，糖尿病性ケトアシドーシスを呈する（図 6.1）．

(3) クレアチニン クレアチニンは筋肉におけるクレアチンリン酸の代謝産物であり，腎臓から速やかに尿中に排泄される（図 6.2）．そのため，24 時間蓄尿中のクレアチニン量は，筋肉量に比例する．その結果，尿中のクレアチニン量から筋肉量を推察することができる．

(4) 窒素出納 窒素出納とは，摂取した窒素量から排出した窒素量を減じた値を指し，この値により，生体内のタンパク質の異化，または同化の状態を知ることができる．負（マイナス）であれば異化が，正（プラス）であれば同化が進んでいることを示している．つまり，体内の窒素化合物の大半は体タンパク質に由来するため，窒素出納値の増減は，体タンパク質の増減を表している（図 6.3）．

摂取窒素量は食事由来のタンパク質（平均窒素含量 16% ＝ 1/6.25）から，尿や便からの排泄量に経皮損失量を減じ算出する．しかし，便や排泄経皮損失量の窒素の測定は困難であるため，これらをおおよそ 4 g として算出することもある．

図6.3　窒素出納

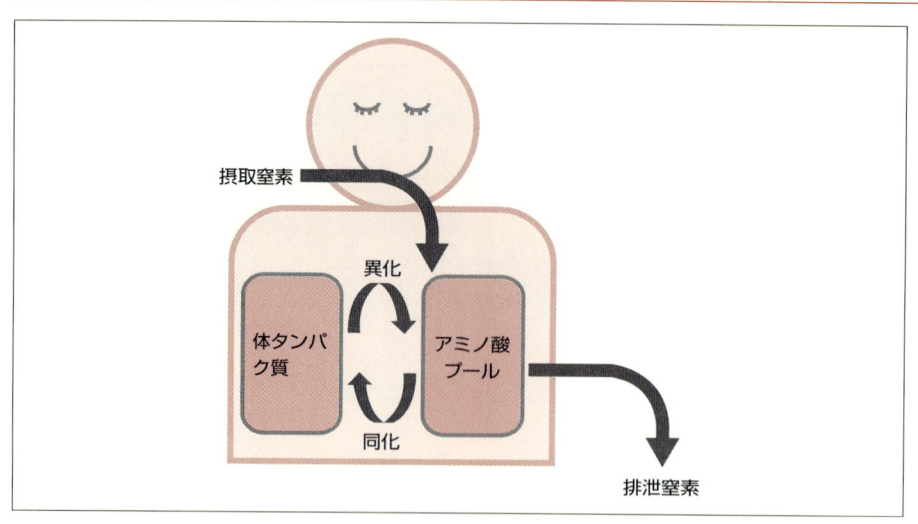

　成長期，妊娠期，トレーニングによる筋肉の増加期，または，疾病からの回復期では窒素出納は正になる．一方，タンパク質摂取不足，エネルギー不足など低栄養摂取時，また，グルココルチコイドや甲状腺ホルモンの分泌亢進時には窒素出納は負になる．

　窒素出納値＝タンパク質摂取量×0.16*－（尿中排泄窒素＋4 g）　　　＊または÷6.25

b．血液検査

　タンパク質の栄養状態の指標として，炎症のないときは血清タンパク質や血清アルブミン値が用いられている(表6.3)．短期の栄養状態を知るために，半減期の短い急速代謝回転タンパク質（トランスフェリン，トランスサイレチン，レチノール結合タンパク質）が用いられている．また，クレアチニンは筋肉量を知るために使われている．一方，総体的に低栄養状態になると，免疫能が低下するため，総リンパ球数や皮膚遅延型過敏反応などが指標として使われている．

（1）アルブミン　　血清アルブミンは，血漿タンパク質の50〜60%を占める主たるタンパク質で，分子量は69 kDである．血清アルブミンは，水に溶けやすいため，難溶性物質（脂肪酸，ビリルビン，甲状腺ホルモン，薬剤など）を結合し，血中を運搬する役目を果たす．また，血漿膠質浸透圧の3/4は血清アルブミンに依存するため，この濃度が減少すると浮腫を生じる．

　血清アルブミンは肝臓で生成され，半減期は17〜23日と比較的長く，おもに体タンパク質の消耗を補う目的に使われるため，長期の栄養状態の判定によく使われている．そのため，低栄養や低タンパク質，吸収不良症候群，飢餓などでは低下し，脱水では増加する．しかし，血清アルブミンは①合成低下（肝硬変など），②尿や便，分泌液への漏出（ネフローゼ症候群やタンパク質漏出性胃腸炎，火傷など），③代謝亢進（クッシング症候群や甲状腺機能亢進症など）で低値となる．そのため，血清ア

分類	血中指標	基準範囲（参考値）	高値を示す疾患など	低値を示す疾患
タンパク質	血清アルブミン（Alb）	正常；3.5 g/dL 以上	脱水	低栄養，吸収不足，肝硬変，肝がん，ネフローゼ症候群 栄養障害 軽度；3.0〜3.5 g/dL 中等度；2.1〜3.0 g/dL 重症；2.1 g/dL 以下
タンパク質	クレアチニン（CRE）	0.6〜1.3 mg/dL	腎炎，腎不全，糸球体濾過能低下	尿崩症，妊娠，甲状腺疾患，肝障害
核酸	アンモニア	100〜150 μg/dL	肝硬変，尿毒症，肝がん	―
核酸	尿酸（UA）	男；4.0〜7.0 mg/dL 女；3.0〜5.5 mg/dL	痛風，腎障害，過食	―
糖質	血糖（FBS, BS）	空腹時；70〜110 mg/dL OGTT 2 時間値；140 mg/dL 以下	糖尿病，末端肥大症，クッシング症候群，慢性肝炎，慢性膵炎	インスリノーマ，下垂体機能低下症，アジソン病，ダンピング症候群
糖質	ヘモグロビン A1c（HbA1c）	4.7〜6.2%（国際標準値）	糖尿病	溶血性貧血
脂質	総コレステロール（TC）	150〜219 mg/dL	ネフローゼ症候群，甲状腺機能低下症，クッシング症候群，糖尿病	低栄養，慢性肝炎，肝硬変，甲状腺機能亢進症，アジソン病
脂質	LDL コレステロール（LDL-C）	60〜120 mg/dL	ネフローゼ症候群，甲状腺機能低下症，糖尿病，肥満	低栄養，慢性肝炎，肝硬変，甲状腺機能亢進症
脂質	HDL コレステロール（HDL-C）	40〜65 mg/dL	インスリン，アルコール，運動	糖尿病，肥満，動脈硬化症，喫煙，高糖質食
脂質	トリアシルグリセロール（TG）	50〜149 mg/dL	高糖質食，高脂食，肥満，糖尿病	低栄養，肝疾患，甲状腺機能亢進症，貧血
ビタミン	トランスサイレチン（プレアルブミン）	22〜40 mg/dL	ネフローゼ症候群，甲状腺機能亢進症	低栄養，肝炎，肝硬変，重症感染症
ビタミン	レチノール結合タンパク質（RBP）	2.5〜8.0 mg/dL	腎不全，過栄養性脂肪肝	低栄養
ミネラル	トランスフェリン（Tf）	205〜370 mg/dL	鉄欠乏性貧血，潜在性鉄欠乏	低栄養，肝硬変，重症感染症，ネフローゼ症候群
肝機能	アスパラギン酸アミノトランスフェラーゼ（AST, GOT）	10〜40 U/L, 37℃	肝炎（急性，慢性，アルコール性）肝硬変	
肝機能	アラニンアミノトランスフェラーゼ（ALT, GPT）	5〜40 U/L, 37℃	肝炎（急性，慢性，アルコール性）肝硬変	
肝機能	γ-グルタミルトランスフェラーゼ（γGT）	男；0〜70 U/L 女；0〜30 U/L	胆汁うっ滞，急性肝炎，肝硬変	
肝機能	コリンエステラーゼ（ChE）	180〜440 IU/L	ネフローゼ症候群，甲状腺機能亢進症，肥満	肝機能低下，肝がん，劇症肝炎
免疫能	総リンパ球数	正常；1,800 個/μL 以上	―	低栄養 栄養障害 軽度；1,200〜1,800 個/μL 中等度；800〜1,190 個/μL 重症；800 個/μL 未満
免疫能	皮膚遅延型過敏反応（ツベルクリン内皮反応直径）	栄養障害	―	低栄養 軽度；5〜10 mm 中等度以上；5 mm 未満

表 6.3　栄養状態に関する生化学検査の指標と疾患
基準範囲は各検査施設により，また，検査法，機器，試薬により値が多少異なる．
（資料：武田英二ほか編，臨床栄養学第 2 版，講談社（2009）ほか）

ルブミン値を栄養状態の判定に用いる場合は，血清アルブミン値に影響する疾患がないことを確認することが重要である．

(2) 急速代謝回転タンパク質　アルブミンの半減期（17～23日）に対し，トランスフェリン（7～10日）やトランスサイレチン（1.9日）およびレチノール結合タンパク質（0.4～0.7日）の代謝回転は速いため，総称して急速代謝回転タンパク質と呼ばれる．これらはいずれも肝臓で合成され，トランスフェリンは鉄と，トランスサイレチンはチロキシンと，レチノール結合タンパク質はビタミンAと結合し，血中を輸送される．そして，これらのタンパク質は，比較的短期間のタンパク質の栄養状態を知るためのすぐれた指標である．

(3) 免疫指標　免疫能は栄養状態に左右され，血清アルブミンが低下すると，高齢者では肺炎を起こす．そのため，総リンパ球数を調べれば，栄養状態を知ることができる．また，皮膚遅延型過敏反応（ツベルクリン内皮反応）は総体的な栄養低下を表す指標として使われている．

B. 栄養評価

a. やせ

小児では標準体重の20％を越える体重減少，および成人ではBMIが18.5以下は，やせと診断される．短期間での急激なやせに対しては，疾患の疑いもあるため，精査する必要がある（表6.4）．高齢者においては易感染の危険が高いため，下記の疾患以外にも，摂食量に影響を及ぼす嚥下障害や食生活環境（孤食）なども考慮する必要がある．

b. 肥満

小児では標準体重の20％を越える体重増加，および成人ではBMIが25以上は，肥満と診断される（表6.5）．基礎疾患がなく，単に過剰エネルギー摂取とエネルギー消費不足（運動不足）に起因する肥満を単純性肥満という．また，単純性肥満は，生活習慣病の発症に深く関与していることが分かってきた．

表6.4　やせの原因となる疾患

疾患	病態
全身性疾患	がん，白血病
消化器系疾患	栄養吸収障害，栄養漏出
内分泌性疾患	糖尿病，甲状腺機能亢進症
精神性疾患	神経性食欲不振症，統合失調症，うつ病
その他	飢餓，筋肉疾患，寄生虫症

表6.5　肥満の区分と誘因

分類	成因
単純性肥満	過食，生活活動・運動不足
二次性肥満	甲状腺機能低下症，クッシング症候群，先天性代謝異常，間脳腫瘍，薬剤

表 6.6 メタボリックシンドロームの診断基準

項目	基準値
内臓脂肪断面積 腹囲周囲経	男女とも ≧ 100 cm² 男；≧ 85 cm 女；≧ 90 cm
上記に加え，以下のいずれか 2 項目以上(男女とも)	
高トリグリセリド血症 かつ／または 低 HDL コレステロール血症	≧ 150 mg/dL < 40 mg/dL
収縮期血圧 かつ／または 拡張期血圧	≧ 130 mmHg ≧ 85 mmHg
空腹時血糖値	≧ 110 mg/dL

　肥満は脂肪の分布により，皮下脂肪型(皮下)と内臓脂肪型(腹部)に分類される．後者は放置されると，インスリン抵抗性が惹起され，糖や脂質の代謝異常を起こし，糖尿病や脂質異常症，高血圧を併発し，最後には脳心血管系疾患で死に至るリスクが高くなる．このような，肥満から始まる代謝異常症候群はメタボリックシンドロームと定義されるようになった(表 6.6)．

6.2 肥満の生化学

A. 肥満の定義

　ヒトの身体は，生命の維持および日常の活動に必要な，脳，内臓，筋肉，骨，水分などの活性組織(除脂肪量)と，エネルギーの貯蔵庫である体脂肪で構成されている．肥満とは体脂肪が過剰に蓄積された状態と定義される．したがって，肥満には，次の 3 つの状態が存在する(図 6.4)．

①体重は正常体重と同じだが，脂肪量が増加して活性組織量が減少した状態(正常体重肥満または隠れ肥満①)．
②活性組織量は同じだが，脂肪量が増加した状態(体重増加型肥満②)．
③活性組織量が減少し，脂肪量が増加して体重が増加した状態(体重増加型肥満③)．

　軽度から中等度の肥満は，②の状態が多い．また，不必要な食事制限と過食を短い周期で繰り返すと①の状態になりやすい．さらに，①および②がさらに進行した重度の肥満は，③の状態となる場合がある．

　体脂肪量の厳密な測定法としては，体密度法がある．しかし，この方法は大掛かりな装置が必要なため，簡便な方法として，皮脂厚法，近赤外線法，生体インピーダンス法などがある．なかでも近年，生体インピーダンス法を用いた体脂肪測定計が普及している．この方法は，生体は電気伝導体であるが，体脂肪が増加

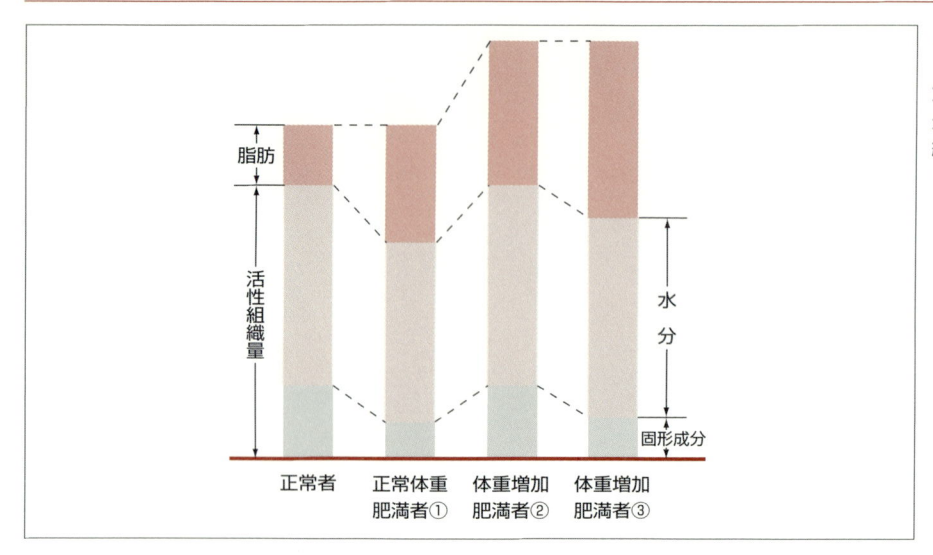

図6.4 肥満の分類
[井上修二，病気を理解するための生理学・生化学（奥田拓道ほか編），p.122，金芳堂（1985）]

すると電気伝導率が低下することを利用した方法である．

B. 体脂肪の合成

ヒトの体内に存在する脂質のうち最も多いのは中性脂肪（アシルグリセロール）である．成人の場合，250億から300億個の白色脂肪細胞があり，その一つ一つに中性脂肪が詰まった状態が肥満である．エネルギー源である糖質や脂質を過剰に摂取すると（過食の状態），エネルギー源として使用されない糖質や脂質が増え，脂肪細胞内で中性脂肪に合成される．その合成には，血糖経路とリポタンパク質経路がある．

血糖経路とは，過剰な糖質がインスリンの働きにより中性脂肪に合成される経路である．合成された中性脂肪は超低密度リポタンパク質（VLDL）および低密度リポタンパク質（LDL）に含まれて血中に放出される．一方，過剰摂取した脂質は，消化管内でリパーゼの作用によりモノアシルグリセロールと2分子の脂肪酸に分解されたあと，小腸から吸収されて再び中性脂肪となり，リポタンパク質の1つであるキロミクロンに含まれて，リンパ系から血中に放出される．

リポタンパク質経路とは，血中に放出された中性脂肪が血管壁に存在しているリポタンパク質リパーゼ（LPL）によって分解され，生じた脂肪酸が脂肪細胞に取り込まれ，再び中性脂肪となって蓄積される経路である．

C. 食欲の調節

肥満の成因としては，①過食，②運動不足，③代謝異常などがあげられるが，最も起こりやすい成因は過食である．では，なぜ過食が起きるのだろうか．この

図 6.5 脳の構造と食欲調節

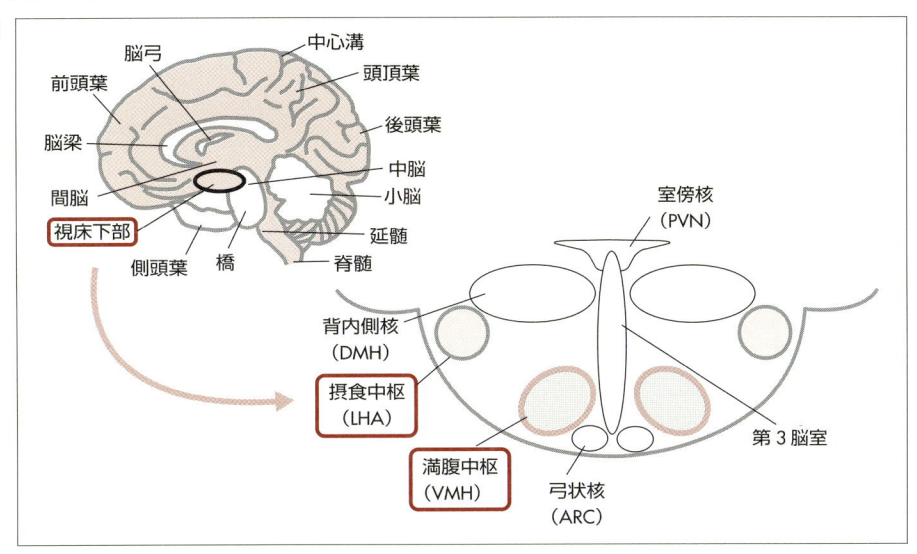

節では過食の機序について解説する．

　食欲の調節は脳の中枢核で行われている．その重要な役割を担っているが間脳視床下部である．視床下部は環境変化の情報を収集し，適切な食行動を促している．この視床下部が食欲の調節に関与していることが，動物を用いた脳の特定部位の刺激または破壊による行動変化から解明された．すなわち，視床下部の内側部を破壊すると，動物は過食し肥満となる．また視床下部の外側部を破壊すると，動物は摂食行動ができずに痩せる．このことから視床下部腹内側核(VMH)は満腹中枢であり，視床下部外側野(LHA)は摂食中枢と呼ばれている．そのほか食欲を調節する中枢核には，視床下部背内側核(DMH)が摂食中枢として，室傍核(PVN)が満腹中枢として存在する．また近年，弓状核(ARC)が両方の機能をもつ複合中枢であることも明らかになった．食欲は VMH や LHA だけではなく，PVN や ARC などを含む多くの視床下部神経核の多層なネットワークによって調節されている(図 6.5)．

D. 満腹中枢の刺激による肥満の防止および解消

　前節で述べたように，視床下部腹内側核(VMH)は満腹中枢であり，刺激されると満腹感を感じる．したがって，VMH の刺激は，肥満の防止および解消に重要な役割を演じている．VMH には，レプチンニューロンとヒスタミンニューロンという代表的なニューロン(神経細胞体)が存在する．レプチンによりレプチンニューロンが活性化されると，その下流にあるヒスタミンニューロンが活性化され満腹感を感じる．また，ヒスタミンニューロンの活性化は，エネルギー代謝を亢進し体脂肪量が減少することが知られている．レプチンは脂肪組織で合成され，

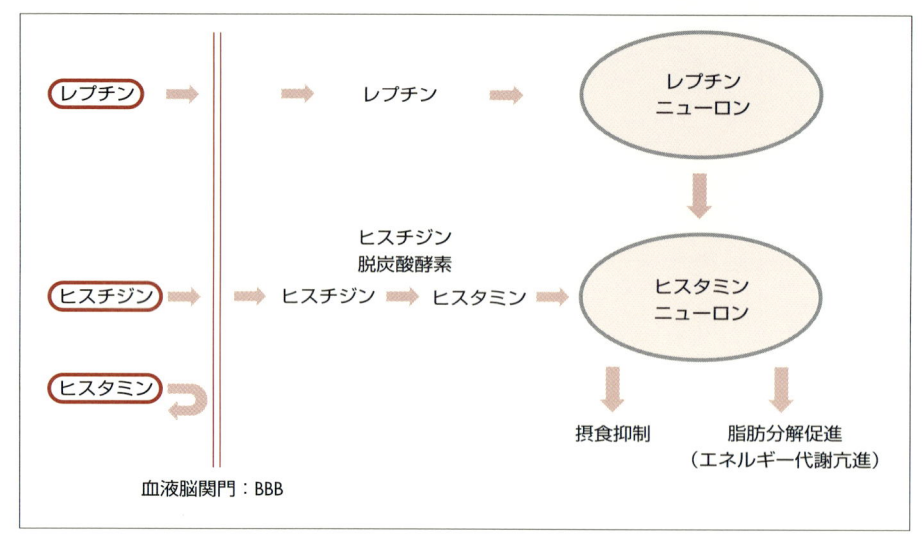

図 6.6 レプチンニューロンとヒスタミンニューロンの働き

VMH を介して摂食抑制およびエネルギー代謝亢進をもたらし，肥満防止に寄与すると考えられる．ところが，血中レプチン濃度が増加しても肥満が発症する．このことから，レプチン抵抗性が生じていると推定される．レプチン抵抗性の原因としては，①レプチンの血液脳関門(BBB)通過障害，②レプチン受容体の発現低下，③レプチン受容体以降の細胞内シグナル伝達系の障害などが考えられている．しかし，ヒスタミンニューロンの活性化はレプチンニューロンの下流で行われるため，レプチン抵抗性が生じてもヒスタミンニューロンを活性化すれば，肥満の防止および解消が可能である(図6.6)．ヒスタミンは BBB を通過できないが，ヒスチジンは BBB を通過でき，ヒスチジン脱炭酸酵素でヒスタミンに変換されるヒスチジンは，ヒスタミンニューロンの活性化に有効であると考えられている．

6.3 高血圧の生化学

A. 高血圧の概要

高血圧や急激な血圧上昇は，脳血管障害，心疾患や腎不全などの循環器疾患の重要な危険因子であり，早期の診断および治療と栄養管理による合併症の予防が求められる．

高血圧症の病型は大きく本態性(一次性)と二次性に分けることができる．本態性高血圧は高血圧症の 95％ 以上を占める．本態性高血圧の原因は明らかでないが，基礎疾患はなく，遺伝的要因と食事や生活習慣などの環境要因が複数関与して発症する．二次性高血圧は，原因疾患により高血圧が発症し，腎性高血圧症，

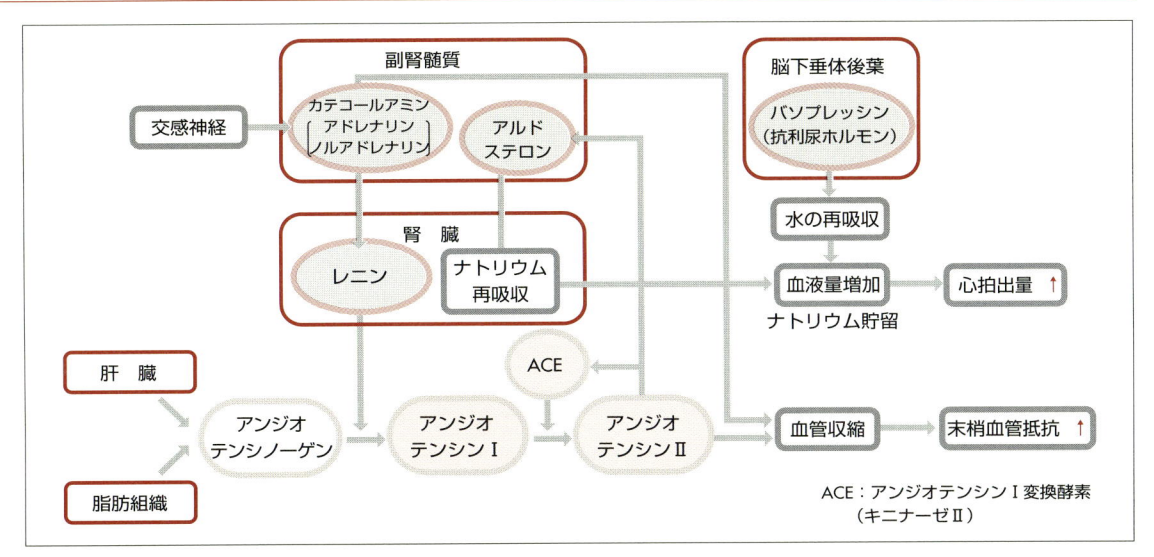

図6.7 血圧調節にかかわるホルモン

図6.8 血圧上昇のしくみ

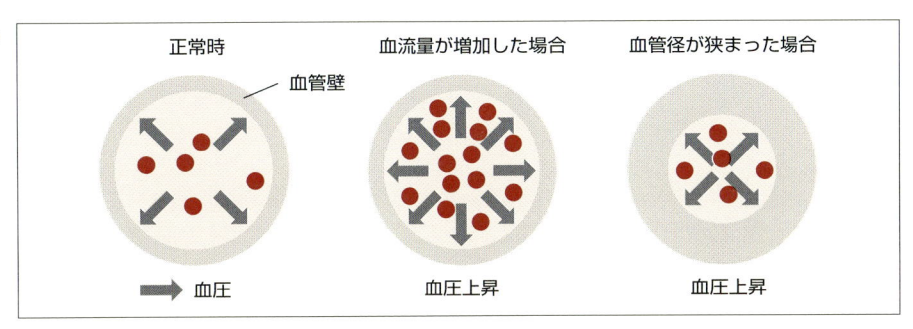

内分泌性高血圧症，心血管性高血圧症，神経性高血圧症などがある．

　血圧は心拍出量と末梢血管抵抗に比例する．心拍出量や末梢血管抵抗は，交感神経系，副腎髄質ホルモン，レニン・アンジオテンシン・アルドステロン系，抗利尿ホルモンなどの種々の生理的因子によって循環血流量や血管収縮を変化させることで調節されている（図6.7）．また，末梢血管抵抗は血管収縮のほか，血管の弾力や血管径，血液の粘着性などの物理的因子の影響も受ける．

　加齢，肥満，インスリン抵抗性，栄養素（ナトリウム，カリウム，カルシウムなど）の過不足，飲酒，喫煙，運動不足，ストレスなどはこれらの血圧調節に悪影響を与え，高血圧症を誘発する．高血圧症では，循環血流量の増加，血管収縮や動脈硬化で血管内腔が狭まることにより，血管壁の内側にかかる圧力が慢性的に高い状態となる（図6.8）．高血圧症の発症には，食習慣を含む生活環境の影響が大きく，治療には生活習慣の修正も重要な鍵となる．

6.3 高血圧の生化学

B. 高血圧症の成因

a. 肥満と高血圧

　肥満は，加齢に伴う血圧上昇を起こりやすくする．とくに，内臓脂肪蓄積を伴うメタボリックシンドロームでは，脂肪細胞から分泌されるアディポサイトカイン(表6.7)の分泌異常やインスリン抵抗性，高血糖，血中脂質(中性脂肪，コレステロール)の増加により，血圧は上昇する．インスリン抵抗性は，交感神経系や腎機能に影響を与え，高血圧を発症させる．詳細は次項で述べる．高血糖や血中脂質の増加は血液の粘着性を高め，血管内膜のアテローム型動脈硬化を引き起こす．動脈硬化によって末梢血管抵抗は増し，血圧はさらに上昇する．また，高い血圧は細動脈を刺激し，細動脈硬化を促進する．細動脈は直径が小さく，血管壁は薄いため，血管が破れやすく重篤な症状をもたらす危険性がある．

　脂質の質に配慮した食事はこれらの症状を改善させる．n-3系多価不飽和脂肪酸の割合を増やすことで，TNF-α と IL-6 は低下することが報告されている．

b. インスリン抵抗性と高血圧

　インスリン抵抗性における代償性の高インスリン血症は，交感神経系や腎臓におけるレニン・アンジオテンシン系，ナトリウム代謝に影響を与え，高血圧症を引き起こす(図6.9)．また，糖代謝や脂質代謝の異常により，二次的に血圧上昇を促進する．

c. 食生活と高血圧

(1)ナトリウム　　過剰な食塩の摂取は，血液中のナトリウム濃度を上昇させる．腎臓では，体内のナトリウム濃度を約0.9%に保つため，余分なナトリウムを濾

表6.7　高血圧症と関連するアディポサイトカイン

アディポサイトカイン	おもな作用	血圧
アディポネクチン	抗動脈硬化作用，インスリン感受性↑	↓
レプチン	食欲調節，脂肪分解亢進，交感神経活動亢進	↑
アンジオテンシノーゲン	血圧↑	↑
HB-EGF	血管平滑筋の増殖	↑
TNF-α	インスリン抵抗性惹起性，血管壁の炎症惹起性	↑
PAI-1	血栓形成↑	↑
IL-6	インスリン抵抗性惹起性	↑
レジスチン	インスリン抵抗性惹起性	↑

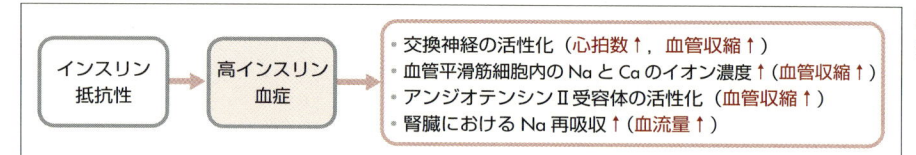

図6.9　インスリン抵抗性による血圧上昇

インスリン抵抗性 → 高インスリン血症 →
- 交換神経の活性化（心拍数↑，血管収縮↑）
- 血管平滑筋細胞内の Na と Ca のイオン濃度↑（血管収縮↑）
- アンジオテンシンⅡ受容体の活性化（血管収縮↑）
- 腎臓における Na 再吸収↑（血流量↑）

図6.10 体液バランスと血圧調節

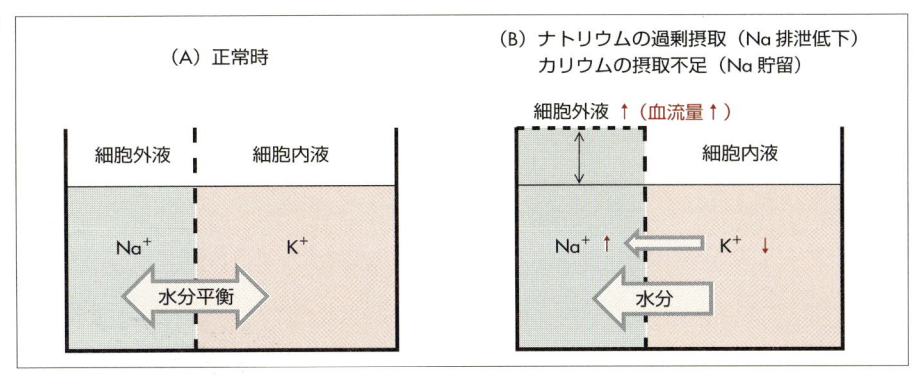

過して体外へ排泄させるしくみが働く．細胞外液(血漿，組織間液)にはナトリウムイオン，細胞内液にはカリウムイオンが存在し，イオン濃度が均一で浸透圧のバランスが保たれている状態では，水分平衡を維持できる(図6.10(A))．しかし，血液中にナトリウムが増えた状態では，ナトリウム濃度を低下させるために，水分摂取量が増えることや細胞内液から水分が移行することで，循環血流量は増加して血圧が上昇する(図6.10(B))．このような血圧の上昇は，通常は一時的であり，ナトリウムが腎臓から排泄されることで血圧は元に戻る．高血圧症の場合は，ナトリウムが排泄しきれず，血圧が上昇した状態が続く．食塩感受性高血圧では，血圧を上げなければナトリウムを多く排泄できないため，塩分摂取によって血圧が上がりやすい．

また，ナトリウムの過剰摂取は，交感神経を活性化し，血管収縮を促すことでも，血圧を上昇させる．

食塩の摂取量は，高血圧予防の観点では成人男性8 g/日未満，成人女性7 g/日未満であるが(厚生労働省「日本人の食事摂取基準」)，治療の目標値は6 g/日未満とされ(日本高血圧学会「高血圧治療ガイドライン」)，減塩が推奨される．

(2)塩素 食塩を過剰に摂取すると血圧は上昇する．これには食塩のナトリウムだけでなく塩素も関与している．血圧はアンジオテンシンⅠ変換酵素によって調節されている(図6.11)．アンジオテンシンⅠ変換酵素が塩素によって活性化されると，昇圧系では，アンジオテンシンⅠから強力な血管収縮作用をもつアンジオテンシンⅡを生成し，血圧を上昇させる．降圧系では，血管拡張作用のあるキニンがアンジオテンシンⅠ変換酵素(キニナーゼⅡ)によって分解され，降圧作用を抑制する．アンジオテンシンⅠ変換酵素は昇圧と降圧の両方で血圧を調節している．

(3)カリウム カリウムはナトリウムの排泄を促すことで血圧を低下させる．この作用はとくに食塩感受性高血圧において著しい．また，カリウムは交感神経の活性を抑制する作用をもつ．高血圧症の予防や改善においては，カリウムを積

6.3 高血圧の生化学

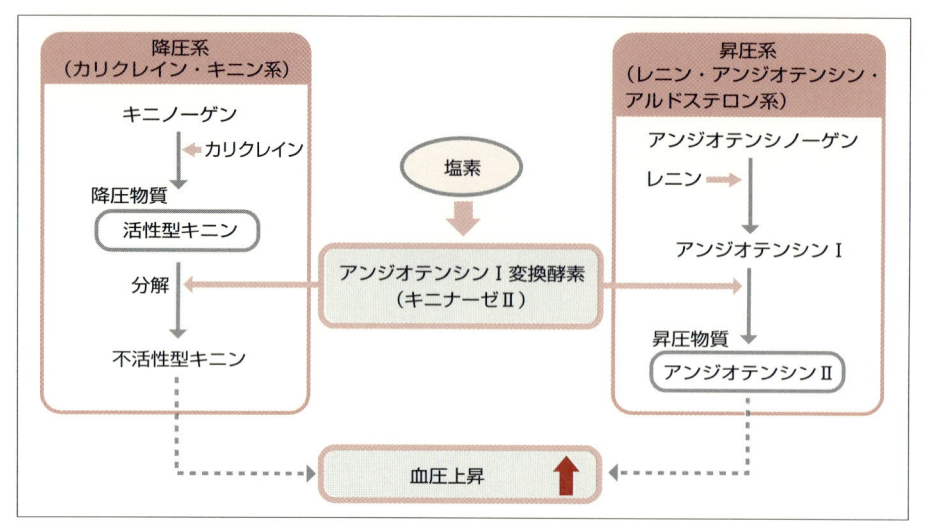

図6.11 食塩と血圧調節

極的に摂取することに加え，不足させないように注意する．低カリウム摂取はナトリウムの貯留を促し，血圧を上昇させる（図6.10(B)）．

(4) カルシウム カルシウムは交感神経の活動を低下させ，血圧を下げる．また，カルシウムの不足は血管壁の平滑筋細胞内へのカルシウムイオン流入を促し，血管を収縮させる．このような血圧の上昇を防ぐためには，カルシウムの十分な摂取とマグネシウムとのバランスが重要である．

(5) 飲酒 適度な飲酒は，血管拡張作用や血中脂質の改善（HDLコレステロールの増加，LDLコレステロールの大きさや濃度の低下）などにより血圧を下げる．また，高血圧の合併症となりやすい脳心血管疾患の発症リスクを低減させる．しかし，過度の飲酒は，交感神経の活性化により心拍数を増大させ，血圧を上昇させる．「適量」については，「高血圧治療ガイドライン」において推奨されている酒量（エタノール摂取量），男性20～30 mL/日以下，女性10～20 mL/日以下が目安となる．飲酒は適量を守り，効果的に飲むことである．

D. 血圧の変動パターン

血圧には日内リズムがある．正常な血圧パターンは，起床後に上昇し，午前中は徐々に上昇する．午後には徐々に降下して，夜は自律神経系の副交感神経が優勢となるので，大幅に低下する．朝の血圧上昇は，交感神経やホルモンの分泌リズムによる．

高血圧症では，早朝に血圧が急激に上昇するパターンや，血圧の変動がなく夜間も高い状態が続くパターンなど，血圧のリズムに乱れが生じる場合がある．

E. 低血圧

低血圧は高血圧とは反対に，血圧が慢性的に低い状態である．収縮期血圧 100 mmHg 未満，拡張期血圧 60 mmHg 未満は低血圧と診断される．低血圧の病型は，高血圧と同様に，原因が特定できない本態性低血圧，原因疾患(大動脈弁狭窄症，心膜炎，甲状腺機能低下症など)による二次性低血圧，急に起立したときに起こる起立性低血圧に分けられる．低血圧は自覚症状がなければ治療の必要はないが，さまざまな不定愁訴(めまい，頭重感，食欲不振，不眠，不安など)により日常生活に支障をきたす場合には薬物療法や日常生活指導により治療を行う．本態性低血圧や起立性低血圧は，やせ症における心機能障害の症状としても見られる．体重減少により，心臓は縮小し，心収縮力や心拍出量，心拍出量などあらゆる心機能は低下する．これに伴い，循環血流量は低下し，低血圧となる．原因の 1 つとして，やせ症では，自律神経機能において副交感神経活動の日内リズムが消失し，昼夜ともに優勢に働くいわば冬眠状態となることが影響している．

6.4 動脈硬化症の生化学

A. アテローム型動脈硬化の病態

動脈は，内側から内膜，中膜，外膜の 3 層からなる．内膜は一層の血管内皮細胞，中膜は血管平滑筋，外膜は結合組織から構成される．動脈硬化症には，アテローム型動脈硬化とメンケベルグ型動脈硬化と細動脈硬化がある．代表的な動脈硬化症の病態であるアテローム型動脈硬化は，①血管内皮細胞の機能障害および単球・マクロファージの浸潤，②コレステロール沈着とマクロファージの泡沫化による脂肪斑形成，③プラーク形成と繊維化，④プラークの不安定化・破綻，の過程を経て進行する病態とされる．表 6.8 のようにアテローム型動脈硬化の発症・進展には多くの因子がかかわる．

表 6.8 アテローム型動脈硬化の発症・進展にかかわる代表的な因子
＊トリグリセリドとトリアシルグリセロールは同じ物質で，この症名ではトリグリセリドが用いられている．

高 LDL コレステロール血症(140 mg/dL 以上)	糖尿病(境界型を含む)
低 HDL コレステロール血症(40 mg/dL 未満)	肥満
45 歳以上の男性	高トリグリセリド血症＊(150 mg/dL 以上)
55 歳以上の女性	ホモシステイン高値
冠動脈疾患の家族歴	小型高密度 LDL
喫煙	レムナントリポタンパク質
高血圧	

B. 高 LDL コレステロール血症と動脈硬化

　脂質異常症の1つである高 LDL コレステロール血症は，動脈硬化発症・進展の主因の1つである．コレステロールには，食事由来のものと肝臓で合成されるものがある．食事から摂取したコレステロールは小腸で吸収され，中性脂肪であるトリアシルグリセロールとともにキロミクロンとしてリンパ管および血液循環を経て，肝臓，脂肪組織や筋肉などの末梢組織に運ばれる．肝臓ではアセチル CoA よりコレステロールが生合成される．肝臓で合成されたコレステロールは，トリアシルグリセロールとともに VLDL として血中に放出され，末梢組織へと運ばれる．キロミクロンやキロミクロンレムナント，LDL および IDL は，LDL 受容体やレムナント受容体などを介して肝臓に取り込まれ再利用される．一方，肝臓は，余剰のコレステロールを胆汁酸に変換し，胆管を経て腸内へ排泄する．LDL 受容体異常による肝臓への LDL の取り込みの阻害など，コレステロール代謝過程に異常があると高コレステロール血症を呈することになる．

　高コレステロール血症の治療には，スタチン系薬剤と呼ばれる HMG-CoA 還元酵素阻害剤がよく用いられる．HMG-CoA 還元酵素は，コレステロール生合成の律速段階を担っており，酵素活性を阻害することで肝臓でのコレステロール合成を抑制し血中コレステロールを低下させる．また，エゼチミブは，小腸に発現する NPC1L1 と呼ばれるコレステロール輸送体の阻害剤であり，腸管でのコレステロール吸収を抑制することで血中コレステロールを低下させる（図6.12参照）．

C. 高トリグリセリド血症と動脈硬化

　高トリグリセリド血症も動脈硬化発症のリスクとなる．トリアシルグリセロールも食事由来のものと肝臓や脂肪組織で合成されるものがある．食事由来のトリアシルグリセロールは，小腸で吸収されたあと，コレステロールとともにキロミクロンを形成し，リンパ管および血液循環を経て末梢組織に運ばれる．末梢組織ではリポタンパク質リパーゼの作用によりトリアシルグリセロールは分解され，末梢組織に取り込まれる．残りはキロミクロンレムナントとなり，レムナント受容体を介して肝臓に取り込まれる．一方，肝臓では，食事由来の糖質よりトリアシルグリセロールが合成され，コレステロールとともに VLDL として血液中に放出され末梢組織に運ばれる．末梢組織ではキロミクロン同様に代謝される．

　高トリグリセリド血症は，このようなトリアシルグリセロールの代謝に異常が生じ，血中のキロミクロンや VLDL の上昇を呈する病態である（図6.12）．リポタンパク質リパーゼは，インスリンにより活性化されるため，インスリン抵抗性などインスリンの作用不足があると，末梢組織でのトリアシルグリセロールの分解が低下し，血中のキロミクロンや VLDL が上昇する．高炭水化物食や高インスリ

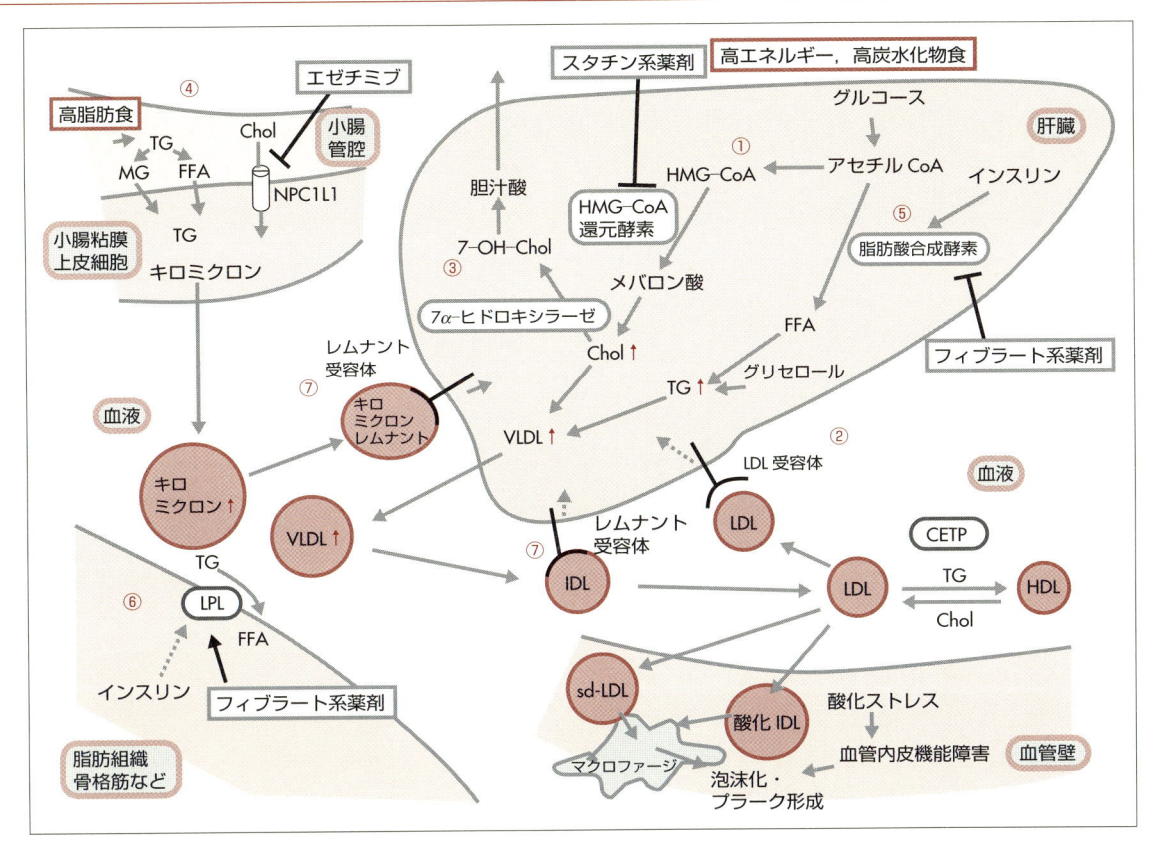

図 6.12 脂質代謝異常の成因と動脈硬化

①過剰なエネルギー摂取により肝臓でのコレステロール生合成亢進，② LDL 受容体，レムナント受容体あるいはアポタンパク質の異常による肝臓への LDL の取り込み低下，③コレステロールから胆汁酸への異化経路の障害，④高脂肪食の摂取による血中キロミクロンの増加，⑤高炭水化物食による肝臓での脂肪合成の亢進，⑥インスリン抵抗性など末梢での LPL 活性の低下によるキロミクロン，VLDL の増加，⑦レムナント受容体あるいはアポタンパク質の異常による肝臓へのキロミクロンレムナントおよび IDL の取り込み低下．

TG：トリアシルグリセロール，FFA：遊離脂肪酸，MG：モノアシルグリセロール，Chol：コレステロール，CE：コレステリルエステル，CETP：コレステロールエステル輸送タンパク質，sd-LDL：小型高密度 LDL，LPL：リポタンパク質リパーゼ，NPC1L1：コレステロール輸送体

ン血症では，肝臓でのトリアシルグリセロール合成を促進するため VLDL の産生が亢進する．また，アポタンパク質の異常やレムナント受容体の異常あるいは発現量の低下はレムナントの滞留を招き，高トリグリセリド血症となる．

　高トリグリセリド血症は，低 HDL コレステロール血症の原因にもなる．コレステロールエステル輸送タンパク質（CETP）は，トリアシルグリセロールが増加した VLDL や LDL からトリアシルグリセロールを HDL に，逆にコレステロールエステルを HDL から VLDL や LDL に転送する．この反応により，HDL は次第にコレステロールを失うことから，血中 HDL コレステロール値が低下する．HDL コレステロールの低下は，動脈硬化症の要因となる．さらに，VLDL や LDL からトリアシルグリセロールが引き抜かれコレステロールが供給されると，VLDL や LDL の密度

が高くなりサイズが小型化し，小型高密度LDLと呼ばれるリポタンパク質が出現する．

レムナントや小型高密度LDLは酸化を受けやすいため，レムナントや小型高密度LDLの増加は，血管内皮細胞機能障害やマクロファージの泡沫化を促進し，動脈硬化発症の要因となる（図6.12）．

高トリグリセリド血症の治療に用いられるフィブラート系薬剤は，肝臓でのトリアシルグリセロール合成およびVLDL合成を抑制するとともに，LPL活性を促進することから，血中トリアシルグリセロールを減少させる．

D. 酸化ストレス，ホモシステイン代謝と動脈硬化

生きている細胞は，常に酸素を消費し化学反応を引き起こすとともに活性酸素種を産生する．活性酸素種は，DNAや生体膜に傷害を与え，細胞機能を障害する．このため，生体には活性酸素種を除去する抗酸化物質や酵素がある．この活性酸素生成と消去のバランスが異常となり活性酸素が過剰となった状態を酸化ストレスという．脂質異常症に伴うLDLの増加，とくに酸化LDLは，血管内皮細胞において酸化ストレスを増大させ，炎症性サイトカインやケモカインの分泌を促進し，単球やマクロファージなど炎症性細胞の浸潤を促進する．また，マクロファージを活性化して，その泡沫化を促進し動脈硬化巣の形成を促進する．酸化ストレスの増大は，高血糖，喫煙，高血圧など動脈硬化発症因子の多くで見られる．

ホモシステインは，肝臓でメチオニンから代謝されて生成するが，その反応には，メチオニン合成酵素とともにビタミンB_{12}と葉酸が補因子として必要である（図6.13）．さらに，ホモシステインをシステインに代謝する過程にはビタミンB_6を必要とする．これらのビタミンが不足すると，ホモシステインが蓄積し血中濃

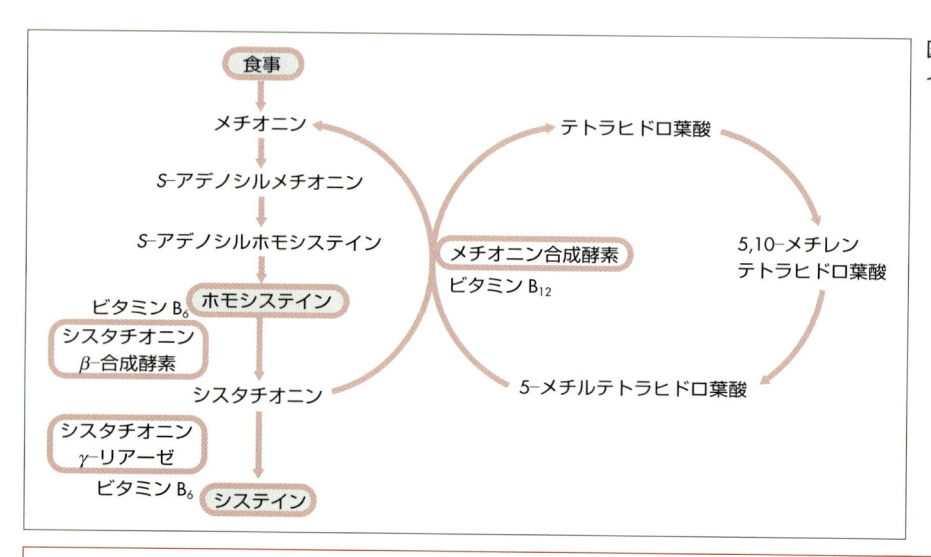

図6.13 ホモシステイン代謝

度が上昇する．血中ホモシステイン濃度の上昇は，血管内皮細胞における酸化ストレスを増大させ，内皮由来血管弛緩物質である一酸化窒素の合成を低下させ，血管内皮機能障害をきたす．その結果，高ホモシステイン血症は，動脈硬化の要因となる．

E. アテローム型動脈硬化以外の動脈硬化

アテローム型動脈硬化が血管内皮機能障害に端を発するのに対し，メンケベルグ型動脈硬化は，慢性腎臓病患者で多く見られ，血管平滑筋の石灰化を特徴とする．高リン血症などを背景に，血管平滑筋が骨芽細胞様の細胞に分化し，骨と同様の石灰化を生じる．アテローム型動脈硬化とともに慢性腎臓病患者における高い心血管疾患の罹患率の要因とされる．

細動脈硬化は，先の2つが大血管において見られるのに対し，脳や腎臓にある細い動脈が硬化を起こす．高血圧や喫煙などが原因となる一方，細動脈硬化を起こすとさらに高血圧が持続するという悪循環となる．

6.5 痛風の生化学

痛風は歴史の古い疾患で，古代ローマ時代からその存在が知られている．

戦前の日本では痛風は非常に稀な病気であったが，戦後，社会が豊かになり，食料事情の好転とともに急に患者数が増加した．遺伝的素因が基礎にあり，それに食習慣やストレスなどいくつかの要素が重なりあって発病する病気である．現在，国内の痛風患者数は約30～50万人で，痛風ではないものの尿酸値が高い「無症状性高尿酸血症(痛風予備軍)」の人は，約500万人と推定されている．

A. プリンヌクレオチド代謝について

プリンヌクレオチドにはATPとGTPがあり，とくにATPは細胞内の種々の合成反応におけるエネルギー供給系として重要な役割を果たしている．プリンヌクレオチドの不足は，低分子化合物からの新生経路(デノボ合成)により産生補足され，過剰になるとリン酸と五炭糖が解離して塩基となり，塩基はさらに酸化を受けて尿酸となり排泄される．また，この分解過程の途中の塩基に五炭糖とリン酸を結合させて再びヌクレオチドが産生される再利用経路(サルベージ経路)系がある(図6.14)．

B. プリン代謝異常の1つである痛風

痛風は，尿酸の産生過剰や排泄低下などにより，血液中尿酸濃度が上昇して飽

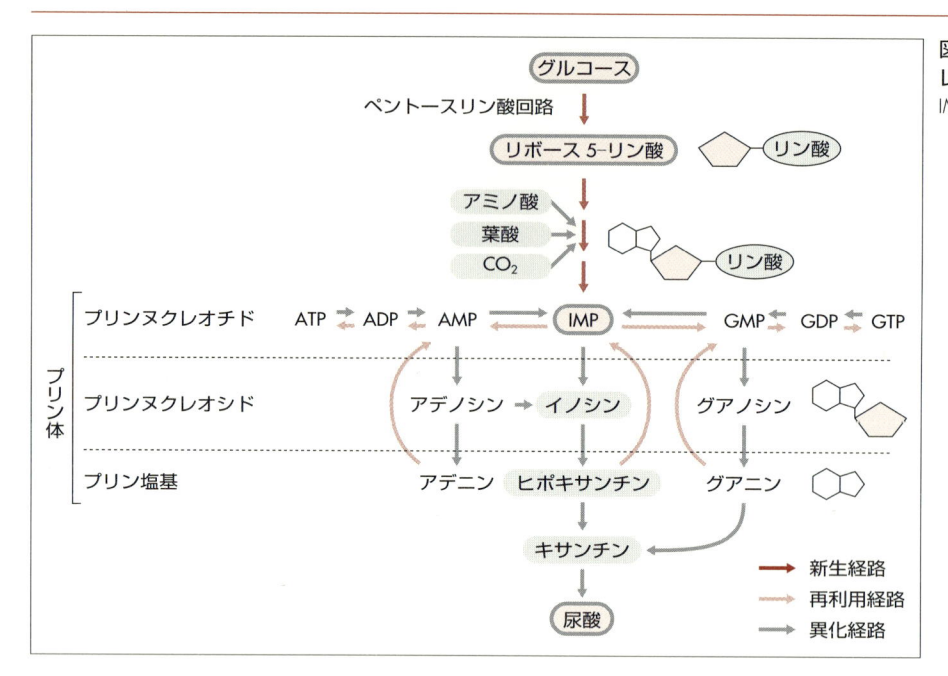

図6.14 プリンヌクレオチド代謝
IMP：イノシン酸

和濃度を超えると，組織内で尿酸が析出することによる．急性関節炎発作，痛風結節，尿路結石，血管障害なども高尿酸血症が原因で起こる．痛風は，人口の約0.3％に見られ，とくに40代以上の男性に多く見られる．

血中の尿酸が高くなるのは，食物中のプリン体の過剰摂取と体内の過剰なプリン体産生による尿酸産生過剰型であるが，日本人の場合は，尿酸の尿排泄が低下する尿酸排泄低下型が多く，排泄低下型：産生過剰型：混合型＝5：1：2である．尿酸の血漿中での飽和度は，約7 mg/dLである．血中尿酸値が7.0 mg/dL以上を高尿酸血症という．痛風発作は，尿酸ナトリウムの結晶が足親指の関節腔で析出し，これにより炎症反応が生じ，激痛が生じる．尿酸値が8 mg/dL以上になると治療する必要がある．尿酸の排泄能を調べる簡単な方法として，尿中のクレアチニンと尿酸の濃度比を見る．この比が0.4以下であれば排泄低下型，0.8以上であれば産生過剰型と判定できる．

痛風は多くの場合，突然，足の親指の付け根などが腫れ上がって，ほんの少し動いただけでも激痛が走る．そのほかに痛風の起こりやすい箇所は，手指の関節や肘，膝の関節などがある．手足と心臓付近の体温を調べると，血液を全身に送り込む働きをする心臓付近では体温が高く，心臓から遠くなる手や足と比べて約5℃も体温差があることがわかる（図6.15）．また，痛風にはなりやすい時期（時間帯や季節）がある．1日の中で痛風発作が起こりやすい時間帯は，夜中から明け方にかけてで，就寝中は血圧が下がり血液循環が悪くなることや，1日の中で体温が下がりやすいためである．就寝前の飲水は効果的な痛風発作対策である．また，

図 6.15　各部位の体温

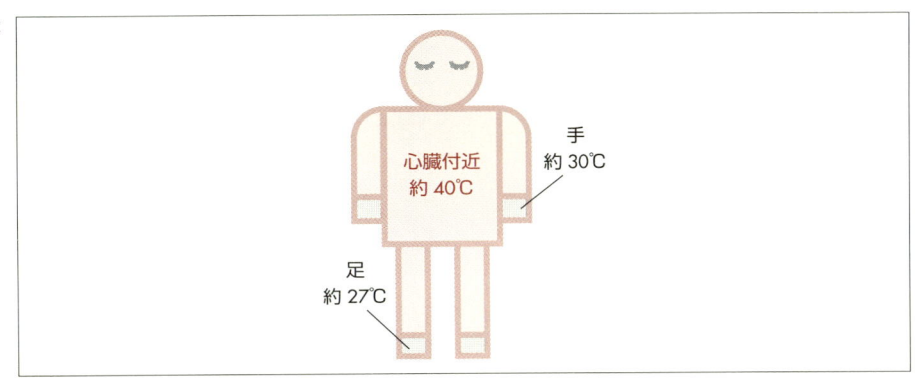

痛風発作の最も起こりやすい季節は夏で，次に秋と冬である．夏季は，暑さで大量の汗をかくことが多く，発汗による脱水で日ごとに血液中の尿酸濃度を高くするためである．夏の痛風予防は，こまめな水分と電解質補給である．秋に多い理由は，夏の脱水状態が続いたり，食欲の秋で暴飲暴食になりがちなためである．冬は生体の代謝改善が低下するためと考えられている．

C. 尿酸代謝

尿酸は，図 6.16 に示すような構造をしており，9 位の H(pK_a = 5.75)と 3 位の H(pK_a = 10.3)が解離する．生理的 pH(pH 7.4)ではおもに 9 位の H の解離した尿酸イオンとして溶けている．体内のように Na^+ の多い生理的条件下では，ほとんどの尿酸が尿酸ナトリウムの形で存在している．尿酸ナトリウムは生理的 pH では，理論的には 6.4 mg/100mL の溶解度をもっている．

体内の尿酸プールは尿酸の産生量と排泄量により決まる．尿酸の産生量は，食物からのプリン摂取量，非プリン前駆体からのプリンの新生経路速度，核酸の代謝回転，あるいはホスホリボシルトランスフェラーゼの働きによる再利用経路によって変わる．産生された尿酸は，通常は尿および糞便中に排泄される(図 6.17)．高尿酸血症は，この尿酸の産生増加，排泄減少，あるいはその両者の結果である(図 6.18)．高尿酸血症が起こると，尿酸塩が析出し，痛風結節として組織に沈着することがある．

図 6.16　尿酸イオンと尿酸ナトリウム

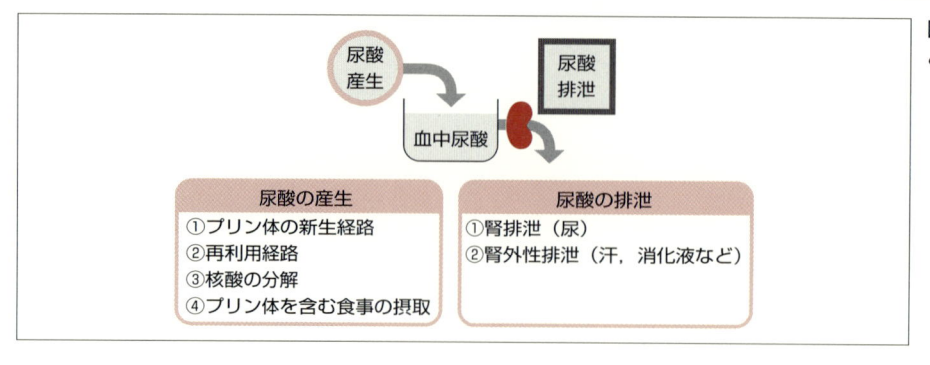

図 6.17　尿酸の産生と排泄

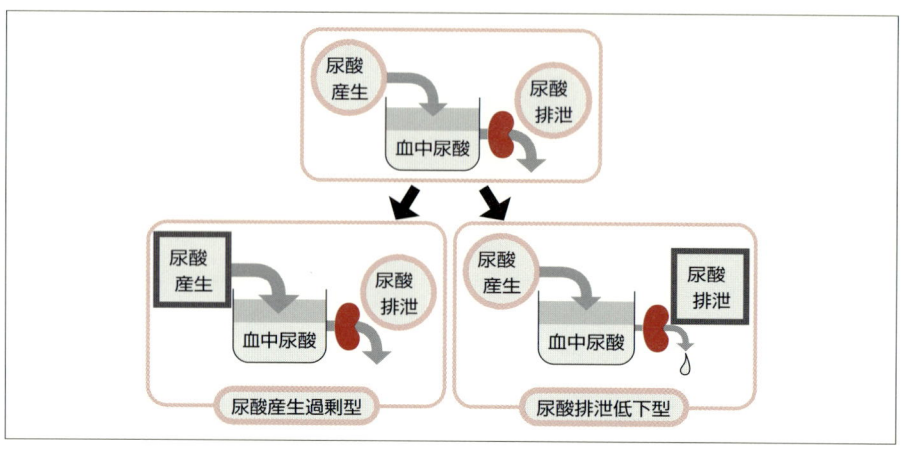

図 6.18　高尿酸血症

D. アルコール摂取による尿酸産生

アルコールを多く摂取すると，乳酸産生により尿酸の尿排泄が低下する．アルコールが肝臓で代謝されるときに多くの NADH が生成されると，ピルビン酸から乳酸が産生される．また，アルコールの多量摂取では ATP の急激な過剰消費により，アデニンヌクレオチドの分解（ATP→ADP→AMP→IMP→イノシン→ヒポキサンチン→キサンチン→尿酸）を介して，尿酸が過剰に産生されると示唆されている（図6.19）．

E. メタボリックシンドロームと高尿酸血症

生活習慣病の原因として，肥満とメタボリックシンドロームだけでなく，痛風の原因である高尿酸血症も注目されている．

血中尿酸値を高める原因には，プリン体を多く含む食事の摂取があげられている．しかし，脂質の摂取増加や運動不足などといった生活習慣の乱れによる肥満が尿酸値の上昇に関与している．図 6.20 は，E 地域に在住する 20 代〜60 代の男性 471 名，女性 862 名を対象に内臓脂肪量とも関係する腹囲と血中尿酸の関

図 6.19 アルコール摂取によるアデニンヌクレオチドの分解
CoASH：非結合型補酵素 A

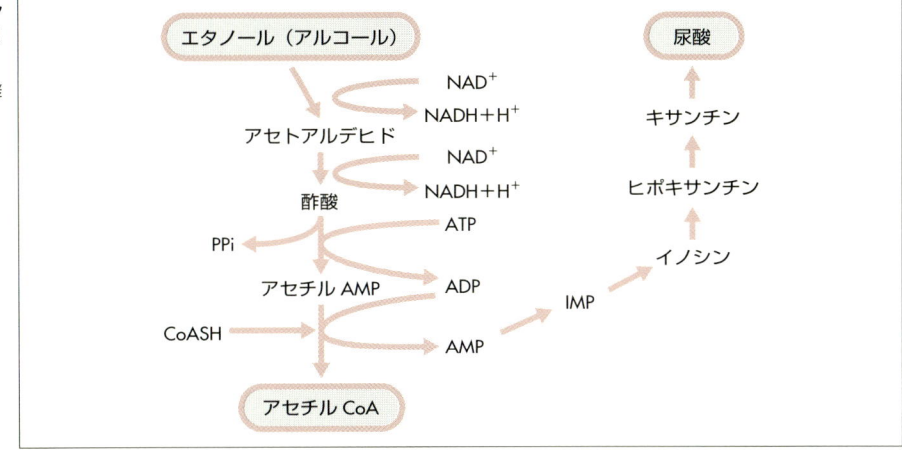

図 6.20 腹囲と血中尿酸との関係

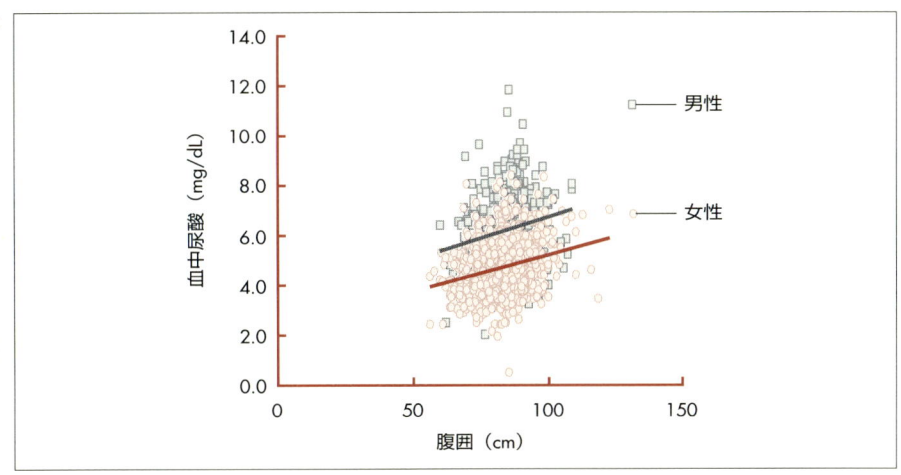

係結果である．男女ともに腹囲の増加に伴って血中の尿酸が上昇し，有意な正相関が認められた．

　メタボリックシンドロームは，内臓脂肪蓄積とインスリン抵抗性を基本病態として心血管障害のリスク要因である高血圧，脂質代謝異常，耐糖能異常が集積して動脈硬化性疾患や糖尿病の発症を高める代謝異常であり，高尿酸血症を合併することが多い．血中尿酸値が高いほどメタボリックシンドロームを構成する因子の合併数が増加することや，血中尿酸値とメタボリックシンドロームの発症頻度は正の相関関係を示すことが報告されており，高尿酸血症とメタボリックシンドロームの関係は深い(図 6.21)．

　生活習慣の改善によって容易に予防が可能であるので，「風に触れても痛い」という痛風には生活指導が重要となる．メタボリックシンドロームと同様に肥満の改善を図る食生活が痛風の予防改善の鍵となる．

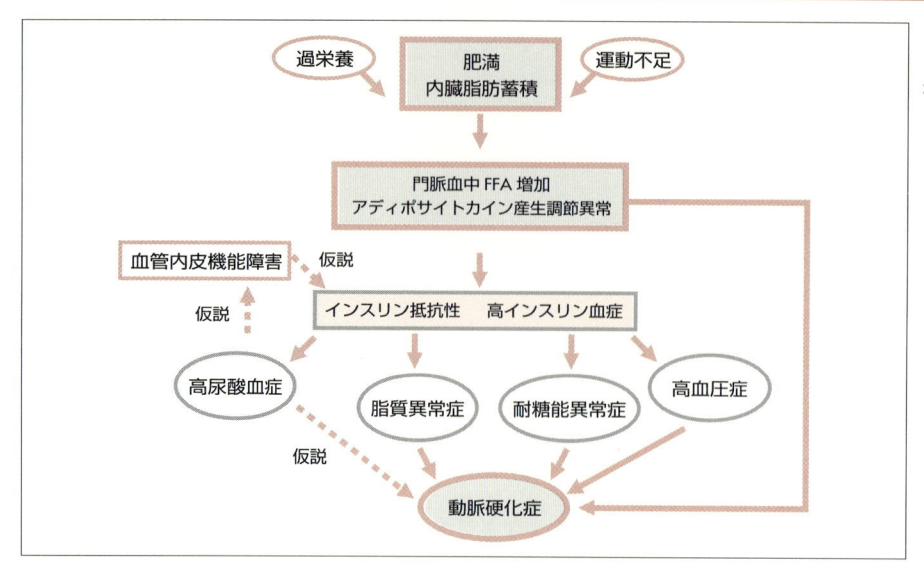

図 6.21 メタボリックシンドロームの病態機構
FFA：遊離脂肪酸

F. 発症に関与する因子

a. 年齢と性別

肥満の中年男性に多く，最近はストレスが原因で若年化の傾向にある．しかし，女性の発症は極めて低い．女性の体内にある性ホルモンには，尿酸の排泄をスムーズにする働きがあるので，男性よりも尿酸値が低く，痛風になりにくい．しかし，性ホルモンが減少する閉経後には痛風発症が多くなる．また，最近のストレス過剰の社会は，ホルモンバランスを崩す女性を増やし，まだ若いにもかかわらず痛風を発症する女性が増加している．

b. 食事内容

高プリン体食，高カロリー食，高脂肪食，アルコールの飲みすぎの人に多い．また，朝食の欠食など不規則な食生活と脂っこい食事によって体内におけるケトン体の産生が増加すると，尿の酸性化によって尿酸の排泄が低下する．

G. 食事療法のポイント

①高プリン体食を避ける(表6.9)．ただ，体内における尿酸の産生量は1日700 mg にも達するのに対し，食事により摂取される尿酸のプリン体の量は通常の家庭料理であればせいぜい200〜300 mg とされているので，あまり厳密に制限する必要はない．

②核酸，プリン体は水に溶けるので，十分煮るという調理法によってプリン体がかなり減少する．

③尿酸の主要排泄路は，腎臓から尿中への経路である．発汗によっても若干の尿

表6.9 高・低プリン食品および酸性・アルカリ性食品

高プリン食品	臓物（肝臓，腎臓），骨髄，獣肉，魚肉，鶏肉，肉汁，大豆，ビール
低プリン食品	穀物，いも類，野菜，果物，牛乳と乳製品（バター，チーズなど），卵類，豆腐
酸性食品	牛肉，魚肉，鶏肉，卵，精白米
アルカリ性食品	野菜，牛乳，果実，番茶

酸が排泄されるが，汗中の尿酸濃度は尿中のそれの1/10〜1/20であるので，多量の発汗によっても排泄できる尿酸量は非常に少ない．したがって，十分量の飲水により尿量を1日約2Lに保つ必要がある．水分を多くとると尿の量が増え，尿とともに尿酸が排泄されやすくなる．

④痛風患者の尿pHは一般に低下（酸性化）しているが，尿酸はpHのわずかの低下により溶解度がいっそう低下して析出し，尿路結石や腎障害をきたすことが知られている．したがって，アルカリ性食品（表6.9）の摂取を心掛け，それでも尿が酸性の場合には重曹や有機酸塩などのアルカリ剤を投与する．酒類とくにビールの過飲は避ける．野菜を多く食べると尿がアルカリ性になり，尿中の尿酸が溶けやすくなって，尿路結石の形成を防ぐ．

糖尿病と高尿酸血症の患者に共通することでいちばん目立つのは，肥満している人が多いことである．太り気味で尿酸値の高い人が減量すると，尿酸値は低下する．肥満解消の基礎は食事である．尿酸値を低くする食事の基本は，その人の体格や消費活動量にあったエネルギーで，バランスよく栄養をとることである．減量を急ぐあまり，絶食するなど極端に摂取エネルギーを減らしすぎると，体内でエネルギー源として脂肪が利用される結果，ケトン体が発生する（ケトーシス）．血液中のケトン体濃度が高くなると尿酸の尿排泄が低下して，尿酸値が逆に上昇してしまう．運動は肥満解消になり，尿酸コントロールには重要である．ただし息が切れるほどきつい無酸素運動では，血中乳酸の上昇による尿酸の尿排泄の低下だけでなく，エネルギーを出すATPが再生されず尿酸になってしまうので，尿酸値が上昇する．毎日少しずつ，適度なレベルで続けることが大切である．

6.6 糖尿病の生化学

糖尿病は，ペプチドホルモンであるインスリン（3.5節参照）の絶対的あるいは相対的な不足により，血糖を細胞・組織に取り込む能力が低下し，空腹時においても高血糖となる疾患である．この慢性的な高血糖は血管，腎臓，神経および眼に障害を引き起こす．わが国の糖尿病患者数は890万人であり，生活習慣病の中で最も多く，1955（昭和30年）と比べると40倍に増加している．この糖尿病患者数の増加は，糖尿病性網膜症による失明および糖尿病性腎症による新規透析導

入患者の増加につながっている．世界の患者数も増加しており，推計で約 2 億人であり，死亡数の 5% を占めている．

A. 糖尿病の分類

糖尿病は 1 型糖尿病と 2 型糖尿病に大別される．また，他の疾患によって引き起こされる続発性糖尿病がある．妊娠中に高血糖となる妊娠糖尿病は糖尿病には至っていない糖代謝異常と位置付けられている．

a. 1 型糖尿病

遺伝的要因やウイルス感染のような環境因子による自己免疫疾患が原因の糖尿病である．インスリン合成の場である膵臓のランゲルハンス島 B 細胞が，活性化した T リンパ球により浸潤を受け，インスリン炎となり，徐々に B 細胞が減少する．ついにはインスリン産生が消失し，絶対的なインスリン不足状態が引き起こされ，血糖変化の応答が不可能となる．治療方法に基づき，インスリン依存型，また，発症年齢が小児期，思春期であるため，若年発症型（小児糖尿病）とも呼ばれていた．糖尿病の約 5% が 1 型糖尿病である．

b. 2 型糖尿病

ランゲルハンス島 B 細胞からのインスリン分泌低下と末梢組織のインスリン感受性低下（インスリン抵抗性）が原因の糖尿病である．以前は非インスリン依存型と呼ばれていた．インスリン感受性低下は肥満を伴うが（肥満型糖尿病），膵臓のインスリン分泌低下は肥満を伴わず（やせ型糖尿病），欧米では前者が，日本では後者が多い．糖尿病の約 95% が 2 型糖尿病である．インスリン抵抗性とは，脂肪組織，骨格筋などのインスリンの標的組織に存在するインスリン反応性糖輸送体 (GLUT4) によるグルコース取り込みが低下することであるが，これは肥満が原因である．脂肪が過剰蓄積した脂肪組織において産生される TNF-α などのアディポサイトカインがインスリン抵抗性に関与している．

初期において B 細胞は機能している場合が多いが，しだいに，インスリン抵抗性に伴う高血糖に対応するのに十分なインスリンを分泌ができなくなり，B 細胞は機能不全となる．2 型糖尿病発症にかかわる食事を含めたライススタイル因子について表 6.10 に示す．

経口血糖降下薬としてインクレチンの作用に着目した新たなタイプの薬剤が開発されている．インクレチンは，グルカゴン様ペプチド-1 (GLP-1)，グルコース依存症インスリン分泌刺激ポリペプチド (GIP) などの消化管ホルモンの総称である．GLP-1 と GIP とはいずれも血糖値依存的に膵臓の β 細胞からのインスリン分泌を促進する．GLP-1 は，膵 α 細胞からのグルコガン分泌を抑制し，血糖低下に働く．GLP-1 は，β 細胞にある GLP-1 受容体に結合し，cAMP を高め，インスリン分泌を増加させる．この働きに着目し，DPP-4 阻害薬，GLP-1 受容体

表6.10 2型糖尿病の発症にかかわるライフスタイル因子とその科学的根拠の強さ

科学的根拠の強さ	リスクを下げる因子	リスクを高める因子
確実(Convincing)	肥満者の体重減少 身体活動	過体重と肥満 内臓肥満 運動不足 母体糖尿病(妊娠糖尿病)
可能性大(Probable)	食物繊維	飽和脂肪 子宮内胎児発育遅延
可能性あり(Possible)	n-3系脂肪酸 低グリセミックインデックス(GI)食品 母乳育児	総脂肪摂取量 トランス脂肪酸
不十分(Insufficient)	ビタミンE クロム マグネシウム 適度な飲酒	過度の飲酒

[Report of a Joint WHO/FAO Expert Consultation Diet, *Nutrition and the Prevention of Chronic Diseases*, (2003)]

作動薬などの糖尿病内服治療薬が開発されている.

c. 妊娠糖尿病

妊娠時に増加するヒト胎盤性ラクトーゲン(hPL), エストロゲン, プロゲステロンがインスリン抵抗性を高めることが原因である.「妊娠中に初めて発見・発症した糖尿病には至っていない糖代謝異常」と定義されており, 診断基準は後述の糖尿病診断基準とは異なる(75g経口糖負荷試験においていずれかを満たす場合：空腹時≧92 mg/dL, 1時間値≧180 mg/dL, 2時間値≧153 mg/dL). 胎児の過剰発育により, 巨大児分娩, 帝王切開などの周産期のリスクが高まる. 妊娠前から糖尿病である糖尿病合併妊娠とは異なる.

B. 糖尿病の診断基準とヘモグロビン A1c

2010年に新しい糖尿病診断基準が設けられた. 血糖値(空腹時≧126 mg/dL, 75g経口糖負荷試験2時間値≧200 mg/dL, 随時≧200 mg/dLのいずれか)の基準とともに, ヘモグロビンA1c(HbA1c：6.5％以上(国際標準値))が診断基準に加えられた. HbA1cは成人ヘモグロビン(ヘモグロビンA)のβ鎖N末端にグルコースが結合したものであり, 高血糖が1～2か月継続した場合, ヘモグロビンとグルコースとの結合は非可逆的となる. ヘモグロビンの生体内の平均寿命は約120日であり, ヘモグロビンに対するHbA1cの割合(％)は過去1～2か月の平均血糖値の指標となる.

C. 糖尿病における代謝変化

細胞内へのグルコースの取り込みが低下することにより, 細胞は飢餓状態と類似した代謝変化が生じる. ケトアシドーシス, 高トリグリセリド血症などの代謝

異常が起こる．また，一部の組織（水晶体，末梢神経，糸球体など）ではグルコースの取り込みがインスリン依存ではないため，組織内のグルコース濃度が上昇し，糖尿病性慢性期合併症の発症にかかわる．

a. 糖尿病性ケトアシドーシス

細胞はグルコース由来のアセチル CoA に依存していた ATP 産生から脂肪酸由来のアセチル CoA へと代謝が変化する．脂肪組織から脂肪酸が動員され，肝臓に取り込まれ，β酸化によりアセチル CoA が供給されるが，クエン酸回路において処理できないアセチル CoA は 3-ヒドロキシ酪酸やアセト酢酸などのケトン体となる．これらのケトン体は生理的な pH で水素イオンを放出するため，代謝性のアシドーシス（血液の pH が酸性側にかたむく状態）である糖尿病性ケトアシドーシスが起きる．1 型糖尿病の急性合併症として知られ，意識障害の原因である．インスリン過剰投与により生じる低血糖による昏睡とは機序が異なる．

b. 高血糖性高浸透圧昏睡

高齢者の 2 型糖尿病の場合，口渇中枢の機能低下による飲水量の低下と高血糖により，血漿浸透圧上昇と浸透圧利尿が生じ，脱水が起こる．脱水が重症化した場合，昏睡となる．

c. 高トリグリセリド血症

脂肪組織から肝臓に流入した脂肪酸はアセチル CoA やケトン体へと処理されるが，一部はトリアシルグリセロールへ再合成され，VLDL に組み込まれ，血中に分泌される．低インスリン状態では，脂肪組織におけるリポタンパク質リパーゼ(LPL)の活性は低く，脂肪組織に VLDL 中のトリアシルグリセロールが取り込まれる量は低下し，その結果，血液中にトリアシルグリセロールが多く存在する高トリグリセリド血症（150 mg/dL 以上）となる．

d. 糖尿病慢性期合併症とソルビトール

糖尿病に罹患し，数年を経て発症する合併症は脳血管障害や循環器疾患などの大血管合併症と糖尿病性網膜症，糖尿病性腎不全，糖尿病性神経障害の微小血管合併症に大別される．後者は糖尿病の三大合併症といわれる．

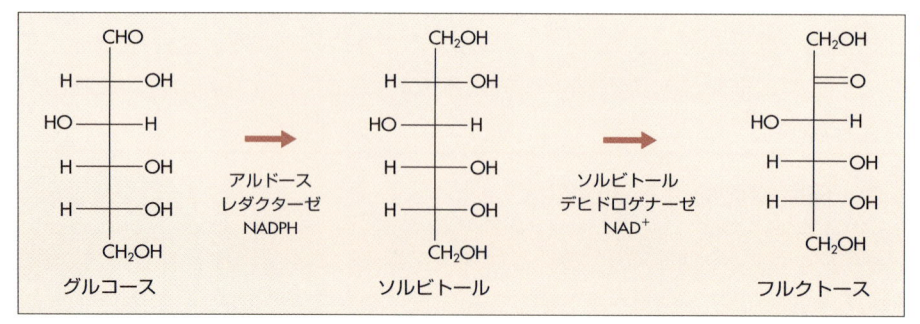

図 6.22 ソルビトールの代謝

水晶体，網膜，糸球体，卵巣，精嚢腺はグルコースの細胞内への輸送がインスリン依存性ではないため，高血糖状態の糖尿病では大量のグルコースが細胞内へ流入する．細胞内にNADPHが十分に存在する場合には，グルコースはアルドースレダクターゼにより還元され，ソルビトールへ代謝される．精嚢腺にはソルビトールデヒドロゲナーゼが存在し，ソルビトールが酸化されフルクトースへと代謝されるが（ポリオール経路とも呼ばれる，図6.22），水晶体，網膜，糸球体，神経細胞ではこの酵素が少なく，また，ソルビトールは細胞膜を通って分散しにくいため，細胞にソルビトールが蓄積する．ソルビトールのこの異常蓄積のため，細胞の浸透圧が高まり，水分貯留が生じ，細胞は膨化する．眼では眼圧上昇につながる．ソルビトールの蓄積は三大合併症の一因と考えられている．

---

1) 生化学検査では血中や尿中の成分を測定して栄養状態の判定に用いる．
2) 健常人の場合には，尿タンパク質の60%以上がアルブミンである．腎機能に障害があると，尿中アルブミンが増加する．
3) 窒素出納とは，摂取した窒素量から排出した窒素量を減じた値を示し，この値により，生体内タンパク質の異化，または同化の状態を知る事ができる．
4) タンパク質の栄養状態の指標として，血清タンパクや血清アルブミン値が用いられる．
5) 肥満とは体脂肪が過剰に蓄積された状態と定義される．
6) 食欲の調節は脳の中枢核で行われる．
7) 血圧は心拍出量と末梢血管抵抗性に比例する．
8) 肥満は，加齢に伴う血圧上昇を起こりやすくする．
9) 食塩を過剰摂取は血液中のナトリウム濃度を上昇させる．
10) 動脈硬化症には，アテローム型動脈硬化，メンケベルグ型動脈硬化，および細動脈硬化がある．
11) 痛風は，尿酸の産生過剰や排泄低下が原因で，血液尿酸濃度の上昇した場合に発症の危険性が高まる．
12) 糖尿病はインスリンの絶対的あるいは相対的な不足により生じる．

参考書

- イラストレイテッド生化学[原書5版]　R. A. Harveyほか著，石崎泰樹ほか監訳，丸善出版，2011
- ストライヤー生化学[第6版]　J. M. Bergほか著，入村達郎ほか監訳，東京化学同人，2008
- イラストレイテッド　ハーパー・生化学[原書28版]　R.K. Murrayほか著，上代淑人ほか監訳，丸善出版，2011
- シンプル生化学[改訂第5版]　林典夫ほか編，南江堂，2007
- 標準生理学[第7版]　小澤瀞司ほか編，医学書院，2009
- ギャノング生理学[原書23版]　W. F. Ganongほか著，岡田泰伸監訳，丸善出版，2011
- 生理学テキスト[第6版]　大地陸男著，文光堂，2010
- からだの生化学　田川邦夫著，たからバイオ出版
- からだの働きからみる代謝の栄養学　田川邦夫著，たからバイオ出版

栄養生化学 人体の構造と機能 索引

αヘリックス(alpha-helix)	20
α-リノレン酸(alpha-linolenic acid)	45
β-カロテン(beta-carotene)	101
β酸化(beta-oxidation)	46
βシート(beta-sheet)	20
β-ヒドロキシ酪酸(beta-hydroxybutyric acid)	47
γ-アミノ酪酸(gamma-aminobutyric acid)	64
δ-アミノレブリン酸(delta-aminolevulinate)	60
1型糖尿病(type 1 diabetes mellitus)	172
2型糖尿病(type 2 diabetes mellitus)	172
5-ホスホリボシル1-ピロリン酸(5-phosphoribosyl-1-pyrophosphate)	74
ALT(alanine aminotransferase)	58
AST(aspartate aminotransferase)	58
ATP(adenosine 5'-triphosphate)	34, 129
B細胞(B cell,膵島の)	77, 79
B細胞(B cell)	121, 124
cAMP(cyclic adenosine 3',5'-monophosphate)	26
CYP(cytochrome P450)	116
DIT(diet induced thermogenesis)	83
DNA(deoxyribonucleic acid)	22
DNA複製(DNA replication)	113
FADH$_2$(flavin adenine dinucleotide)	35
GABA(gamma-aminobutyric acid, 4-aminobutyric acid)	64
GLUT4(glucose transporter 4, 43, 172	
GOT(glutamic oxaloacetic transaminase)	58
GPT(glutamic pyruvic transaminase)	58
GTP(guanosine triphosphate)	35
Gタンパク質(G protein)	92
Gタンパク質共役型受容体(G protein-coupled receptor)	92
HDL(high-density lipoprotein)	20
HMG CoA還元酵素(HMG-CoA reductase)	54
LDL(low density lipoprotein)	20, 49
LDL受容体(low-density lipoprotein receptor)	52
LPL(lipoprotein lipase)	49
mRNA(messenger RNA)	66
n-3系多価不飽和脂肪酸(n-3 polyunsaturated fatty acid)	158
NADH(nicotinamide adenine dinucleotide)	34
NADPH(nicotinamide adenine dinucleotide phosphate, reduced)	41
PAL(physical activity level)	83
PEM(protein energy malnutrition)	147
Pi(inorganic phosphate)	22
PPi(inorganic pyrophosphate)	22
PRPP(phosphoribosyl pyrophosphate)	74
RNA(ribonucleic acid)	22
RNAポリメラーゼⅡ(RNA polymeraseⅡ)	113
S-S結合→ジスルフィド結合	21
TCA回路→クエン酸回路	34
T細胞(T cell)	121
UTP(uridine triphosphate)	40
VLDL(very-low-density lipoprotein)	20, 49

ア

アイソザイム(isozyme)	86
アシルCoA(acyl-CoA)	46
アシルカルニチン(acyl carnitine)	46
アスコルビン酸(ascorbic acid)	42, 112
アスパラギン(asparagine)	17, 56
アスパラギン酸(aspartic acid)	17, 56
アスパラギン酸アミノトランスフェラーゼ(aspartic acid aminotransferase：AST/GOT)	58
汗(sweat)	29
アセチルCoA(acetyl-CoA)	34, 44, 51, 80, 111
アセチルCoAカルボキシラーゼ(acetylCoA carboxylase)	45
アセトアルデヒドデヒド(acetaldehyde dehydrogenase)	117
アセトン(acetone)	47
アディポサイトカイン(adipocytokine)	158, 172
アデニル酸シクラーゼ(adenylate cyclase)	92
アデノシン三リン酸(adenosine triphosphate)	129
アテローム型動脈硬化(atherosclerosis)	165
アテローム型動脈硬化症(atherosclerosis)	161
アトウォーター係数(Atwater's calorie factor)	82
アトウォーター・ローザ・ベネディクト熱量計(Atwater-Rosa-Benedict human calorimeter)	82
アドレナリン(adrenalin)	64, 100
アナフィラキシーショック(anaphylactic shock)	125
アノマー(anomer)	5
アポタンパク質(apoprotein)	163
アポリポタンパク質(apolipoprotein)	49
アミノアシルtRNAの合成(amino acyl tRNA synthesis)	67
アミノ酸(amino acid)	15, 77
──の代謝	55, 57
アミノ酸プール(amino acid pool)	66
アミノ糖(amino sugar)	7
アミロース(amylose)	6
アミロペクチン(aminopectin)	6
アラキドン酸(arachidonic acid)	46
アラニン(alanine)	17, 56
アラニンアミノトランスフェラーゼ(alanine aminotransferase：ALT/GPT)	58
アルギナーゼ(arginase)	59
アルギニノスクシナーゼ(argininosuccinase)	59
アルギニン(arginine)	17, 57
アルコール(alcohol)	115, 168
アルデヒド基(aldehyde group)	3
アルドース(aldose)	3
アルドステロン(aldosterone)	15, 100, 140, 146
アルブミン(albumin)	20, 150
アルブミン尿(albuminuria)	148
アレルギー(allergy)	124
アレルギー反応(allergic reaction)	62
アレルゲン(allergen)	124
アロステリック酵素(allosteric enzyme)	88
アロステリック制御(allosteric control)	88
アンジオテンシンⅡ(angiotensinⅡ)	146
アンチコドン(anticodon)	67
アンドロゲン(androgen)	101
アンモニア(ammonia)	58
異化(catabolism)	129
イコサノイド(icosanoid)	12
イコサペンタエン酸(icosapentaenoic acid：IPA)	12, 46
異性化酵素(isomerase)	86

異性体(isomer)	3		下垂体ホルモン(pituitary hormone)	96
イソマルトース(isomaltose)	5		加水分解酵素(hydrolase)	86
イソメラーゼ(isomerase)	86		家族性高コレステロール血症(familial hypercholesterolemia)	52
イソロイシン(isoleucine)	17		褐色脂肪組織(brown adipose tissue)	85
一価不飽和脂肪酸(monounsaturated fatty acid)	9		活性型ビタミン D(active vitamin D)	103
遺伝暗号(genetic code)	114		活性酸素(active oxygen)	37, 104, 164
遺伝情報(genetic information)	112		活性酸素種(reactive oxygen species)	65, 104, 164
イノシン酸(inosinic acid)	74		カテコールアミン(catechol amine)	50, 64, 100
イミノ酸(imino acid)	17		カベオラ(caveola)	51
陰イオン(anionic ion)	30		ガラクトース(galactose)	4
飲酒(drinking)	160		──の代謝	41
インスリン(insulin)	43, 45, 69, 78, 99, 171		体水分量(body fluid volume)	28
インスリン受容体(insulin)	99		カリウム(potassium)	27, 159
インスリン抵抗性(insulin-resistant)	158		カルシウム(calcium)	24, 103, 160
イントロン(intron)	67, 113		カルシウム-カルパイン系(calcium-calpain pathway)	73
インフルエンザ(influenza)	126		カルシウム代謝(calcium metabolism)	88, 98
ウリジル酸(uridylic acid)	75		カルシウムチャネル(calcium channel)	89
ウリジン三リン酸(uridine triphosphate)	40		カルシトニン(calcitonin：CT)	99
ウロン酸(uronic acid)	7		カルパイン(calpain)	73
ウロン酸回路(uronic acid pathway)	42		カルバモイルリン酸合成酵素(carbamoyl-phosphate synthase)	58
運動(exercise)	29		カルビンディン(calbindin)	89
エイコサノイド→イコサノイド(eicosanoid)	12		カルボニル基(carbonyl group)	3
栄養状態(nutritional status)	147		還元型ニコチンアミドアデニンジヌクレオチドリン酸(reduced nicotinamide adenin dinucleotide)	41
栄養素(nutrient)	1		肝硬変(liver cirrhosis)	150
栄養評価(nutritional assessment)	152		間質液→組織間液	
エキソン(exon)	67, 113		間接ビリルビン(indirect bilirubin)	61
エストラジオール(estradiol：E2)	101		肝臓(liver)	77, 142
エストロゲン(estrogen)	15, 101		含硫アミノ酸(sulfur-containing amino acid)	17
エゼチミブ(ezetimibe)	162		キサンチン(xanthine)	76
エタノール(ethanol)	115		基質特異性(substrate specificity)	87
──の代謝	117		基質レベルのリン酸化(substrate-level phosphorylation)	132
エネルギー(energy)	81, 82, 84, 129		基礎エネルギー消費量(basal metabolic rate)	83
エネルギー消費量(energy expenditure)	83		キチン(chitin)	6
エピネフリン→アドレナリン(epinephrine → adrenaline)	64		吸エルゴン反応(endergonic reaction)	129
塩基(base)	22		吸収(absorption)	77
塩基性アミノ酸(basic amino acid)	17, 18		急速代謝回転タンパク質(rapid turnover protein)	152
塩素(chlorine)	159		キロミクロン(chylomicron：CM)	20, 49, 105
エンドサイトーシス(endocytosis)	49, 72		金属酵素(metallo-enzyme)	86
エンドペプチダーゼ(endopeptidase)	71		筋肉(muscle)	43
エンハンサー(enhancer)	114		クエン酸回路(citric acid cycle)	34
黄体形成ホルモン(luteinizing hormone：LH)	97		クッシング症候群(Cushing's syndrome)	150
黄疸(jaundice)	61		グリコーゲン(glycogen)	5
オキサロ酢酸(oxaloacetic acid)	59		──の合成経路	40
オキシゲナーゼ(oxygenase)	134		──の分解経路	41
オキシダーゼ(oxidase)	134		グリコシド結合(glycosidic linkage)	5
オキシドレダクターゼ(oxidoreductase)	86		グリシン(glycine)	17, 55, 57, 142
オステオカルシン(osteocalcin)	105		グリセロリン脂質(glycerophospholipid)	11, 51
オプソニン化(opsonization)	120		グルカゴン(glucagon)	99
オリゴ糖(oligosaccharide)	5		グルカゴン様ペプチド-1(glucagon-like peptide-1：GLP-1)	172
オルニチン(ornithine)	59, 62		グルココルチコイド(glucocorticoid)	14, 100
オロト酸(orotic acid)	75		グルコース(glucose)	3, 34, 38
			グルコース・アラニンサイクル(glucose-alanine cycle)	56
カ			グルコース依存性インスリン分泌刺激ポリペプチド(glucose-dependent insulinotropic polypeptide：GIP)	172
壊血病(scurvy)	112		グルタチオン(glutathione)	64
解糖系(glycolytic pathway)	34		グルタチオンペルオキシダーゼ(glutathione peroxidase)	134
核酸(nucleic acid)	3, 22, 170		グルタチオン抱合(glutathione conjugation)	65, 116
──の代謝	65		グルタミン(glutamine)	17, 55
獲得免疫(acquired immunity)	123		グルタミン酸(glutamic acid)	17, 55
可欠アミノ酸(dispensable amino acid)	55		くる病(rickets)	90, 104
過酸化脂質(lipid peroxide)	104		クレアチニン(creatinine)	61, 149
過酸化水素(hydrogen peroxide)	37		クレアチン(creatine)	61
過食(bulimia)	154			
下垂体後葉ホルモン(posterior pituitary hormone)	98			

クレアチンリン酸(creatine phosphate)	26, 61
クレチン症(cretinism)	98
グロブリン(globulin)	20
クワシオルコル(kwashiorkor)	126
血圧上昇(blood pressure rise)	157
血液(blood)	136
血液凝固(blood coagulation)	105
血液検査(blood test)	150
血漿(blood plasma)	28, 136
血小板(platelet)	136, 138
血中クレアチニン濃度(blood creatinine concentration)	61
血糖(blood glucose)	34, 78
血糖値(blood glucose)	43, 78, 140
ケトアシドーシス(ketoacidosis)	80, 149, 173
ケト原性アミノ酸(ketogenic amino acid)	18
ケトーシス(ketosis)	171
ケトース(ketose)	3
ケトン基(keto group)	3
ケトン体(ketone body)	79, 148
——の合成	47
——の分解	47
ケノデオキシコール酸(chenodeoxycholic acid)	54
高LDLコレステロール血症(hyper LDL cholesterolemia)	162
高血圧(hypertension)	156
高血糖(hyperglycemia)	78, 171
高血糖性高浸透圧昏睡(hyperglycemic hyperosmolar nonketotic coma)	174
抗原提示細胞(antigen-presenting cell)	121
高コレステロール血症(hypercholesterolemia)	162
抗酸化作用(antioxidantive action)	104
抗酸化物質(antioxidant)	112
鉱質コルチコイド(mineralocorticoid)	15
甲状腺機能亢進症(hyperthyroidism)	150
甲状腺刺激ホルモン(thyroid-stimulating hormone：TSH)	97
甲状腺ホルモン(thyroid hormone)	64, 84, 98
合成酵素(synthase)	86
酵素(enzyme)	2, 85, 116, 133
——の作用機序	86
酵素活性(enzyme activity)	22
——の阻害	86
高トリグリセリド血症(hypertriglyceridemia)	162, 174
高尿酸血症(hyperuricemia)	165, 167
高ビリルビン血症(hyperbilirubinemia)	61
高密度リポタンパク質(high density lipoprotein：HDL)	20
小型高密度LDL(small dense LDL)	164
骨格(skeletal)	26
骨石灰化不全(defect of calcification)	104
骨代謝(bone turnover, bone metabolism)	104, 107
骨軟化症(osteomalacia)	90
コドン(codon)	67
コバルト(cobalt)	110
コラーゲン(collagen)	71
コリ回路(Cori cycle)	38
コール酸(cholic acid)	54, 142
コレステロール(cholesterol)	14, 162
——の合成	51
コレステロールエステル輸送タンパク質(cholesterol ester transport protein)	163
コンドロイチン硫酸(chondroitin sulfate)	7

サ

再吸収(reabsorption)	140
サイクリックアデノシンリン酸(cyclic AMP)	26
サイトカイン(cytokine)	125
細胞外液(extracellular fluid)	25, 28, 135, 144, 159
細胞内液(intracellular fluid)	28, 135, 159
細胞膜(cell membrane)	51
サイレンサー(silencer)	114
サルベージ経路(salvage pathway)	73
酸塩基平衡(acid-base equilibrium)	27, 31
酸化還元酵素(oxidoreductase)	86
酸化還元反応(oxidation-reduction reaction)	133
酸化酵素(oxidase)	134
酸化ストレス(oxidative stress)	164
酸化的リン酸化(oxidative phosphorylation)	36, 133
酸性アミノ酸(acidic amino acid)	17, 18
酸素添加酵素(oxygenase)	134
シアノコバラミン(cyanocobalamin)	110
紫外線(ultraviolet)	103
視覚(ocular vision)	102
シグナルペプチド(signal peptide)	69
止血(hemostasis)	138
脂質(lipid)	8, 77, 79
——の代謝	44
脂質異常症(dyslipidemia)	162
脂質二重層(lipid bilayer)	51
視床下部(hypothalamus)	155
視床下部ホルモン(hypothalamic hormone)	96
システイン(cysteine)	17, 57
ジスルフィド結合(disulfide bond)	21
失活(inactivation)	86
シトクロム(cytochrome)	36, 61, 91
シトクロムP450(cytochrome P450)	116
シトルリン(citrulline)	59
ジヒドロテストステロン(dihydrotestosterone)	15
脂肪肝(fatty liver)	80
脂肪酸(fatty acid)	9
——の合成	44
脂肪族アミノ酸(aliphatic amino acid)	17
脂肪組織による調節(regulation in adipose tissue)	85
終止コドン(stop codon)	69
受容体(receptor)	92
消化(digestion)	77
消化管(gastrointestinal tract)	141
消化管ホルモン(gut hormone)	100
消化吸収率(rate of intestinal absorption)	82
脂溶性ビタミン(fat-soluble vitamin)	101
小腸(small intestine)	11, 77
少糖(oligosaccharide)	5
小胞体(endoplasmic reticulum)	25, 49
食塩(dietary sodium chloride)	158
食細胞(phagocyte)	120
食事誘発性産熱(diet induced thermogenesis)	83
食事療法(dietary therapy)	170
食物エネルギー(food allergy)	81
食欲(appetite)	154
除脂肪量(mass without fat)	153
真核生物(eukaryote)	113
腎糸球体(renal glomerulus)	139
親水性(hydrophilicity)	21
新生経路(de novo pathway)	73
腎臓(kidney)	139, 144
身体活動レベル(physical activity level：PAL)	83
浸透圧(osmotic pressure)	30, 135, 144
随意尿(voluntary urine)	29
膵液(pancreatic juice)	143

膵臓(pancreas)	78, 143	単純脂質(simple lipid)	8
水素結合(hydrogen bond)	20	単糖(monosaccharide)	3
膵ホルモン(pancreatic hormone)	99	胆嚢(gallbladder)	142
水溶性ビタミン(water-soluble vitamin)	107	タンパク質(protein)	15, 19, 80
スクロース(sucrose)	3, 5	──の代謝	65
スタチン系薬剤(statin)	52, 162	──の分解	71
ステアリン酸(stearic acid)	45	タンパク質・エネルギー栄養障害(protein-energy malnutrition)	147
ステロイド(steroid)	14	タンパク質分解酵素(protease)	25, 71
ステロイドホルモン(steroid hormone)	14, 92, 95	タンパク尿(proteinuria)	141
──の作用機構	94	チアミン(thiamin)	107
ステロイドホルモン受容体(steroidal hormone receptor)	96	遅延型過敏症(delayed type hypersensitivity)	125
ストレス(stress)	170	チオール(thiol)	64
スーパーオキシドジスムターゼ(superoxide dismutase)	38	窒素出納(nitrogen balance)	149
スフィンゴ糖脂質(sphingoglycolipid, glycosphingolipid)	12	チトクロム→シトクロム	
スフィンゴリン脂質(sphingophospholipid)	12, 51	中性脂肪(triacylglycerol)	8, 11, 162
スプライシング(splicing)	67, 113	超低密度リポタンパク質(very low density lipoprotein：VLDL)	20, 49
スペルミジン(spermidine)	62	直接ビリルビン(direct bilirubin)	61
スペルミン(spermine)	62	チロキシン(thyroxine：T_4)	64, 98
生化学(biochemistry)	2	チロシン(tyrosine)	17, 57, 64
生化学検査(biochemical test)	148	痛風(gout)	165
性腺刺激ホルモン(gonadotrophic hormone)	97	低栄養(undernutrition)	125
生体異物(xenobiotic)	115	低血圧(hypotension)	161
生体膜(biomembrane)	11, 30, 51	低血糖(hypoglycemia)	79
成長ホルモン(growth hormone)	97	低密度リポタンパク質(low density lipoprotein：LDL)	20, 49
性ホルモン(sex hormone)	15, 101, 170	デオキシコール酸(deoxycholic acid)	142
生理的燃焼値(physiological fuel value)	82	デオキシリボース(deoxyribose)	22
セクレチン(secretin)	143	テストステロン(testosterone)	15, 101
赤血球(erythrocyte, red blood cell)	136, 137	鉄(iron)	27, 61
──での糖質代謝	44	鉄欠乏(iron deficiency)	27
絶食(fasting)	42, 45	鉄欠乏性貧血(iron-deficiency anemia)	91
摂食中枢(feeding center)	84	鉄代謝(iron metabolism)	90
セラミド(ceramide)	51	デノボ合成(de novo synthesis)	73, 165
セリン(serine)	17, 56	デヒドロゲナーゼ(dehydrogenase)	134
セルロース(cellulose)	6	転移酵素(transferase)	86
セロトニン(serotonin)	63	電解質(electrolyte)	28, 30, 135
先天性代謝異常症(inborn error of metabolism)	59	電解質コルチコイド(mineralocorticoid)	100
セントラルドグマ(central dogma)	113	電子伝達系(electron transport system)	36, 37, 133
阻害(inhibition)	86	転写因子(transcription factor)	104
側鎖(side chain)	21	デンプン(starch)	6
組織間液(interstitial fluid)	28, 135	同化(assimilation)	129
疎水性(hydrophobicity)	20	糖原性アミノ酸(glucogenic amino acid)	18, 38, 57
ソルビトール(sorbitol)	174	糖鎖(carbohydrate chain)	70
		糖脂質(glycolipid)	12
タ		糖質(carbohydrate)	3, 77
体液(body fluid)	135, 144	──の代謝	33, 42, 43
体液量(body fluid volume)	144	糖質コルチコイド→グルココルチコイド	
体温(body temperature)	29	糖新生(gluconeogenesis)	38, 78
体脂肪(body fat)	153, 154	動的平衡(dynamic equilibrium)	65
代謝(metabolism)	1, 33, 129	糖尿病(diabetes)	140, 171
──の相互関連	77	糖尿病性ケトアシドーシス(diabetic ketoacidosis)	174
代謝回転(turnover)	65	動脈硬化(arteriosclerosis)	53, 161
代謝亢進(hypermetabolism)	150	ドコサヘキサエン酸(docosahexaenoic acid：DHA)	46
代謝水(metabolic water)	30	トコトリエノール(tocotrienol)	104
タウリン(taurine)	55, 142	トコフェロール(tocopherol)	104
多価不飽和脂肪酸(polyunsaturated fatty acid)	9	ドーパミン(dopamine)	64
脱共役タンパク質(uncoupling protein)	85	トランスフェラーゼ(transferase)	86
脱水(water deprivation)	30, 150, 174	トランスフェリン(transferrin)	91
脱水素酵素(dehydrogenase)	134	トリアシルグリセロール(triacylglycerol)	11, 162
脱離酵素(lyase)	86	──の合成経路	48
多糖(polysaccharide)	5	──の分解	50
胆汁(bile)	48, 61, 138, 142	──の輸送	49
胆汁酸(bile acid)	14	トリプトファン(tryptophan)	17, 63
──の腸肝循環(enterohepatic circulation)	54	トリヨードチロニン(triiodothyronine：T_3)	64, 98

トレオニン(threonine)	17
トロンボキサン(thromboxane)	13

ナ

ナイアシン(niacin)	108
内臓脂肪量(visceral fat)	168
ナトリウム(sodium)	27, 158
軟組織(soft tissue)	26
ニコチンアミド(nicotinamide)	108
ニコチン酸(nicotinic acid)	108
日内リズム(diurnal rhythm)	160
二糖(disaccharide)	5
乳酸(lactate)	38, 168
乳酸デヒドロゲナーゼ(lactate dehydrogenase, lactic acid dehydrogenase)	134
尿(urine)	29, 139
尿ケトン体(urinary ketone body)	148
尿検査(urinalysis, urine test)	148
尿細管(renal tubule)	140
尿酸(uric acid)	24, 58, 166
尿酸値(uric acid level)	165, 168
尿酸ナトリウム(sodium urate, monosodium urate)	166
尿素(urea)	58
尿素回路(urea cycle)	57, 58
尿タンパク質(urinary protein)	148
尿中排泄(urinary excretion)	82
妊娠糖尿病(gestational diabetes)	173
ヌクレオシド(nucleoside)	22
ヌクレオチド(nucleotide)	22, 132
──の合成	73
──の分解	75
ネフローゼ症候群(nephrotic syndrome)	150
──での糖質代謝	42
脳血管障害(cerebrovascular disorder)	156
ノルアドレナリン(ノルエピネフリン)(noradrenalin(norepinephrine))	64, 100

ハ

白色脂肪組織(white adipose tissue)	85
バセドウ病(Basedow's disease)	98
バソプレシン(vasopressin)	140, 144
発エルゴン反応(exergonic reaction)	129
白血球(leukocyte, white blood cell)	136, 138
バリン(valine)	17
半減期(half life)	73
パントテン酸(pantothenic acid)	111
反応特異性(reaction specificity)	87
ヒアルロン酸(hyaluronic acid)	7
ビオチン(biotin)	111
ヒスタミン(histamine)	62
ヒスタミンニューロン(histamine neuron)	155
ヒスチジン(histidine)	17
非ステロイド性抗炎症薬(nonsteroidal anti-inflammatory agent)	13
ヒストン(histone)	20
脾臓(spleen)	138
ビタミン(vitamin)	101, 165
ビタミン A(vitamin A)	101
ビタミン B_1(vitamin B_1)	107
ビタミン B_{12}(vitamin B_{12})	110
ビタミン B_2(vitamin B_2)	107
ビタミン B_6(vitamin B_6)	109
ビタミン B 群(vitamin B complex)	36
ビタミン C(vitamin C)	42, 112
ビタミン D(vitamin D)	103
ビタミン E(vitamin E)	104
ビタミン K(vitamin K)	105
必須アミノ酸(essential amino acid)→不可欠アミノ酸	
必須脂肪酸(essential amino acid)	10, 45
ヒドロキシアパタイト(hydroxyapatite)	24, 88
ヒドロキシアミノ酸(hydroxyamino acid)	17
ヒドロキシ基(hydroxy group)	3
ヒドロキシルラジカル(hydroxyl radical)	37
ヒドロラーゼ(hydrolase)	86
非必須アミノ酸(nonessential amino acid)→可欠アミノ酸	55
非ふるえ熱産生(nonshivering thermogenesis)	83
非ヘム鉄(nonheme iron)	91
肥満(obesity)	152, 153
肥満細胞(mast cell)	62, 125
病原体(pathogen)	121
ピリドキサールリン酸(pyridoxal phosphate：PLP)	58, 109
ピリミジン(pyrimidine)	22
ピリミジン環(pyrimidine ring)	61
ピリミジンヌクレオチド(pyrimidine nucleotide)	
──の合成	75
──の分解	76
ビリルビン(bilirubin)	61
ピルビン酸(pyruvate)	34
ピロリン酸(pyrophosphate)	22, 40, 132
ピロール環(pyrrole ring)	60
フィードバック調節機構(feedback regulation)	97
フィブラート系薬剤(fibrate)	164
フィブリン(fibrin)	106
フィロキノン(phylloquinone)	105
フェニルアラニン(phenylalanine)	17
フェニルアラニンヒドロキシラーゼ(phenylalanine hydroxylase)	134
フェリチン(ferritin)	20, 91
不可欠アミノ酸(indispensable amino acid)	17, 18, 55
不可避尿(obligatory urine)	29
不感蒸泄(insensible perspiration)	29
腹囲(waist circumference)	168
複合脂質(compound lipid)	9
──の合成	51
副甲状腺ホルモン(parathyroid hormone：PTH)	90, 98
副腎髄質ホルモン(adrenomedullary hormones)	100
副腎皮質刺激ホルモン(adrenocorticotropic hormone：ACTH)	98
副腎皮質ホルモン(adrenal cortical hormone)	100
浮腫(edema)	150
不飽和脂肪酸(unsaturated fatty acid)	9
──の合成	45
フマル酸(fumaric acid)	59
フリーラジカル→活性酸素種	
プリン(purine)	22, 167
プリン環(purine ring)	61
プリン体(purine body)	166
プリンヌクレオチド(purine nucleotide)	165
──の合成	73
──の分解	75
フルクトース(fructose)	3
──の代謝	41
プロゲステロン(progesterone)	15, 101
プロスタグランジン(prostaglandine：PG)	13
プロセシング(processing)	69
プロテアーゼ(protease)	71
プロテアソーム(proteasome)	71
プロモーター領域(promoter region)	115
プロラクチン(prolactin)	97

プロリン(proline)	17, 57
分泌(secretion)	141
ヘテロ多糖(heteropolysaccharide)	7
ヘプシジン(hepcidin)	91
ペプシン(pepsin)	143
ペプチド鎖(peptide chain)	20
ペプチド鎖(peptide chain)	68
ペプチドホルモン(peptide hormone)	92
——の作用機構	92
ペルオキシダーゼ(peroxidase)	134
ヘム(heme, hem)	60, 138
ヘムタンパク質(heme protein)	61
ヘム鉄(heme iron)	91
ヘモグロビン(hemoglobin：Hb)	20, 27, 61, 137, 173
ペラグラ(pellagra)	108
ペリリピン(perilipin)	50
ヘルパーT細胞(Helper T cell)	122
ペントースリン酸回路(pentose phosphate cycle)	41, 74
ヘンレ係蹄(Henle's loop)	140
抱合化反応(conjugation)	115
芳香族アミノ酸(aromatic amino acid)	17
飽和脂肪酸(saturated fatty acid)	9
補酵素(coenzyme)	36
ホスファチジルコリン(phosphatidylcholine)	11
ホスホリパーゼC(phospholipase C)	93
補体(complement)	120
ホモシステイン(homocysteine)	164
ホモ多糖(homopolysaccharide)	6
ポリアミン(polyamine)	62
ポリソーム(polysome)	69
ポリペプチド鎖(polypeptide chain)	20
ポルフィリン(porphyrin)	60
ホルモン(hormone)	92
——による調節	84
——の合成	92
ホルモン感受性リパーゼ(hormone-sensitive lipase)	46, 50
ホルモン受容体(hormone receptor)	92
翻訳(translation)	67

マ

膜傷害複合体(membrane-attack complex)	120
マグネシウム(magnesium)	26
マクロファージ(macrophage)	53, 120
マトリックス(matrix)	47
マラスムス(marasmus)	126
マルトース(maltose)	5
マンノース(mannose)	4
満腹中枢(satiety center)	84
ミオグロビン(myoglobin)	61
ミオシン(myosin)	20
ミカエリス・メンテン(Michaelis/menthene)	88
水(water)	28
ミセル(micell)	48
ミトコンドリア(mitochondria)	34
ミネラル(mineral)	24
ミネラルコルチコイド(mineral corticoid)	15
無機質(mineral)	24
無機ピロリン酸(inorganic pyrophosphate)	22
無機リン酸(inorganic phosphate)	22
ムチン(mucin)	20

メタボリックシンドローム(metabolic syndrome)	147, 153
メチオニン(methionine)	17, 164
メチン基(methine group)	60
メナキノン(menaquinone)	105
メバロン酸(mevalonic acid)	51
メラトニン(melatonin)	63
免疫(immunity)	119
免疫グロブリン(immunoglobulin：Ig)	122
モノアシルグリセロール(monoacylglycerol)	48
モノオキシゲナーゼ(monooxygenase)	116
門脈(portal vein.)	77, 142

ヤ

薬物(drug)	115
やせ(lean)	152
誘導脂質(derived lipid)	9
遊離脂肪酸(free fatty acid)	46
ユビキチン(ubiquitin)	71
ユビキチン-プロテアソーム系(ubiquitin proteasome pathway)	71
葉酸(folic acid)	110
ヨウ素(iodine)	64
溶媒(solvent)	28
夜盲症(nyctalopia)	102

ラ・ワ

ラクトース(lactose)	3, 5
ランゲルハンス島(islets of Langerhans)	143, 172
ランゲルハンス島B細胞(pancreatic B cell)	78, 99
卵胞刺激ホルモン(follicle-stimulating hormone)	97
リアーゼ(lyase)	86, 47
リガーゼ(ligase)	86
リシン(lysine)	17
立体構造(Tertiary structure)	20
リノール酸(linoleic acid)	45
リボース(ribose)	22
リボソーム(ribosome)	68
リポタンパク質(lipoprotein)	20
リポタンパク質リパーゼ(lipoprotein lipase)	49
リボフラビン(riboflavin)	107
両性イオン(amphoteric ion)	16
リン(phosphorus)	26
リン酸(phosphoric acid)	22
リン脂質(phospholipid)	11
リンパ液(lymph)	135
リンパ系(lymphatic system)	49
レシチン(lecithin)	11
レセプター(receptor)	92
レチノイド(retinoid)	101
レチノイン酸(retinoic acid)	102
レニン(renin)	145
レニン・アンジオテンシン・アルドステロン系(renin-angiotensin-aldosterone system)	145, 157
レプチン(leptin)	85, 155
レプチンニューロン(leptin neuron)	155
レムナント(remnant)	163
ロイコトリエン(leukotriene)	13
ロイシン(leucine)	17
ロドプシン(rhodopsin)	102
ワクチン(vaccine)	126

編者紹介

加藤　秀夫
- 1970年　徳島大学医学部栄養学科卒業
- 1977年　大阪大学大学院医学研究科博士課程修了
- 現　在　東北女子大学家政学部健康栄養学科 教授

中坊　幸弘
- 1968年　徳島大学医学部栄養学科卒業
- 　　　　京都府立大学教授，川崎医療福祉大学教授を経て
- 現　在　京都府立大学 名誉教授

宮本　賢一
- 1979年　徳島大学医学部栄養学科卒業
- 1989年　徳島大学大学院栄養学研究科博士後期課程修了
- 現　在　龍谷大学農学部食品栄養学科 教授

NDC 596　190 p　26 cm

栄養科学シリーズNEXT

栄養生化学　人体の構造と機能

2012年 3 月30日　第 1 刷発行
2020年 8 月25日　第 4 刷発行

編　者	加藤秀夫・中坊幸弘・宮本賢一
発行者	渡瀬昌彦
発行所	株式会社　講談社
	〒112-8001　東京都文京区音羽2-12-21
	販　売　(03)5395-4415
	業　務　(03)5395-3615
編　集	株式会社　講談社サイエンティフィク
	代表　堀越俊一
	〒162-0825　東京都新宿区神楽坂2-14　ノービィビル
	編　集　(03)3235-3701
印刷所	株式会社　双文社印刷
製本所	株式会社　国宝社

落丁本・乱丁本は，購入書店名を明記のうえ，講談社業務宛にお送りください．送料小社負担にてお取替えします．なお，この本の内容についてのお問い合わせは講談社サイエンティフィク宛にお願いいたします．
定価はカバーに表示してあります．

© H. Kato, Y. Nakabou and K. Miyamoto, 2012

本書のコピー，スキャン，デジタル化等の無断複製は著作権法上での例外を除き禁じられています．本書を代行業者等の第三者に依頼してスキャンやデジタル化することはたとえ個人や家庭内の利用でも著作権法違反です．

JCOPY〈(社)出版者著作権管理機構委託出版物〉

複写される場合は，その都度事前に(社)出版者著作権管理機構(電話 03-5244-5088, FAX 03-5244-5089, e-mail：info@jcopy.or.jp)の許諾を得てください．
Printed in Japan

ISBN978-4-06-155370-5

栄養科学シリーズ NEXT

基礎化学	ISBN 978-4-06-155350-7
栄養生理学・生化学実験	ISBN 978-4-06-155349-1
スポーツ・運動栄養学 第3版	ISBN 978-4-06-155383-5
基礎有機化学	ISBN 978-4-06-155357-6
運動生理学 第2版	ISBN 978-4-06-155369-9
栄養教育論 第4版	ISBN 978-4-06-155398-9
基礎生物学	ISBN 978-4-06-155345-3
食品学	ISBN 978-4-06-155339-2
栄養教育論実習 第2版	ISBN 978-4-06-155381-1
基礎統計学	ISBN 978-4-06-155348-4
食品学総論 第3版	ISBN 978-4-06-155386-6
栄養カウンセリング論 第2版	ISBN 978-4-06-155358-3
健康管理概論 第3版	ISBN 978-4-06-155391-0
食品学各論 第3版	ISBN 978-4-06-155385-9
医療概論	ISBN 978-4-06-155396-5
公衆衛生学 第3版	ISBN 978-4-06-155365-1
食品衛生学 第4版	ISBN 978-4-06-155389-7
臨床栄養学概論 第2版 新刊	ISBN 978-4-06-518097-6
食育・食生活論	ISBN 978-4-06-155368-2
食品加工・保蔵学	ISBN 978-4-06-155395-8
新・臨床栄養学	ISBN 978-4-06-155384-2
臨床医学入門 第2版	ISBN 978-4-06-155362-0
基礎調理学	ISBN 978-4-06-155394-1
栄養薬学・薬理学入門 第2版 新刊	ISBN 978-4-06-516634-5
解剖生理学 第3版 新刊	ISBN 978-4-06-516635-2
調理学実習 第2版	ISBN 978-4-06-514095-6
臨床栄養学実習 第2版	ISBN 978-4-06-155393-4
栄養解剖生理学 新刊	ISBN 978-4-06-516599-7
新・栄養学総論 第2版 新刊	ISBN 978-4-06-518096-9
公衆栄養学概論 第2版 新刊	ISBN 978-4-06-518098-3
解剖生理学実習	ISBN 978-4-06-155377-4
基礎栄養学 第4版 新刊	ISBN 978-4-06-518043-3
公衆栄養学 第6版	ISBN 978-4-06-514067-3
病理学	ISBN 978-4-06-155313-2
分子栄養学	ISBN 978-4-06-155397-2
公衆栄養学実習	ISBN 978-4-06-155355-2
栄養生化学	ISBN 978-4-06-155370-5
応用栄養学 第6版 新刊	ISBN 978-4-06-518044-0
給食経営管理論 第4版	ISBN 978-4-06-514066-6
生化学	ISBN 978-4-06-155302-6
応用栄養学実習 第2版 近刊	
献立作成の基本と実践	ISBN 978-4-06-155378-1

東京都文京区音羽 2-12-21
https://www.kspub.co.jp/

講談社

編集 ☎03(3235)3701
販売 ☎03(5395)4415